SCHAUEN SIE SICH MAL DIESE SAUEREI AN

JÖRG NIESSEN

SCHAUEN SIE SICH MAL DIESE SAUEREI AN

23 WAHRE GESCHICHTEN VOM LEBENRETTEN

Erweiterte Sonderausgabe des SPIEGEL-Bestsellers
Mit drei neuen Geschichten und mit Zeichnungen von Jana Moskito

SCHWARZKOPF & SCHWARZKOPF

Inhalt

Vorwort

Zur erweiterten Sonderausgabe

Der überwältigende Erfolg von *Schauen Sie sich mal diese Sauerei an* schreit förmlich nach einem zweiten Band. Skurrile und amüsante Geschichten erlebt man aber leider nicht auf Knopfdruck, manche Geschichten darf oder sollte man einfach nicht erzählen, und so muss ich noch um ein wenig Geduld bitten. Geben Sie Hein und mir Gelegenheit, die Sorte Einsätze zu erleben, die uns überraschen, uns zum Schmunzeln und Lachen bringen, die wir nicht glauben können und die trotzdem passiert sind.

Um die Wartezeit ein wenig zu überbrücken, ist diese erweiterte Sonderausgabe erschienen. In drei neuen Geschichten erleben Sie, was es heißt, wenn Kollegen hungrig sind, was man mit Hausmittelchen alles anstellen kann, und warum wir gut zu Vögeln sind. Natürlich haben die Geschichten den gewohnt authentischen Hintergrund und natürlich ist Hein, mein liebster Feuerwehrmann und Rettungsassistent, auch wieder mit von der Partie.

Wie heißt es im Volksmund so schön: »Das Auge liest schließlich mit!« Aus diesem Grund wurden alle Geschichten von der fantastischen Jana Moskito zeichnerisch pointiert. Die Illustrationen zeigen zielsicher die Blitzlichter der Geschichten und schicken die Fantasie des Lesers in einen humorvollen Erste-Hilfe-Kurs.

Ich wünsche viel Vergnügen bei der Lektüre und möchte mich an dieser Stelle bei meinen bisherigen Lesern für vielfaches Lob, Anerkennung und Zuspruch, aber auch für angebrachte Kritik bedanken.

Bis bald
Jörg Nießen

Vorwort

Zur ersten Ausgabe

Als Feuerwehrmann oder Rettungsassistent arbeiten zu dürfen, ist ein großes Geschenk. Man darf jede Facette des Lebens und Sterbens kennenlernen, ohne persönlich betroffen zu sein. Meine eigene Rettungsdienstkarriere begann 1995 im Zivildienst und wurde anschließend bei einer großen nordrheinwestfälischen Feuerwehr fortgesetzt. 1997 wurde ich zum »Brandmeister« ernannt, was eine etwas verwirrende Berufsbezeichnung ist. Weder lege ich meisterhaft Brände, noch ist meine Tätigkeit ausschließlich auf die Feuerwehr beschränkt. Knapp die Hälfte meiner Dienstzeit verbringe ich im Rettungsdienst. Die Geschichten in diesem Buch widmen sich auch fast ausschließlich diesem Bereich, wundern Sie sich aber bitte nicht, wenn ich ab und zu einen kleinen Ausflug zur Feuerwehr unternehme.

Mit der Lektüre dieses Buches sind Sie eingeladen, einen realistischen und dennoch unterhaltsamen Blick hinter die Kulissen zu werfen. Actionserien und Realitysoaps kratzen in der Regel nur an der Oberfläche des ganz normalen Wahnsinns. Lernen Sie Rettungsdienstpersonal und Patienten doch mal etwas besser, etwas persönlicher kennen!

Die Tätigkeit im Rahmen von Feuerwehr und Rettungsdienst bringt es mit sich, dass man zu Ausnahmesituationen gerufen wird. Zumindest ist das die Sichtweise der Personen, die irgendwelche Notrufe tätigen. Die große Mehrzahl der Einsätze hat tatsächlich einen ernstzunehmenden, oft sogar dramatischen Hintergrund, aber manchmal eben auch nicht. Wenn Sie einmal mit Blaulicht und Tatütata durch die Stadt gerast sind, um einen

Patienten mit starken Unterbauchschmerzen zu retten, und der Ihnen sagt: »Ich hab Magen-Darm-Grippe. Könnten Sie mir mal die Zeitung aufheben, die ist mir runtergefallen«, dann ahnen Sie bereits, welchen Herausforderungen wir gelegentlich gegenüberstehen. Nein, der Gute war nicht gehbehindert, der Hausarzt hatte lediglich Bettruhe verordnet! In einer solchen Situation gibt es nur zwei Möglichkeiten: Sie drohen dem Patienten mit physischer Gewalt, was verboten ist, oder Sie haben Humor und lachen den Abgründen der Gesellschaft ins Gesicht.

Die hier erzählten Geschichten beruhen alle auf Tatsachen und wahren Begebenheiten. Natürlich wurde verfremdet, verändert und stellenweise auch übertrieben, aber das hat aus meiner Sicht nur Vorteile. Der Unterhaltungswert steigt, und die Nachvollziehbarkeit im Hinblick auf Schweigepflicht und Datenschutz sinkt. Die meisten Geschichten habe ich selbst erlebt, andere sind Erzählungen menschlich verrohter, aber dennoch vertrauenswürdiger Kollegen, und vielleicht hat sich auch hin und wieder ein »neues deutsches Märchen« eingeschlichen.

Sollte Sie das Gefühl beschleichen, sich selbst wiederzuerkennen, so muss ich Sie leider enttäuschen! Alle Personen, Orte und Einsatzabläufe sind so verfremdet, dass Übereinstimmungen mit lebenden oder toten Personen rein zufällig sind.

Bevor Sie nun in das Panoptikum des Rettungsdienstes eintauchen, möchte ich Ihnen noch einige handelnde Personen vorstellen. Zunächst ist da Hein. Hein ist nicht ein einziger Kollege, Hein sind viele. Er ist der übergewichtige, stets schlecht gelaunte Rettungsdienstmuffel, der auf jeder Alarmfahrt das Armaturenbrett verprügelt und eigentlich in eine Burn-out-Therapie gehört. Er ist aber auch der hoch motivierte verständnisvolle und einfühlsame Kollege, der sich rührend um jeden Patienten kümmert. Hein ist so vielseitig und abwechslungsreich wie das Leben selbst. Meist ist er ein hilfsbereiter lieber Kerl, von dem man das letzte Hemd bekommt, solange man nicht versucht, ihn zu verarschen. Es ist Ihnen als Leser überlassen, wie Sie sich Hein rein äußerlich vorstellen. Vielleicht hat er braune Locken, vielleicht hat er aber auch schon eine graue Halbglatze. Verpassen Sie ihm einen Oberlippenbart oder von mir aus auch eine Zahnlücke, lassen Sie Ihrer Fantasie freien Lauf! Wenn ich eine Bitte äußern dürfte: Basteln Sie sich einen sympathischen Hein – er hat es verdient!

Ich mag Hein, deshalb wurde er auch zu einer zentralen Figur in diesem Buch. Ein paar Ereignisse beziehungsweise Schicksalsschläge wollte ich Hein aber ersparen. So treffen Sie in manchen Geschichten nicht auf Hein, sondern lernen andere Charaktere kennen. In der schönen Geschichte »Jupp« werden Sie Peters Bekanntschaft machen, in der Geschichte »Es gibt Tage, da verliert man« treffen wir auf meinen Dienststellenleiter Leo, und Mathias hat ein kurzes Gastspiel in der Geschichte »Wohin Einsamkeit führen kann«. Falls nötig sind die Figuren in den jeweiligen Passagen kurz charakterlich beschrieben, um das gegenseitige Kennenlernen etwas zu beschleunigen.

Am Ende bin da noch ich. Gemeinsam mit zahlreichen Kollegen durfte ich eine Vielzahl von Rettungsdiensteinsätzen erleben. In 15 Jahren aktiver Tätigkeit ist einiges passiert: Dramatisches, Trauriges und manchmal auch Unfassbares, aber das ist nur eine Seite der Medaille. Rettungsdienst bietet oft auch eine herrliche Situationskomik; manchmal sind die Einsätze einfach nur skurril, absurd oder schlichtweg witzig. Natürlich ist das alles eine Frage des Humors, aber glauben Sie mir, ich habe öfter ein Lächeln auf den Lippen als eine Träne im Augenwinkel.

Bis dann – in irgendeinem Rettungswagen! *Jörg Nießen*

Es gibt eine Theorie, die besagt, wenn jemals irgendwer genau herausfindet, wozu das Universum da ist und warum es da ist, dann verschwindet es auf der Stelle und wird durch noch etwas Bizarreres und Unbegreiflicheres ersetzt. – Es gibt eine andere Theorie, nach der das schon passiert ist.

Douglas Adams

1. NOTFALL

Auf sexuellen Abwegen

Der Mensch ist ein komisches Tier

Verlockend ist der äußere Schein,
der Weise dringet tiefer ein.
WILHELM BUSCH

Die Überschrift dieser Geschichte mag verwirren, aber meiner Meinung nach stammt der Mensch vom Affen ab und wurde mitnichten aus einer pädagogisch unsinnigen Laune heraus vom lieben Gott aus dem Paradies verbannt. Der Mensch ist also im weiteren Sinne durchaus als eine von vielen Tierarten zu bezeichnen. Da der *Homo sapiens* sich selbst aber als die Krone der Schöpfung wahrnimmt, sucht er zwangsläufig nach Unterschieden, um sich vom Rest des Tierreichs abzuheben. Ganze Wissenschaftszweige beschäftigen sich mit dieser Thematik: Philosophen, Theologen und Naturwissenschaftler. Sie überbieten sich geradezu mit Unterscheidungsmerkmalen zwischen Mensch und Tier. Schauen wir uns gemeinsam einige Beispiele an: Menschen sind aus philosophischer Sicht nicht ausschließlich instinktgetrieben. Sie haben Gefühle und handeln irrational. Menschen bauen und gebrauchen Werkzeuge, sie besitzen Sozialversicherungsnummern und geben Lohnsteuererklärungen ab. Menschen machen beim Sex das Licht aus.

Sexualität ist tatsächlich ein gutes Thema, um die Unterschiede zwischen Mensch und Tier darzustellen. Wussten Sie, dass Delfine nach heutigem Wissensstand neben den Menschen die einzigen Tiere sind, die Sex aus Spaß an der Freude betreiben? Der ganze Rest vögelt nur zu Fortpflanzungszwecken oder um Machtansprüche durchzusetzen. Wussten Sie, dass Schweine nicht selten multiple Orgasmen erleben? Wussten Sie, dass manche Männchen im Tierreich Widerhaken am Geschlechtsteil haben? Keine uninteressante Vorstellung, nicht wahr, meine Damen?

Apropos Widerhaken. Wie gerade erwähnt, bauen und gebrauchen Menschen Werkzeuge – dazu gehören natürlich auch Sexspielzeuge. Im Tierreich völlig unbekannt, die Kunst des Maschinenbaus beherrscht nur der Mensch. Auch wenn der Erfinder der Dampfmaschine sicher nicht über Dildos, Penispumpen und mechanische Strafstühle nachgedacht hat, so hat er ihnen doch den Weg geebnet.

Leider kommt es da, wo Maschinen oder Hilfsmittel eingesetzt werden, auch häufig zu Unfällen, was mir wiederum erlaubt, Ihnen als Leser die rettungsdienstlichen Zusammenhänge solcher Katastrophen zu schildern. Unfälle und Verletzungen mit sexueller Thematik sind nicht unbedingt häufig, aber eben auch nicht selten. Die Opfer finden sich quer durch alle gesellschaftlichen Schichten. Mein persönlicher Eindruck lässt jedoch folgenden Schluss zu: Je höher der soziale Status, umso skurriler sind die Umstände und Verletzungen.

Dass der Mensch Geschichten liebt, ist ein weiterer Unterschied zwischen Mensch und Tier. Es gibt drei Arten von Erzählungen. Erstens: »Deutsche Märchen«, lustige Geschichten, die jeder erzählt, aber noch keiner erlebt hat, und deren Wahrheitsgehalt nicht zu verifizieren ist. Zweitens: »Klassiker«. Es gibt eine Reihe autoerotischer Unfälle, die sich trotz hohem Bekanntheitsgrad immer und immer wieder wiederholen. Drittens: »Ich war dabei.« Einsätze, die ich selbst im Rettungsdienst erleben durfte und die mich am Menschen als Krone der Schöpfung zweifeln lassen.

Zu den »Deutschen Märchen« zählt zum Beispiel die Geschichte einer jungen Frau, die mit einer rohen Kartoffel im Anus ins Krankenhaus gebracht wird. Auf die berechtigte Frage, wie denn die Knolle dort hineingelangt sei, kommt folgende Antwort: »Ich bin im Kartoffelkeller ausgerutscht und dabei auf die Kartoffel gefallen.« Ja, ja, der gute alte Kartoffelkeller. Auch schön ist die »Batman-Nummer«: Ein Mann mit 85 Kilogramm Lebendgewicht springt im Batman-Kostüm von der Kommode auf seine sich im Bett vor Wollust rekelnde Gespielin. Ein Beckenbruch und drei gebrochene Rippen sind die Folge. Aber was will man erwarten, wenn Superhelden kopulieren? Diese und andere Geschichten sind vielleicht irgendwann, so oder so ähnlich, tatsächlich passiert. Sie haben aber allgemeine Verbreitung gefunden und werden in Rettungsdienstkreisen mit schöner Regelmäßigkeit von Flensburg bis Passau als gerade selbst erlebt erzählt.

»Klassiker« sind Ereignisse, die in Deutschland regelmäßig diensthabende Chirurgen beschäftigen. Schön geformte Glasgefäße, die in irgendwelche Körperöffnungen gesteckt werden, gehören schon zur Tagesordnung. Mit etwas Pech bildet sich ein Unterdruck, sodass zum Beispiel die 0,33-Liter-Colaflasche nur noch mit fremder Hilfe entfernt werden kann. Gleiches gilt für Dildos aller Art, die vollständig im Körper verschwunden sind und einfach keine Möglichkeit mehr bieten, sie zu packen. Hier gibt es ein schönes überliefertes Zitat eines Chirurgen während einer rektalen Untersuchung: »Raus krieg ich das Ding so nicht, aber ausschalten kann ich es.« Über die Verletzungsmuster nach Masturbation mit einer bekannten Staubsaugermarke gibt es sogar eine Doktorarbeit.

Warum rufen Betroffene in derartigen Situationen eigentlich den Rettungsdienst? In den meisten Fällen wäre der Weg ins Krankenhaus auch selbstständig möglich. Ich denke, es ist die Hoffnung, dass das Malheur zu Hause, sozusagen im kleinen Kreis, behoben werden kann. In der Regel müssen wir diese Hoffnung leider enttäuschen. Unter der Rubrik »Ich war dabei« kann ich nun Folgendes berichten: Zwei sehr sympathische schwule Mitbürger unserer Stadt hatten unsere Hilfe erbeten. Auf die obligatorische Frage »Was ist denn passiert?« kam eine knappe und präzise Antwort: »Ich hab zwei Billardkugeln im Arsch, die Drei und die Vier!«

»Warum um alles in der Welt Billardkugeln?«, fragte mein Kollege Hein verdutzt. »Wir haben früher schon mal andere Kugeln vergessen, da mussten wir auch ins Krankenhaus – Darmverschluss und so. Billardkugeln sind wenigstens nummeriert, da weiß man, was man hat, die Eins und die Zwei sind ja da, aber die Drei und die Vier wollen einfach nicht raus«, antwortete einer der Schwulen. »Aber die sind so groß!«, stellte Hein mit leidendem Gesichtsausdruck fest. Wir wurden aufgeklärt, dass Dehnungspausen bei analen Spielereien das A und O sind und dass da noch ganz andere Sachen reinpassen. Anschließend brachten wir die beiden Poolspieler gut gelaunt ins nächste Krankenhaus. »Und denkt immer dran, der Mensch nutzt nur zehn Prozent seines Dickdarms!« Mit diesem frechen, aber dennoch schönen Schlusssatz verabschiedete sich das Pärchen von uns.

Schlimmer getroffen hatte es einen jungen Mann, der uns bereits am Straßenrand erwartete. Mit blassem Gesicht und die Hände im Schritt vergraben, stammelte er schmerzverzerrt: »Ich hab mir den Schwanz gebrochen!«

Hein antwortete herzlos: »Das Ding kann nicht brechen, hat ja keine Knochen. Erst mal rein ins Auto und Hosen runter!« Der Anblick, der sich uns nun bot, war fürchterlich. Hein hatte natürlich recht, ein Penis kann nicht brechen, aber das Muskelgewebe kann reißen. Zwei Zentimeter hinter dem Penisschaft war der restliche Schwellkörper in einem 45-Grad-Winkel abgeknickt. Das dahinterliegende Gewebe war hühnereidick geschwollen und schillerte in bläulichen Farben. »Klassische Penisruptur«, sagte Hein ungerührt.

Kennen Sie Fremdschmerzen? Allein schon der Anblick bescherte mir die gleiche Pein wie dem Betroffenen, mein kleiner Freund schrumpelte auf Minimalgröße zusammen, aus Angst, ihm könne Ähnliches geschehen. Die immer wiederkehrende Frage »Wie ist das denn passiert?« hätte ich mir in diesem Fall besser gespart. »Meine Freundin und ich haben nett gefickt«, schilderte der junge Mann sein Dilemma, »irgendwann lag ich unten und sie hat mich ziemlich wild geritten, zwischendurch ist mein Schwanz wohl rausgerutscht, und in der nächsten Abwärtsbewegung hat es dann einfach nur noch höllisch wehgetan.« Sie werden lachen, aber bis heute habe ich bei der eben beschriebenen Stellung gewisse Hemmungen, mich der Lust vollkommen unkontrolliert hinzugeben.

Hein machte unserem Patienten auf seine Weise Mut: »Jetzt aber ab in die nächste Urologie, da müssen sechs, sieben Nadeln rein, Druckentlastung, das Blut muss da raus, sonst geht das Gewebe kaputt und das Ding fault ab.« Mit Blaulicht und Martinshorn fuhren wir ins Krankenhaus. Nur der Vollständigkeit halber: Am Ende blieb die Manneskraft des jungen Mannes erhalten.

Mein persönliches Highlight der Sexunfälle geht nah an die Grenzen der Vorstellungskraft. Ich kannte unseren Patienten, ich hatte ihn nämlich schon mehrmals amüsiert beobachtet. Sie werden es nicht glauben, und eigentlich geht es Sie auch gar nichts an, aber ich bin ein großer Freund klassischer Musik und besitze seit Jahren ein Abo unseres örtlichen Konzerthauses. In einem Zyklus über sechs Konzerte zum Thema »Ravel – Bolero mit einem Unbekannten« war mir ein weiterer Stammgast wieder einmal aufgefallen. Er wirkte wie ein typischer Bankangestellter: Um die fünfzig, Brille, Seitenscheitel und in einen billigen C&A-Anzug gepresst, saß der Typ stets in der zweiten Reihe. Unaufhörlich wippte er im Takt, nickte wohlwollend, als ob die Fortführung des Konzertes seiner körperlich dargestellten Zustimmung bedürfte. Das Kassengestell der Brille, von dicken, speckigen Ohren getragen, rutschte dabei immer weiter zur Nasenspitze, nur um jedes Mal kurz vor dem Absturz durch eine heftige Kopfbewegung zurück zur Nasenwurzel geschleudert zu werden. In den Pausen trank der Kerl nur stilles Wasser ohne Eiswürfel, aber mit Strohhalm. Zum Konzertende verließ er prinzipiell als Erster seinen Platz, die Applausordnung ignorierend, um nicht zwei Minuten an der Garderobe warten zu müssen.

Es dauerte nur eine Woche, bis ich unseren Biedermann beruflich bedingt wiedersah. Mir ging es gut, ihm ging es dreckig. Sie fragen warum? Das kann ich Ihnen erklären. Verbrennungen der Harnröhre, verursacht durch Stromstöße, sind nun mal eine schmerzhafte Sache. »Ja, wie kommt man denn zu solch einer Verletzung?«, werden Sie berechtigterweise fragen. »Bestimmt an einen Weidezaun gepisst!«, mutmaßen Sie? Nein, ich muss Sie enttäuschen, es war schon etwas mehr Kreativität im Spiel. Unser Ganzkörperdirigent hatte sich die gute alte Perlenschnur des Wannenstöpsels in die Harnröhre eingeführt. Nur um Ihrer Frage zuvorzukommen: Doch, das geht! Anschließend wurde der Trafo der Modelleisenbahn an das Ende der Perlenschnur angeschlossen, um sich gemeinsam mit den Herren Watt, Ohm und Volt hemmungslos der sexuellen Erregung hinzugeben.

Reizstrom ist keine Erektionshilfe! Mit Strom spielt man nicht! Vor Nachahmung des hier Gelesenen rate ich dringend ab! Der Mensch ist ein komisches Tier, oder haben Sie schon mal von einem Schwein gehört, das mit Modelleisenbahnen masturbiert?

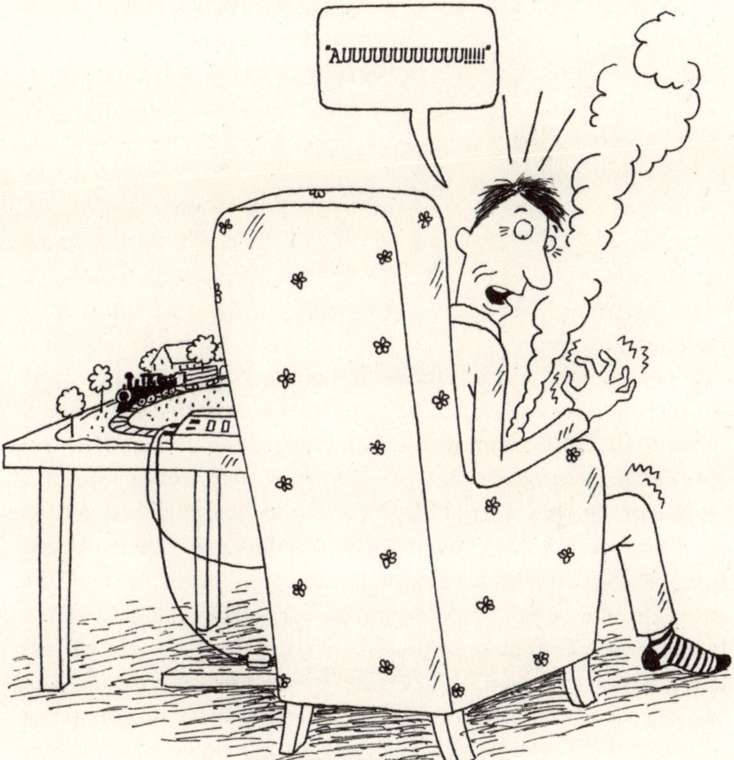

Verbrennungen der Harnröhre, verursacht durch Stromstöße, sind nun mal eine schmerzhafte Sache.

2. NOTFALL

Verzerrte Eigenwahrnehmung

Jupp

Der Mensch lebt nicht vom Brot allein.
Nach einer Weile braucht er einen Drink.
Woody Allen

Alarmfahrten werden irgendwann zur Routine, ja fast langweilig. Hat man im Zivildienst noch vor Glück gesabbert, wenn man mit Blaulicht und akustischer Warneinrichtung eine rote Ampel überfahren hat, so stellt sich doch irgendwann Gewohnheit ein. Auch Sie als Leser sollen nicht mehr als nötig mit der Beschreibung von Alarmfahrten gelangweilt werden. Natürlich versaue ich mir als Autor hiermit eine geschmeidige Einleitung in die Geschichte, indem ich alle Liebhaber von Alarmfahrtenbeschreibungen enttäusche, aber so unterhaltsam die Paragrafen 35 und 38 der StVO auch sein mögen, lassen Sie sich von mir direkt an den Ort des Geschehens entführen. Wir treffen uns an einem regnerischen Novemberabend gegen 17:45 Uhr in der schönen Einraumkneipe *Zum Blasierten.*

Blut tropft langsam, aber stetig auf den Boden. Tropfrate circa 120/Minute. Kennen Sie den Begriff »Tropfrate«? So sachlich und doch so völlig bescheuert. Tropfrate 120/Minute, darunter kann man sich ja noch etwas vorstellen. Aber was ist mit der Tropfrate 7500/Minute? Entspricht das dem Morgenurinstrahl einer jung gebliebenen 82-jährigen Bodenturnerin mit Blasenschwäche, oder ist damit vielmehr der Ölverlust nach dem Platzen eines Hydraulikschlauchs an einem handelsüblichen Schaufelradbagger passend beschrieben? Man weiß es nicht – ich lade Sie ein, vielleicht bestimmen Sie mal Ihre eigenen Tropfraten. Wenn man aufmerksam durchs Leben geht, bieten sich da einige Möglichkeiten …

Doch zurück zu unserer Kneipengeschichte. Tropfrate 120/Minute bedeutet, dass circa zwei Tropfen Blut pro Sekunde die Platzwunde am Hinterkopf unseres Patienten verlassen. Unser Patient heißt Jupp und sitzt gelassen auf einem Hocker am Tresen. Diese Sorte Kneipe liebe ich, leider findet man sie kaum noch. Halten Sie mich ruhig für nostalgisch, aber heute gibt es nur noch Clubs, Lounges oder Konzeptgastronomie. Diese modernen Läden haben Namen, die an Modellreihen japanischer Motorradhersteller erinnern, verkaufen Produktpaletten, die aus dem Chemielabor stammen, und schließen schneller, als der Vorrat an Bier- und Fruchtsaftmischungen sein Mindesthaltbarkeitsdatum erreichen kann.

Im *Zum Blasierten* werden Sie schon schief angeguckt, wenn Sie nur ein Alster oder Radler bestellen. Hier wird Bier bestellt beziehungsweise so lange hingestellt, bis Sie als Gast aktiv die flüssige Nahrungsaufnahme verweigern. In dieser Kneipe finden Sie Menschen, die in Eckbänken und auf Barhockern lachen und lästern, weinen und jammern. In dieser Kneipe finden Sie Menschen, die wissen, dass fünf Bier (0,33 l) ein Schnitzel sind – das bestätigt Ihnen auf Nachfrage auch jede Ökotrophologin. In dieser Kneipe hängen Wimpel an der Wand, es gibt einen Sparverein, der Toilettenbesuch ist kostenlos, selbst gemachte Frikadellen kosten 1,10 Euro inklusive Senf, und der Geruch von kaltem Rauch wird als gemütlich empfunden. In dieser Kneipe treffen Sie Innenarchitekten, Maurer, Hartz-IV-Empfänger, den Besitzer einer Schreinerei, die Labortante aus dem Krankenhaus gegenüber, einen Stammtisch von betagten Segelfreunden und einen psychotischen Handwerker, der Ihnen erklärt, wer Kennedy wirklich erschossen hat. Ein stets schlecht gelaunter Wirt mit abgebrochenem Germanistikstudium, der lieber Sommelier geworden wäre, rundet das sympathische Ensemble ab. Sie merken, ich war privat auch schon mal hier. In diesem Biotop für Biertrinker mit Niveau stillt auch Jupp gerne seinen Durst. Jupp fährt seit 22 Jahren hauptberuflich Taxi, leider verlief sein Tag heute nicht ganz unfallfrei.

Nicht, was Sie gleich wieder denken, mit dem Taxi ist alles in Ordnung. Nach einer äußerst profitablen überregionalen Fahrgastbeförderung hatte Jupp beschlossen, bereits um 15:30 Uhr den Feierabend einzuläuten, um das gesamte Trinkgeld des heutigen Tages in seine Stammkneipe zu reinvestieren. Ein Fünfzigeuroschein wechselte mit den Worten »Sach Bescheid, wenn der fertig is, un jez zap ersmal zwei Bier, isch hab Brand« im Voraus den Besitzer. Jupp ist ein sogenannter »Wirkungstrinker«, d. h., er will was merken, wenn er säuft. Mit anderen Worten, der Verlust der Muttersprache ist hier erklärtes Ziel. Wie heißt es im Volksmund doch so schön: »Halb betrunken ist rausgeworfenes Geld.« Rechnen Sie mal aus, wie viel Bier Sie in Ihrer Stammkneipe für 50,00 Euro konsumieren dürfen. Nun heißt es, Angst und Ekel überwinden, und immer rein mit dem Zeug. Zwischendurch mal einen klaren Schnaps, nur für den Magen versteht sich; immerhin hatte Jupp gegen 16:55 Uhr bereits umgerechnet circa drei Schnitzel getrunken.

Es muss 17:35 Uhr gewesen sein, als Jupp ein Saufspiel gegen sich selbst verlor und nun sieben Magenbitter auf ex trinken musste. Mit den Worten »Mein Vater wäre stolz auf misch, meine Mutter weniger« schüttete Jupp den letzten Schnaps in sich hinein. Da geschah das Unglück: Den Kopf noch im Nacken stürzte Jupp samt Barhocker ungebremst rückwärts zu Boden. Das Geräusch des Aufpralls konnte im Nachhinein niemand beschreiben, war auch eigentlich nicht nötig. Eine Kopfplatzwunde wie mit einer Axt geschlagen zierte als stummer, aber blutender Zeuge Jupps Hinterkopf.

Kopfplatzwunden bluten ja erst mal wie frisch abgestochene Schweine, mit der Zeit lässt die »Tropfrate« dann nach. Auch wenn Kopfplatzwunden in der Regel keinen lebensbedrohlichen Zustand darstellen, so sind sie doch häufig so beeindruckend, dass das Umfeld des Opfers sich genötigt fühlt, den Rettungsdienst zu alarmieren. So auch in unserem Fall. Volker, unser Wirt, wollte Erste Hilfe leisten, er kniete sich neben Jupp und blickte auf eine circa zehn bis zwölf Zentimeter lange vertikal verlaufende klaffende haarige Wunde. Überfordert von diesen Dimensionen sagte er nur: »Das erinnert mich an die Geburt meiner ersten Tochter«, gab allen Gästen einen Schnaps aus und rief die Notrufnummer 112.

Als mein Kollege Peter und ich die Kneipe betraten, war das Schlimmste anscheinend schon vorbei. Jupp saß wieder auf seinem Hocker und trank Bier, er schaute kurz auf, bemerkte uns, nahm einen großen Schluck und erklärte mit dem schönen Wort »Reparaturbier« die gesamte komplexe Situation. Meinen Kollegen Peter muss ich Ihnen noch kurz vorstellen. Peter ist Gewichtheber aus Leidenschaft, all seine Gedanken kreisen um Hanteln, Gewichte, Körperfettwerte und Muskelaufbau. Mit anderen Dingen beschäftigt sich Peter kaum. Diese einseitige Interessenlage führt dazu, dass Peter auf den ersten Blick nur über unterdurchschnittliche geistige Ressourcen verfügt. Auf die Frage »Wie heißt Angela Merkel mit Vornamen?« dürfen Sie keine schnelle Antwort erwarten.

Verstehen Sie mich nicht falsch, Peter ist nicht dumm, er weiß halt nur wenig. Die Qualitäten von Peter werden in anderen Momenten deutlich. Wenn sie einen 140 Kilogramm schweren Patienten aus dem vierten Obergeschoss schleppen, dann fragen Sie sich nicht mehr, ob Peter aus Schillers Glocke rezitieren kann. Wie dem auch sei, so langsam sollten wir uns mal um Jupp kümmern.

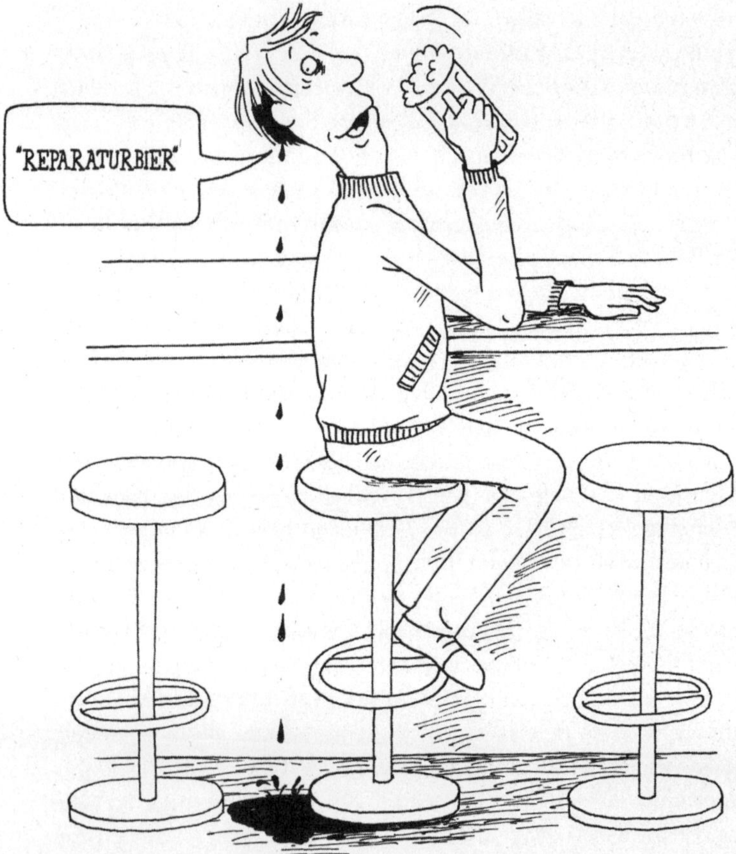

Jupp saß wieder auf seinem Hocker und trank Bier, er schaute kurz auf, bemerkte uns, nahm einen großen Schluck und erklärte mit dem schönen Wort »Reparaturbier« die gesamte komplexe Situation.

»Was ist denn überhaupt passiert, und wie ist Ihr Name?«, begann ich ganz klassisch mein Patientengespräch.

»Misch nenne se Jupp, un et is nix passiert!«, gab Jupp mürrisch zurück. Volker, der Wirt, mischte sich ungefragt ins Geschehen ein: »Besoffen vom Hocker gefallen ist er.«

»Halt du doch, halt du doch et Maul, du has doch keine, keine Ahnung, du Bierschubse, du has ja nich mal ne richtige Schankkonsistenz«, erwiderte Jupp lallend, ganze Sätze fielen ihm mittlerweile schwer.

Herrlich, nicht wahr? »Schankkonsistenz« – eine derartige sprachliche Schöpfungsgabe ist nur Besoffenen vorbehalten. Bemerkenswert ist aber auch das Zusammenspiel zwischen Gehör und Gehirn der Zuhörer. Bis zur Sinnlosigkeit verzerrte, gelallte Wortgebilde werden trotzdem verstanden, wahrscheinlich wird der Schwachsinn mit schon einmal Gehörtem abgeglichen und das Ähnlichste als Übersetzung angenommen. Falls Sie sich öfter mit Besoffenen unterhalten müssen: Ein gutes Training ist das Hören von alten Langspielplatten mit falscher Geschwindigkeit.

»Sie haben eine große Platzwunde am Hinterkopf, die aufgrund möglicher Infektionsgefahr ärztlich versorgt werden muss.« Dieser Satz klang mir in unserer Situation etwas zu geschwollen. Ich entschloss mich daher zu folgender Aussage: »Jupp, du hes ne ordentliche Ratsch im Kappes, kum mit nach et Spital, dat mot jenieht wede!« Übersetzt heißt der Satz: »Josef, du hast einen ordentlichen Riss im Kopf, komm mit ins Krankenhaus, das muss genäht werden.«

Jupp holte tief Luft: »Du bis in Ordnung, Jung, aber isch kum nit mit!«

»Jupp, sei vernünftig, die Wunde säubern und nähen, kurze Röntgenkontrolle vom Schädel, und in einer Stunde sitzt du wieder hier«, versuchte ich, Jupp umzustimmen. Er blieb hart und wiederholte nur: »Du bis in Ordnung, Jung, aber isch kum nit mit!« Auch die restlichen Gäste der Kneipe versuchten, Jupp zu überzeugen, uns ins Krankenhaus zu begleiten. Einer der Segelfreunde fand besonders motivierende Worte: »Jupp, fahr mit, und wenn du gleich den BH von der Ambulanzschwester mitbringst, geb ich einen aus.«

Peter wurde es zu blöd, er versuchte, die Situation auf seine Weise zu lösen. Er fasste Jupp kräftig am Arm und sagte: »So, mein Freund, dann wollen wir mal!« Doch er hatte nicht mit Gegenwehr gerechnet. Jupp drehte seinen Arm aus Peters kräftigem Griff und brüllte: »Freund, isch geb dir gleich Freund – isch hau dir die Kartoffel vom Hals, du Klappstuhl.« Der Ton wurde rauer. Ähnlichkeit mit einem Klappstuhl hatte Peter sicherlich nicht, mit einem angetrunkenen Jupp war auch nicht zu spaßen. Dennoch hätte ich bei einer körperlichen Auseinandersetzung keine Zweifel an Peters Überlegenheit gehabt. Die Gäste in der Kneipe warteten gespannt, ob die Situation jetzt eskalieren würde. Die Luft knisterte, aber Peter war cool genug, um keine Schlägerei vom Zaun zu brechen. Leider war das zarte Band der Freundschaft zwischen Jupp und uns nun zerrissen, er würdigte uns keines Blickes mehr.

Wir waren in einer schwierigen Situation. Auf der einen Seite musste Jupp mit ins Krankenhaus, eine Platzwunde dieser Größenordnung sollte medizinisch versorgt werden. Infektionen, z. B. Tetanus (Wundstarrkrampf), musste vorgebeugt werden. Ein schweres Schädel-Hirn-Trauma, womöglich eine Hirnblutung, war auszuschließen. Nüchtern sieht das auch jeder Patient ein, nach dem neunten Bier schaut die Welt dann schon wieder anders aus.

Als Rettungsdienstpersonal darf ich Patienten nicht mit Gewalt zu ihrem Glück zwingen, schließlich leben wir in einem freien Land. In der Regel gestalten sich derartige Situationen unproblematisch. Wenn Sie als Patient nicht medizinisch versorgt werden möchten, unterschreiben Sie, dass Sie auf eigene Verantwortung einen Transport in ein Krankenhaus verweigern.

Alle Beteiligten sind fein raus. Das funktioniert aber nur, solange der Patient voll geschäftsfähig ist. Bei Jupp durfte berechtigt bezweifelt werden, ob er in der Lage war, seine eigene Situation zu seinem Besten einzuschätzen. Was also tun? Die Lösung heißt Polizei. Unser aller Freund und Helfer hat nämlich einen riesigen Vorteil. Wenn Verhandlungen, Argumente und Diplomatie kein Ergebnis bringen, kann, falls nötig, auch körperliche Gewalt ausgeübt werden.

Verstehen Sie mich nicht falsch, ich hetze nicht jedem angetrunkenen Patienten gleich die Staatsmacht auf den Hals, aber Jupps Kopfplatzwunde war keine kleine Schramme, über die man hinwegsehen konnte. Da ich aber weder dafür ausgebildet bin noch dafür bezahlt werde, uneinsichtige Patienten unter Zwang ins Krankenhaus zu verfrachten, sah ich mich gezwungen, die Polizei um Hilfe zu bitten. Selbst wenn ich im Vorhinein gewusst hätte, was durch das Eintreffen der Polizei ausgelöst werden würde – ich hätte doch keine andere Wahl gehabt.

Konnte man bisher noch von einer konstruktiven Grundstimmung in der Kneipe sprechen, so war mit dem ersten Fuß, den die Polizisten in den *Blasierten* setzten, eine gewisse Feindseligkeit spürbar. Vergleichen Sie den Moment mit einer Hochzeitsfeier, wenn auf dem Höhepunkt der Zeremonie der ungeliebte und selbstverständlich offiziell nicht eingeladene Exverlobte das Standesamt betritt. Da ist der Raum im gleichen Augenblick kniehoch voll mit Scheiße. Die beiden Polizeibeamten, die das Schicksal zu uns gespült hatte, waren sympathische Vertreter ihrer Art. Der eine ein wenig untersetzt mit schütterem Haar, der andere groß und schlank mit Hochwasser in der Diensthose.

»Wie können wir helfen?«, fragte einer der Kollegen freundlich und neutral.

»Sie können mal kurz die Tür vom Bierkeller aufschießen – haha«, grölte ein ebenfalls angetrunkener Gast und lachte sich mehrere Minuten über seine eigene Bemerkung kaputt. Die Polizisten ignorierten den Vorschlag und wandten sich mir zu. Kurz und knapp erklärte ich die Gesamtsituation und bat um Hilfe beim Transport von Jupp ins zuständige Krankenhaus.

»Kein Problem, wir sprechen mal mit dem Herrn«, erwiderte der untersetzte Polizist mit einem Mienenspiel, als wäre diese Kleinigkeit in zehn Sekunden erledigt und außerdem seine leichteste Übung.

»Die Herren vom Rettungsdienst sind der Auffassung, Sie sollten sich ärztlich versorgen lassen. Würden Sie uns nun bitte begleiten!«, sprach der Polizist an Jupp gewandt. Jupp drehte sich um, erblickte den Beamten, schaute mit seinen versoffenen Augen noch mal genauer hin und schüttelte abfällig den Kopf. Seine Antwort kam prompt: »Du bis doch de vollgeschissene Strumpf, de misch letzte Woche angehalten hat, disch erkenne isch wieder, du kannst misch mal da küssen, wo nie Licht scheint.« Auch dieser kurzen Konversation war anzumerken, dass gemeinsame Positionen und harmonisches Miteinander eher untergeordnete Rollen spielen würden.

»Ich werde nicht lange mit Ihnen diskutieren, ins Krankenhaus werden Sie uns so oder so begleiten. Entweder auf die eine oder auf die andere Art«, erwiderte der Mann in Uniform ungerührt.

Um die nun folgende Diskussion zu verkürzen: Es blieb bei den bekannten Standpunkten. Also musste die Polizei einen alternativen Weg der Problemlösung beschreiten – sanfte Gewalt. Jupp hatte sich leider jeden Respekt vor der Staatsmacht versoffen, er wehrte sich mit Händen und Füßen. Während dieser körperlichen Auseinandersetzung schlug die Stimmung in der Kneipe um. Hieß es eben noch: »Jupp, fahr mit ins Krankenhaus«, so grölte die versammelte Bagage nun: »Polizeistaat, Folterknechte, Scheiß-Pflasterkleber« etc. Das Ganze endete in einem Dreifrontenkrieg. Die Polizei war in einen Ringkampf mit Jupp verwickelt. Peter war damit beschäftigt, mehrere Gäste des *Blasierten* daran zu hindern, Jupp aktiv zu helfen. Mit anderen

Worten, er schubste sich mit der halben Kneipe, und ich versuchte, unser Equipment unbeschadet von der Einsatzstelle zu entfernen. Zugegeben, meine Aufgabe klingt nicht besonders ehrenvoll, aber wenn eine nette Kneipe zum Mob wird, sollte man sich seiner Grenzen bewusst sein. Körperlich einschreiten musste ich dennoch, beim unauffälligen Verpissen bemerkte ich einen circa siebzigjährigen militanten Rentner, der einen Barhocker umgedreht hatte, um ihn einem Polizisten ins Kreuz zu schlagen. Das konnte ich nicht tatenlos geschehen lassen, ich nahm all meinen Mut zusammen und trat dem Mann von hinten ins Kreuz. Samt Hocker brach der alte Recke in sich zusammen. Gewalt gegen Senioren verabscheue ich, aber dieser zunächst unschuldig scheinende Doppelherzkämpfer hatte es selbst provoziert.

Ich kann gar nicht mehr beschreiben, wie es genau geschah, jedenfalls waren wir alle, d. h. Jupp, die Polizisten, Peter und ich, plötzlich auf dem Bürgersteig vor der Kneipe und somit dem meuchelnden Mob entkommen.

Die Fahrt zum Krankenhaus war unspektakulär. Jupp lag, die Arme mit Handschellen auf dem Rücken fixiert, seitlich auf der Trage. Zunächst strampelte er noch wütend mit den Beinen, doch das beruhigende Fahrgeräusch und die dämpfende Wirkung des Alkohols gewannen langsam die Oberhand. Sie werden es nicht glauben, aber nach circa fünf Minuten Fahrzeit schlief Jupp friedlich auf der Trage, ja er schnarchte sogar leise. Der Polizist, der den Transport begleitete, schüttelte ungläubig den Kopf: Eben noch eine um sich schlagende Bestie, und jetzt ein friedlich schnarchendes Lämmchen.

Im Krankenhaus angekommen, wurde Jupp mit vereinten Kräften aus dem Rettungswagen geladen und samt Trage in die Ambulanz geschoben. Uns begrüßte Dr. Aramidis, eine grobschlächtige griechische Chirurgin, die erst eine subtotale Amputation von Gliedmaßen als ernstzunehmende Verletzung einstuft.

»Was bringt ihr mir Schönes? Ah, den Verlierer! Von wem hat der Kirmesboxer die Platzwunde? Fahrt ihn erst mal zum Röntgen. Bei uns zu Hause näht so was die Putzfrau! Warum trägt der Mann Handschellen?«, schwadronierte sie mit unüberhörbarem griechischen Akzent.

»Der Herr war unkooperativ und gewalttätig«, erklärte einer der Polizeibeamten die Handschellen.

»Und jetzt schläft er und sabbert die Trage voll, machen Sie bitte die Dinger ab, die stören nur beim Röntgen«, gab Dr. Aramidis zurück. Beim Umlagern auf den Röntgentisch wurde Jupp wach. Alles in allem ließ er die Prozedur aber relativ friedlich über sich ergehen.

Interessanter wurde es beim Nähen. Unterstützt durch den schwulsten Pfleger, den das deutsche Gesundheitswesen zu bieten hat, begannen die vorbereitenden Maßnahmen. Was ist eigentlich der korrekte Superlativ von schwul? Darüber hat der Autor an dieser Stelle lange nachgedacht. Wie dem auch sei, die Desinfektion und Rasur der Wundränder waren ein Schauspiel. Die Desinfektionslösung brannte wie der Teufel, Jupp jaulte, als würde er gerade von dem rosa Krankenhausteekännchen defloriert. Wenn alles vorbei ist, wird er ne Mütze brauchen«, kommentierte Peter die großzügige Rasur, die Jupp rund um die Wunde verpasst bekam. Ausgerüstet mit sterilen Handschuhen und Nadel und Faden machte sich Dr. Aramidis nun ans Werk. Da Jupp ordentlich Alkohol intus hatte, wurde bewusst auf eine örtliche Betäubung verzichtet. Bei jedem Stich verzog Jupp leidend das Gesicht und jammerte.

»Erst den wilden Max machen, und wenn es mal zwickt, quieken wie ein Schulmädchen beim ersten Mal, das hab ich gern!«, frotzelte Frau Dr. süffisant. »So, fertig, nicht schön, aber selten!« Mit diesen Worten beendete die Chirurgin ihre Wundversorgung. Insgesamt waren 19 Stiche nötig, um die klaffende Wunde zu schließen. Die Röntgenbilder trafen in der Ambulanz ein und wurden begutachtet. Jupp hatte Glück gehabt, es war keine Fraktur zu erkennen. »Gut, nix gebrochen! Trotzdem werden Sie wegen Verdacht auf Gehirnerschütterung diese Nacht hier im Krankenhaus verbringen!«, entschied Dr. Aramidis.

Diese Androhung von latenter Freiheitsberaubung ließ Jupps Kämpferherz erneut erwachen, lallend brachte er hervor: »Ihr könnt misch mal am Arsch lecken ... isch muss Bier trinken und zu Hause schlafen. Um 06:00 Uhr klingelt der Taxi, isch muss, isch hab keine Zeit für euren Kindergarten!«

Dr. Aramidis schaute ungerührt, dachte einen Moment nach und sagte, an Jupp gewandt: »Gut, jeder ist seines Glückes Schmied – aber nicht jeder Schmied hat Glück. Ein Krankenhaus ist kein Gefängnis, wenn Sie nicht bleiben wollen, werde ich Sie nicht zwingen – unter zwei Voraussetzungen. Erstens, Sie liefern mir gleich eine zufriedenstellende Gehprobe ab, d.h., Sie laufen auf dem Flur circa zehn Meter geradeaus, ohne links und rechts die Wände zu treffen. Zweitens, Sie unterschreiben, dass Sie das Krankenhaus gegen meinen ärztlichen Rat auf eigene Verantwortung verlassen.« Jupp nickte wild als Zeichen seiner Zustimmung.

Ein gewagtes Spiel, Jupp war nach meiner Auffassung immer noch nicht geschäftsfähig. Gott sei Dank konnte mir das aber egal sein, die Verantwortung für unseren Patienten lag nun bei Dr. Aramidis. Die Polizei verabschiedete sich mit der pädagogisch wertvollen Ankündigung, Jupp in Zukunft ganz genau im Auge zu behalten, was dieser mit einem unkoordinierten Wink quittierte.

»So, jetzt sind wir ja unter uns, dann wollen wir mal. Aufstehen, Kopf hoch, auch wenn der Hals dreckig ist, und zehn Meter geradeaus gehen«, mit diesen Worten forderte die kräftig gebaute Griechin den noch liegenden Jupp zur Gehprobe. Was nun folgte, war nicht schön anzusehen. Jupp stemmte sich hoch, saß dann mit baumelnden Beinen auf dem Behandlungstisch und kämpfte bereits jetzt mit dem Gleichgewicht. Beherzt ließ er sich auf seine Füße gleiten. »Knie durchdrücken!«, gab Frau Dr. in deutlichem Tonfall Anweisung. Jupp stand jetzt aufrecht. Mit den Armen glich er leichte Schwankungen immer wieder aus, man hatte den Eindruck, es könne gelingen. Dann der erste hoffnungsvolle Schritt, der linke Fuß hob vom Boden ab, und Jupp stürzte ungebremst wie ein gefällter Baum zu Boden. Ohne den Ansatz einer Abwehr- oder Schutzbewegung war Jupp mit schlaff herabhängenden Armen auf sein Gesicht gefallen. Man kann sagen, die Nase war geplatzt. Jupp schrie und jammerte. Frau Dr. Aramidis schaute auf den am Boden liegenden Jupp, verharrte einen Augenblick, blickte dann in Richtung des Pflegers und sagte kühl: »Der Herr hat sich entschieden zu bleiben. Ruf in der Hals-Nasen-Ohren-Abteilung an, es gibt Arbeit.«

3. NOTFALL

Umgang mit Angehörigen

Ulla ruft an

Die »Dame« lässt sich kaum definieren,
aber man weiß, wenn man einer gegenübersteht.
WILLY BIRGEL

Scheißwetter!«, bemerkte Hein passend, als wir in den Rettungswagen einstiegen. Das automatische Tor der Fahrzeughalle öffnete sich, und wir wurden Teil eines temporären Weltuntergangs. Schwere Regentropfen prasselten unaufhörlich gegen die Windschutzscheibe, die Scheibenwischer leisteten Schwerstarbeit, kamen aber kaum gegen die Wassermassen an. Ein wässriger Blindflug durch den Berufsverkehr stand uns bevor. Hein und ich waren unterwegs zur Fußgängerzone in der Innenstadt. »Männlicher Patient, Reanimation auf der Straße«, wurde der Leitstelle gemeldet, und so kämpften wir uns nun gegen Aquaplaning und überforderte Verkehrsteilnehmer zur Einsatzstelle.

»Wo war die Einsatzstelle noch mal genau?«, brüllte Hein mich fragend an.

»Am Eingang zur Passage, die zum Schlossgarten führt. Aber warum brüllst du so?«, brüllte ich zurück.

»Der Regen ist so laut!«, meinte Hein mit etwas reduzierter Lautstärke. Er hatte recht. Zwischen Martinshorn, Rauschen im Funkgerät und dem Geprassel des Regens war das eigene

Wort kaum zu verstehen. Kurz dachte ich über die Lautstärke von Regen nach, bis mir bewusst wurde, dass unser größtes Problem nicht die Geräuschkulisse, sondern die Feuchtigkeit werden würde. Der Regen ließ nicht nach. Falls wir tatsächlich auf der Straße arbeiten müssten, käme dies einem Miss-Wet-T-Shirt-Contest gleich.

Wir erreichten die Einsatzstelle. Weder Hein noch ich stiegen aus, stattdessen schauten wir auf die Szenerie, die sich uns bot. Es hatte sich eine Menschentraube gebildet, die eine merkwürdige Regenschirmchoreografie darbot. Der äußere Ring der Menschentraube schützte sich weitgehend selbst. Hier und da wurde der Ring von außen durchbrochen. Wenn ein neuer Schaulustiger eintraf, wollte dieser natürlich auch nach ganz vorn. Dort angelangt, wurden die Regenschirme jedoch genutzt, um irgendetwas in der Mitte Befindliches zu schützen. Ein farbenfrohes Meer aus Schirmen wurde über-, unter-, neben- und ineinander verkeilt gehalten. Natürlich wurden diese Schirmträger nass bis auf die Knochen, und so trat hier und da immer mal wieder jemand die Flucht nach hinten an. Dieses sich selbst erfindende Regenschirmchaos hatte in seiner Farbenpracht etwas von Anmut und Eleganz.

Gern hätte ich noch verweilt, um zuzuschauen, doch es half nichts, wir mussten raus in den Regen. »Wahrscheinlich eh schon zu spät, geh du mal alleine gucken, ich hab echt Angst im Wasser, bin ja ein schlechter Schwimmer«, meinte Hein mit skeptischem Gesicht.

»Hoffentlich bist du bald draußen!«, befahl ich schroff, im Wissen, dass Hein nicht immer alles ernst meinte. Wir machten uns klein und hässlich, um dem Regen möglichst wenig Angriffsfläche zu bieten, dennoch merkte ich schnell, dass der Regen umbarmherzig die Schwachstellen meiner Schutzjacke ausnutzte und der Kampf gegen das Nass bald verloren sein würde. Hein versuchte derweil, sich einen Weg durch den Ring aus Menschen und Schirmen zu bahnen. Man hatte uns noch nicht als Rettungsdienst erkannt, und so wurden wir als Konkurrenten um den besten Platz behandelt. Schirmgriffe wurden unauffällig in die Rippen gestoßen, und man konnte froh sein, wenn man sein Augenlicht nicht einer Schirmspitze opfern musste. Hein brüllte: »Feuer, Feuer!« Das war zwar das Letzte, was zu unserer Situation passte, aber es verfehlte nicht seine Wirkung. Sie können rufen, was Sie wollen, zum Beispiel »Hilfe!«, es wird Sie kaum jemand beachten. Rufen Sie »Feuer!«, und Sie haben die Aufmerksamkeit Ihres Umfeldes. Klingt komisch, ist aber so.

Zumindest hatten wir die Menge dazu gebracht, uns wahrzunehmen. Mit etwas mehr Bewegungsfreiheit erreichten wir den inneren Schirmhaufen. Der Eindruck war surreal. In einem bunten undichten Zelt, bestehend aus vielen farbigen Halbkugeln, wurde ein Mann von zwei klatschnassen Frauen wiederbelebt. Es sah aus wie ein modernes Schauspiel mit makaberer Inszenierung. »Guten Tag, Rettungsdienst. Reanimieren Sie bitte weiter, wir brauchen noch einen Augenblick, um uns zu organisieren«, sprach ich die Damen an. Die Helferin, die neben unserem Patienten kniete und eine Herzdruckmassage durchführte, hob den Kopf. Angestrengte Augen schauten mich an: »Machen wir, aber bitte beeilt euch, ich kann gleich nicht mehr!«

»Wie lange sind Sie denn schon dran, und was ist überhaupt vorgefallen?«, fragte Hein seelenruhig und schaute dabei interessiert in ein hin und her wippendes Dekolleté. Durch die Bewegungen der Herzdruckmassage kam die Antwort etwas abgehackt:

»Circa fünfzehn Minuten –
und vorgefallen ist –
das richtige Wort. –
Der Kerl ist vor uns durch –
durch den Regen gelaufen –
und plötzlich –
zusammengebrochen. –

Wir sind –
Krankenschwestern –
und haben uns dann –
gekümmert!«

Gemeinsam mit Hein hielt ich kurzen Kriegsrat: »Willst du auf der Straße vor den Fans arbeiten oder lieber in Ruhe im Auto?«, stellte ich Hein vor die Wahl. »Lieber im Auto, wir können ja die beiden Krankenschwestern …«

»Denk nicht mal drüber nach!«, unterbrach ich Hein. »Hol du die Trage, ich unterstütze so lange die beiden!«, fuhr ich im Befehlston fort.

Unterstützung für die Damen tat not. Ich öffnete unseren Notfallrucksack und entnahm einen Beatmungsbeutel. »Hier, bitte sehr, das dürfte die Beatmung etwas angenehmer gestalten«, rief ich der Krankenschwester zu, die neben dem Kopf des Patienten kniete. Zutiefst dankbare Augen schauten mich an. Sie griff den Beutel und setzte die Beatmung gekonnt fort. Mund-zu-Mund- oder auch Mund-zu-Nase-Beatmungen sind nicht immer angenehm. Der Rettungsdienst kann aufgrund einiger technischer Hilfsmittel völlig darauf verzichten. Als Ersthelfer sind Sie aber schnell mal in der Situation, eine fremde Nase samt Oberlippenbart im Mund zu haben. Wenn Sie anfangen nachzudenken, wird es eklig. Ist das jetzt mein Speichel oder sein Nasenschnodder? Fragen wie diese möchte sich niemand stellen müssen. Ich empfehle daher auch privat das Mitführen von Beatmungstüchern, die gibt es für ein paar Euro in der Apotheke.

Die Krankenschwester, die die Brust des Patienten bearbeitete, war dem Zusammenbruch nahe. Neben ihr ging ich auf die Knie und löste sie ab. Erschöpft blieb sie neben mir auf der nassen Straße sitzen. Unser Regenschirmschutzschild offenbarte seine Schwächen. Ein Rinnsal, gebildet aus dem ablaufenden Wasser mehrerer Schirme, lief mir zwischen Jacke und Hose über meinen Lendenwirbelbereich unaufhörlich in die Kimme. Mit nassem

Arsch reanimieren macht gar keinen Spaß. Ich hatte das Gefühl, mir würde die Donau durch die Hose laufen. Meine lautstark vorgetragene Bitte, die Schirme doch anders zu positionieren, verhallte ungehört.

Hein, bitte komm zurück, flehte ich in Gedanken, als eine leicht korpulente Frau mich in rheinischem Akzent von hinten fragte: »Stirbt mein Franz hier heute im Regen?« Völlig irritiert drehte ich den Kopf. Wer sprach da zu mir? Die Antwort gab mir die Helferin, die immer noch neben mir saß: »Das ist die Lebensgefährtin des Herrn, den wir gerade versuchen, im Hier und Jetzt zu behalten.«

»Wir kümmern uns gleich um Sie, es gibt ein paar Fragen, die ich Ihnen stellen muss, bitte bleiben Sie in unserer Nähe«, bat ich die Dame.

»Mache ich sowieso, ich brauch ja noch die PIN-Nummer von dem Handy«, war die etwas merkwürdige Antwort. Der Versuch, gedanklich einen Zusammenhang zu irgendeiner Nummer herzustellen, wurde von Heins Rückkehr unterbrochen.

Wir wuchteten unseren Patienten auf die Trage, bahnten uns einen Weg durch die lebenden Schirmständer und beeilten uns, den Rettungswagen zu erreichen. Hein öffnete die hinteren Flügeltüren, und ich schob die Trage auf die dafür vorgesehene Halterung. Trage rein, Tür zu, ab ins Trockene. Wir bedankten uns bei den Krankenschwestern für ihren aufopferungsvollen Einsatz und die tatkräftige Unterstützung, schlossen die Türen und ließen sie im Regen stehen. Wir hatten genug zu tun, zum Flirten blieb jetzt keine Zeit. Hein fantasierte zwar noch, dass er keine von beiden von der Bettkante schubsen würde; meine verbale Spitze, dass beide ja auch schon ganz feucht wären, kommentierte er aber nicht mehr.

Die Reanimation wurde im Rettungswagen fortgesetzt, und wir trafen Vorbereitungen, unseren Patienten mit Elektroschocks zu traktieren. Franz – den Namen hatten wir ja in der Zwischenzeit erfahren – machte optisch den Eindruck, die Lebenskerze in der Vergangenheit von zwei Seiten angezündet zu haben. Übergewicht, gelbe Nikotinfinger, verschiedene Tattoos und ein Brustwarzenpiercing dominierten sein Äußeres. Die Tattoos waren besonders imposant. Ein historisches Segelschlachtschiff auf der linken Brust sowie der kunstvoll geschwungene Name »Ulla« auf dem Unterarm waren sein Beitrag zur modernen Körperkunst.

Es klopfte an der Seitentür des Rettungswagens. Bevor wir reagieren konnten, wurde die Tür geöffnet. Dr. Jung und sein Assistent sprangen in den Patientenraum. »Sauwetter!«, bemerkte der eintreffende Notarzt zur Begrüßung. »Die reinste Sintflut da draußen, na ja, egal. Erzählt mir was zu unserem Schätzchen – wieso liegt der Typ so gut wie tot in eurem Auto?« Während weitere medizinische Maßnahmen eingeleitet wurden, machte Hein eine kurze Übergabe.

Durch die eingetroffene Verstärkung hatte ich Zeit, mehr über unseren Franz herauszufinden. In seiner Brieftasche fand ich einen Pass, der ihn als Herzklappenpatient und Diabetiker auswies, ich schaute auf sein Geburtsdatum und schluckte. »Der Kerl hat heute Geburtstag. Wird 53 Jahre alt«, bemerkte ich betroffen.

»Schnickschnack. Sentimentaler Quatsch für Angehörige, ein Tag ist so gut zum Sterben wie jeder andere«, stellte Dr. Jung fest.

Der bis dahin eher wortkarge Assistent meldete sich zu Wort: »Wir brauchen mehr Informationen. Gibt es Angehörige, die wir kennen, oder war jemand bei ihm?«

»Draußen wartet irgendwo seine Lebensgefährtin«, sagte Hein in einem eher beiläufigen Tonfall, als hätte er mit alldem hier nichts zu tun. Alle schauten sich wie Unbeteiligte an, weil alle wussten: Einer muss raus in den Regen und Fragen stellen. Die Frau bei laufender Reanimation in den Rettungswagen zu holen, kam nicht in Frage. Der Notarzt erklärte grinsend, er würde ja gern gehen, es täte ihm leid, aber er habe die Pflicht, beim Patienten zu bleiben. Um es kurz zu machen: Der Rest von uns spielte Schnick-Schnack-Schnuck.

Den Kragen meiner Jacke fest in den Nacken ziehend, verließ ich fluchend den Rettungswagen und schaute mich um. Unter dem kleinen Vordach einer als Litfaßsäule getarnten öffentlichen Toilettenanlage fand ich die Frau von eben wieder. »Guten Tag noch mal, ich muss Ihnen ein paar Fragen stellen«, begann ich unser Gespräch.

»Gerne, was wollen Sie denn wissen?«, erwiderte sie.

»Zunächst wüsste ich gerne Ihren Namen, und in welcher Beziehung stehen Sie zum Opfer, äähhh, Patienten?«, formulierte ich unbeholfen.

»Ulla Schröders, und wir leben in einer sexuell offenen Beziehung«, war ihre viel zu präzise Antwort. Noch innerlich mit der Frage beschäftigt, ob das gerade ein Angebot war, stellte ich die nächste Frage: »Frau Schröders …« Hier wurde ich bereits unterbrochen. »Mich nennen alle Ulla!«

»Ulla, leidet Ihr Mann an irgendwelchen Vorerkrankungen?«, beendete ich die ursprüngliche Fragestellung.

»Das ist nicht mein Mann, das ist der Franz!«, wurde ich belehrt.

»Gut, leidet Franz an irgendwelchen Vorerkrankungen?«, fragte ich erneut.

»Ja, warten Sie mal …«, begann Ulla. Es folgte eine lange Aufzählung von Krankheiten, jede für sich schon dramatisch genug: »Also, das Herz ist irgendwo undicht, glaub ich, so habe ich es zumindest verstanden. Zucker hat er, der geht immer hoch, wenn der Franz sich aufregt, oder war das das mit dem Blutdruck? … nen Schlag hat er mal gehabt. Die Milz fehlt, die haben sie ihm als Kirmesboxer kaputtgeschlagen, und wenn er viel raucht, kriegt er schlecht Luft … Können Sie den Franz mal kurz nach der PIN-Nummer von dem Handy fragen?«, bat mich Ulla abschließend.

»Äh, Franz kann im Augenblick nicht sprechen, wir kämpfen gerade um sein Leben.«

»Ja, macht ja nix, dann eben später.«

Entweder die Tante ist extrem abgebrüht, oder die hat ein Stück Seife im Kopf, dachte ich mir noch, während ich meine Befragung fortsetzte: »Gibt es sonst noch irgendetwas, das aus medizinischer Sicht für uns interessant wäre?«

»Tripper! Wir zwei gehen ja seit Jahren zusammen in den Swingerclub von dem Rüdiger an der Autobahn, da hat der Franz sich mal was mitgebracht. Aber sonst fällt mir nix mehr ein«, war die unverblümte Replik.

Ulla war schon eine besondere Erscheinung. Nicht nur ihr unorthodoxer Kommunikationsstil, sondern auch ihr äußerlicher Auftritt machte was her. Für geschätzte Ende vierzig wirkte sie etwas zu jugendlich. Gesträhnte Haare, denen man ansah, dass sie etwas zu oft blondiert worden waren, krönten ihre circa 165 Zentimeter Körpergröße. Die leicht korpulente Figur hatte sie in eine Samtkorsage gezwängt, die mit kleinen Strasssteinen besetzt war. Das restliche Outfit bildeten eine weiße Bluse mit tiefem Ausschnitt, Bluejeans und schwarze High Heels. Über allem wölbte sich ein riesiger Regenschirm mit der Aufschrift: »FRISIERBAR – Waschen – Schneiden – Föhnen – Trinken.« Pfiffiges Konzept, dachte ich mir, die Kundschaft säuft sich das eigene Spiegelbild schön, da dürften Beschwerden und Reklamationen die Ausnahme sein.

Ulla machte auf mich den Eindruck einer typischen Kegelschwester. Jedes Klischee erfüllend, besuchte sie bestimmt zweimal im Jahr eine Ballermannimitation im Sauerland, und nach dem vierten Piccolo war dann ohne Zweifel kein Männerarsch mehr sicher. Noch in Gedanken über Ulla gefangen, stellte ich die überflüssigste aller Fragen: »Kegeln Sie?«

»Ja, ich bin seit neun Jahren Mitglied bei den ›Frechen Hexen‹, aber warum interessiert Sie das, was hat das denn mit meinem Franz zu tun?«

»Äh, nichts, entschuldigen Sie die Frage. Für den Augenblick haben Sie uns sehr geholfen, ich muss jetzt zurück zum Rettungswagen. Bleiben Sie doch bitte hier, ich komme gleich wieder und halte Sie auf dem Laufenden.« Mit diesen Worten entzog ich mich der Situation und machte mich auf den Weg durch den Regen.

Im Rettungswagen angekommen, stellte ich fest, dass Franz in der Zwischenzeit das gesamte Repertoire der modernen Notfallmedizin genossen hatte. Künstlich beatmet, an diverse Apparate angeschlossen und mit verschiedenen Medikamenten vollgepumpt, lag Franz auf der Trage. Mit wenigen Sätzen schilderte ich meinen Kollegen, was Ulla mir berichtet hatte.

»Noch fünf Minuten. Wenn er dann nicht wieder anspringt, schwenken wir die schwarzweiß karierte Flagge des Lebens!«, verkündete Dr. Jung, der als eingefleischter Formel-1-Fan gern Rennsportmetaphern verwendet. Die Zeit verging, doch das Herz von Franz machte keinerlei Anstalten, wieder seinen gewohnten Dienst aufzunehmen. Franz hatte sich entschlossen, seinem Schöpfer gegenüberzutreten. Er war tot.

»Todeszeitpunkt 18:37 Uhr, macht den Knaben mal hübsch für die Verabschiedung, und ich hätte gern einen Totenschein, der Schreibkram bleibt ja doch an mir hängen«, gab unser Notarzt letzte Anweisungen.

»Passen Sie aber auf, dass Sie in der Rubrik Todesursache nicht wieder Ihren eigenen Namen eintragen!«, frotzelte Hein, der mit Dr. Jung seit Jahren einen liebgewonnenen verbalen Kleinkrieg führte. Gerade holte Dr. Jung tief Luft, um zu kontern, als sein Funkmeldeempfänger am Gürtel ein lautes Piepen von sich gab. »Tja, Jungs, ich hätte gern noch mit euch geplaudert, aber ihr hört ja: Ich muss weiter – die Bevölkerung braucht mich! Bringt der Lebensgefährtin schonend bei, was passiert ist, die Leiche wie immer ins Kühlhaus.«

Der Notarzt verließ samt Assistent eiligen Schrittes den Rettungswagen.

»Na super, voll ins Klo gegriffen!«, stellte Hein passend fest. Nachrichten über den Tod eines Angehörigen oder einer nahestehenden Person überbringt niemand gern. Man weiß einfach nicht, wie die Menschen reagieren, von himmelhoch jauchzend bis zu Tode betrübt ist alles möglich. Bei Ulla konnte ich auch nicht mit Bestimmtheit sagen, wie sie reagieren würde. Nach meinem vorherigen Gespräch war mir jedoch klar, dass man mit unkonventionellen Reaktionen rechnen musste. Hein war durch den Regen gelaufen, um Ulla auf dem Weg zur Abschiednahme im Rettungswagen zu begleiten.

Ulla betrat mit ernster Miene den Patientenraum, legte sanft ihre Hand auf die Schulter des Toten und blickte mich ungläubig an.

»Franz hat es leider nicht geschafft, Ihr Lebensgefährte ist tot«, versuchte ich die richtigen Worte zu finden.

»Fünfzig Euro, wenn ihr weitermacht!«, sagte Ulla fordernd. Hein und ich schauten uns verdutzt an.

»100 Euro!«, erweiterte Ulla ihr unethisches Angebot.

Hein versuchte, die Lage zu erklären: »Franz ist tot, wir können nichts mehr für ihn tun.«

»Man kann immer was machen! 150 Euro«, überbot sich Ulla.

Hein fuhr sie ungehalten an: »Wir sind doch hier nicht auf dem Basar! Hier ist nicht die erste halbe Stunde umsonst, und dann ist Barzahlung angesagt. Ihr Franz hat abgeschaltet!«

»Dann wird er noch mal eingeschaltet. Der Kerl hat die PIN-Nummer von dem Handy von mir! Die brauch ich. Das ist lebenswichtig! 200 Euro.«

Hein verschränkte ablehnend die Arme, um nonverbal zu signalisieren, dass wir keinesfalls irgendeine Leichenfledderei

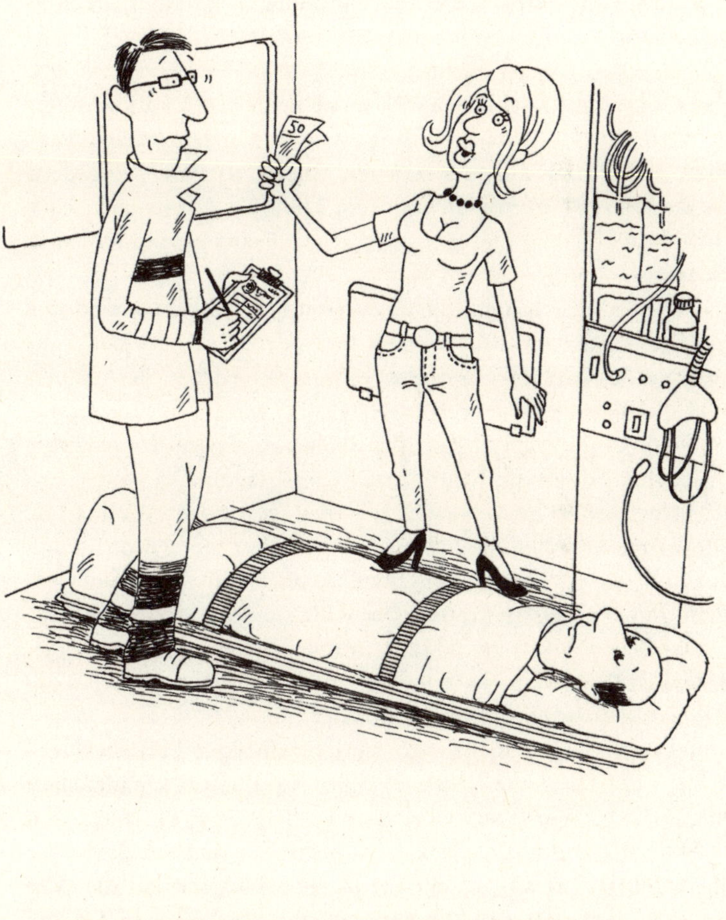

»Fünfzig Euro, wenn ihr weitermacht!«, sagte Ulla fordernd.

veranstalten würden. »Franz ist tot, wir können nichts mehr für ihn tun«, wiederholte ich mich.

»Es wäre auch nicht mehr der Franz, den Sie kannten, wenn er irgendwann aus der Klinik entlassen werden würde«, fügte Hein in tröstendem Tonfall hinzu.

»Der braucht mir auch nicht mehr nach Haus zu kommen, der hat heute Geburtstag und lässt mich auf den ganzen Vorbereitungen und auf den Gästen alleine sitzen. Außerdem hat der die PIN-Nummer von dem Handy«, lamentierte Ulla lauthals, holte aus und gab dem toten Franz eine schallende Ohrfeige.

»Meinen Sie, ich kann die Geburtstagsparty heute Abend mit dem Beerdigungskaffeekränzchen verbinden?«

»Über Pietät lässt sich streiten«, stammelte Hein, der wie ich von der Ohrfeige noch etwas konsterniert war.

»Mich am eigenen Geburtstag alleine zu lassen. Was werden die Nachbarn sich das Maul zerreißen!«, zeterte Ulla weiter.

Mit meiner Frage versuchte ich, die Situation wieder ins Lot zu bringen: »Wollen Sie lieber einen Moment mit Franz alleine sein und sich in Ruhe verabschieden, bevor wir den Leichnam leider abtransportieren müssen?«

»Sie werden mich nach Hause transportieren, dem Franz tun Sie keinen Gefallen mehr!«, stellte Ulla mit Bestimmtheit fest, als hätte ich selbst draufkommen müssen.

»Das geht leider nicht. Wir sind verpflichtet, Patienten, die im Rettungswagen verstorben sind, ins Kühlhaus des Städtischen Friedhofs zu bringen.«

»So, so, der Knochensack wird gefahren, und ich darf jetzt alleine durch den Regen laufen – ich habe verstanden!« Mit diesen Worten verließ Ulla entrüstet den Rettungswagen, knallte die Tür zu und verschwand im immer noch strömenden Regen.

Wir frühstückten ein paar Tage später gemütlich auf der Wache, als das Telefon klingelte. Hein schlug gerade sein wachsweiches Frühstücksei auf, um anschließend einen Spritzer Maggi zu injizieren, und ich trennte Lachsscheiben voneinander, um sie kunstvoll mit Remoulade zu verzieren, als Jochen, unser Dienststellenleiter vom Tage, den Raum betrat. »Hier, für euch!«, sagte er, legte das schnurlose Telefon der Wache auf unsere morgendliche Festtafel und verschwand.

»Hallo, hallo!«, krächzte es aus dem Hörer des Telefons. Hein nahm das Gerät auf und nuschelte mit Brötchenresten im Mund: »Guten Morgen, Rettungswache Süd, was kann ich für Sie tun?«

»Sie erinnern sich bestimmt nicht mehr an mich, hier spricht Ulla«, begrüßte Frau Schröders den armen Hein.

»Doch, doch!«, antwortete Hein und schaltete gleichzeitig den Lautsprecher zu, sodass ich mithören konnte.

»Sie haben den Franz ja bearbeitet vor zwei Tagen, ich wollte nur noch mal fragen, ob der nicht doch noch kurz vor seinem Abgang irgendwas von meiner PIN-Nummer erzählt hat.«

»Nein! Aber jetzt hab ich mal ne Frage: Woher haben Sie diese Telefonnummer?«, konterte Hein.

Ulla überhörte die Gegenfrage und vergewisserte sich stattdessen: »Sind Sie sicher?«

Heins Gesichtsfarbe veränderte sich, und er legte los: »Wissen Sie was? Sie gehen mir mit Ihrer beschissenen PIN-Nummer auf den Sack! Was ist denn so Wichtiges in Ihrem Handy gespeichert? Die Nummer vom Nagelstudio vielleicht, oder ist es der Hundefriseur? Wissen Sie was? Schauen Sie einfach in irgendein verschissenes Telefonverzeichnis!« Hein legte auf.

Es vergingen nur Sekunden, bis das Telefon erneut läutete. Hein stand auf, kratzte sich das Geschlecht und sagte nur: »Ich muss aufs Klo!« Weg war er, das Telefon läutete immer noch, anscheinend war ich jetzt an der Reihe. »Ja, bitte?«, fragte ich knapp.

»Ah, Sie sind es, ich erkenne Sie an der Stimme wieder. Hier spricht Ulla. Vielleicht erinnern Sie sich. Ich sprach schon mit Ihrem Kollegen, aber der konnte mir nicht weiterhelfen ...«

»Stopp!«, unterbrach ich Ulla barsch. »Ihre PIN kenne ich nicht, und Franz, Gott hab ihn selig, hat auch keinen Ton davon erzählt. Es ist Ihnen vielleicht nicht aufgefallen, aber Franz war bei unserer Ankunft schon so gut wie tot. Da erzählt keine Sau mehr was von Nummern. Haben Sie verstanden, was ich sage?«

»Ja, sicher!«, antwortete Ulla mit völliger Selbstverständlichkeit. Gleichzeitig holte sie auch schon tief Luft, um fortzufahren: »Es gibt noch ne Sache, die wir zwei dringend besprechen müssen!« Hein war in der Zwischenzeit zurückgekommen und hörte nun seinerseits mit. »Also, es geht um das Brustwarzenpiercing von dem Franz«, begann Ulla. Mir entglitten schon jetzt alle Gesichtszüge.

»Das Ding ist aus echtem Silber, jede Menge Karat, und der Franz wird ja angezündet, der kommt ja in den Ofen, und dann schmilzt das Silber ja. Das wäre doch schade, man muss dem Totengräber ja nix schenken! Können Sie nicht das Piercing besorgen, dann machen wir halbe-halbe!«

Zwischen Fassungslosigkeit und einer abstrakten Belustigung gefangen, legte ich wortlos auf. »Die Alte hat doch einen Pfeil im Kopf!«, kommentierte Hein mein Telefonat mit Ulla, bevor wir weiter frühstückten.

Es vergingen zwei Tage, wir desinfizierten gerade unseren Rettungswagen, als Jochen wieder mit dem schnurlosen Telefon bewaffnet die Fahrzeughalle betrat. »Eine Frau Ulla Schröders für einen von euch beiden. Sie sagt, es sei sehr wichtig.«

»Ich kenne keine PIN-Nummer!«, brüllte Hein und lief in Richtung Toilette, um sich dort einzuschließen. Mit dem sicheren Gefühl, das Falsche zu tun, nahm ich das Telefon entgegen. Es hatte eh keinen Sinn, sich verleugnen zu lassen oder gleich aufzulegen. Ulla würde so lange anrufen, bis sie ihren geistigen Durchfall an den Mann gebracht hatte.

»Was kann ich denn heute für Sie tun?«, fragte ich mit bewusstem Desinteresse in der Stimme.

Ulla legte los: »Ich würde Sie und Ihren Kollegen gerne einladen. Sie waren ja quasi die letzten Menschen, die Franz lebend gesehen haben, na ja, mehr oder weniger. Auf jeden Fall ist der Franz ja jetzt im Ofen gewesen. Zu Hause hinstellen darf ich den Aschenbecher nicht. Das hat die Stadtverwaltung mir verboten. Deshalb ist am Freitagnachmittag um 14:00 Uhr die Strafbestattung. Da wollte ich jetzt mal fragen, ob Sie kommen, wegen dem Kaffee und Kuchen danach, verstehen Sie?«

»Ich verstehe im Augenblick gar nichts. Was um Himmels willen ist eine Strafbestattung?«, fragte ich, allerdings ohne Hoffnung auf eine vernünftige Antwort.

»Der Franz war ja nicht mehr ganz frisch, wenn Sie wissen, was ich meine. Das ganze Geld versoffen und verfickt, na ja, ich will nix sagen, ich hab ja auch noch mitgemacht. Auf jeden Fall, wenn Sie die Beerdigung nicht bezahlen können, wird strafbestattet. Ein Stück Rasen und ne Schieferplatte, das war es!« Ulla hatte es wieder mal geschafft: Ich war sprachlos. Die Einladung zur »Strafbestattung« lehnte ich höflich, aber unverblümt ab.

Nach einer Viertelstunde gab Hein sein selbst gewähltes Gefängnis auf. »Ja, Hein, so ist das! Es gibt solche und solche«, stellte ich vielsagend fest.

»Und es gibt noch die anderen«, ergänzte Hein mit universeller Weisheit.

4. NOTFALL

Erste-Hilfe-Kurs besucht?

4711

Der Abend des Lebens bringt seine Lampe mit.
Joseph Joubert

Donnerstag, 16:32 Uhr. Nieselregen. Das Notarzteinsatzfahrzeug erreichte gerade die Einsatzstelle, als ich innerlich immer noch lächelnd und doch traurig berührt den Hauseingang in der Pfarrergasse 17 verließ. »Exitus – zweiter Stock, links bei Zimmermann«, rief ich dem Notarzt zu. Freundlich nickend lief Dr. Brendel an mir vorbei ins Treppenhaus. Todesfeststellung, das ist seine Aufgabe bei diesem Einsatz. Unter Notärzten in Rettungsdienstkreisen sind Todesfeststellungen äußerst beliebt, wird diese Dienstleistung doch sehr fürstlich separat bezahlt. Meist sehr leicht verdientes Geld, schließlich muss man nicht mehr wirklich am Patienten arbeiten: Leichenschau, vorläufigen Totenschein schreiben, Angehörige flüchtig trösten – fertig. Aber es gibt auch Ausnahmen. Dann ist dieser Zusatzverdienst wirklich hart verdientes Geld: Wasserleichen oder Leichen, die im Sommer erst nach Tagen und Wochen in ihrer Wohnung gefunden werden, sind nichts Angenehmes. Der Geruch einer verwesenden Leiche in einer ungelüfteten Dachgeschosswohnung im Sommer nach vier bis fünf Tagen ist schwer zu beschreiben. Der Odem des Todes ist in meiner Nase eine Mischung aus süßlich-säuerlichen Exkrementen – der Schließmuskel erschlafft irgendwann bei jedem von uns – und dem moderigen feuchten Duft eines alten Kellers. Das mit dem Schließmuskel ist ne faire Sache: Im Tod sind alle Menschen gleich. Ich frage mich manchmal, ob sich Menschen wie Paris Hilton dieser Tatsache bewusst sind. Es ist wohl in meiner Berufsgruppe normal, auch in tragischen und traurigen Momenten kleine Amüsements wahrzunehmen und nicht den Humor zu verlieren. Jedenfalls bemerkte ich noch, dass Dr. Brendels Hose zweifelsohne schlecht saß. Man hätte jedenfalls bequem einen Euro in den Münzschlitz werfen können, wenn Sie wissen, was ich meine.

Der aufmerksame Leser wird bemerkt haben, dass im Hause Zimmermann in Zukunft ein Frühstücksei weniger benötigt werden würde. Ich möchte die Spannung etwas herausnehmen, und Sie sofort mit der harten Wahrheit konfrontieren: Herr Zimmermann war tot. So ist das mit dem Leben, es endet grundsätzlich tödlich. Eine Tatsache übrigens, die von unserer Gesellschaft mit zweifelhaftem Erfolg ignoriert, ja zum Teil sogar negiert wird. Wo dürfen Sie in Deutschland denn noch in Ruhe ungestört sterben? »Zu Hause!«, glauben Sie? Diese Illusion muss ich leider zerstören. Wenn Sie alt und gebrechlich sind und auch selbst schon sterben wollen, kommen Ihnen Angehörige und ambulanter Pflegedienst dazwischen. Sie werden im kleinen ehemaligen Kinderzimmer kaputtgepflegt, schließlich sind Sie durch die Pflegestufe III der inoffizielle Hauptverdiener der Familie. Denken Sie an die Arbeitsplätze der Pflegekräfte, da zählt jeder Tag sozialversicherungspflichtige Beschäftigung. Diese Menschen werden nicht zögern, Sie für jedes Zipperlein ins Krankenhaus zu verfrachten.

»Gut, dann sterbe ich halt im Krankenhaus«, werden Sie sagen. Auch falsch. Selbst mit Krebs bis unter die Hutschnur, Schlaganfall, Herzinfarkt und Diabetes und das alles zusammen, im stolzen Alter von 89 Jahren, wird man Sie therapieren auf Teufel komm raus. Man will sich schließlich nicht von den Angehörigen nachsagen lassen, man hätte nicht alles Menschenmögliche getan. Da muss man auch noch mal eine Darmspiegelung über sich ergehen lassen – alles andere wäre unterlassene Hilfeleistung.

»Ach, mit 89 bin ich schon im Altenheim«, werden Sie sagen. Ja, vielleicht, aber sterben werden Sie dort bestimmt nicht. Altenheime fürchten Tote wie der Teufel das Weihwasser. Es ist schlecht fürs Geschäft, wenn der schwarze Kombi zu oft am Lieferanteneingang parkt. Außerdem: Der Tatbestand der unterlassenen Hilfeleistung wird hier bei jedem Schichtwechsel, ähnlich einem indischen Mantra, Wort für Wort gemeinsam gebetet.

Sterben ist in Deutschland Glückssache. Wenn Sie irgendwo sterben, hat irgendjemand Scheiße gebaut. Hospize sind eine echte Alternative, aber leider gibt es eine tragische Parallelität zwischen kostenfreien Parkplätzen in deutschen Innenstädten und Hospizplätzen.

Aber zurück zu Familie Zimmermann, besser gesagt: Witwe Zimmermann. Spulen wir die Zeit einfach circa zwanzig bis dreißig Minuten zurück.

Herr und Frau Zimmermann lebten unaufgeregt, aber glücklich im zweiten Stock eines netten Mehrfamilienhauses. Herr Zimmermann war 72 Jahre alt, als ehemaliger Ausbilder für Verwaltungsfachangestellte seit zwölf Jahren Rentner und in den Sommermonaten leidenschaftlicher Boulespieler, mit leichtem Hang zum Schnäpschen nach dem Essen. Frau Zimmermann war Hausfrau, siebzig Jahre alt und zeit ihres Lebens, obwohl selbst kinderlos, ehrenamtlich im Müttergenesungswerk tätig. Der Herbst des Lebens verlief ohne größere Zwischenfälle oder Krankheiten in schönen Ritualen zwischen Autowaschen am Samstag und der alltäglichen *Tagesschau* um 20 Uhr. Eine dreiwöchige Reise nach Israel mit Besuch der heiligen Stadt Jerusalem war das Highlight des gemeinsamen Lebensabends. Römisch-katholisch aufgewachsen und erzogen, durch zahllose Pilgerwanderungen nach Kevelaer glaubensgestärkt, führten

Herr und Frau Zimmermann ein lasterloses, gutbürgerliches, ja gottgefälliges Leben. Das ist auch gut so, denn noch heute wird der Herr endgültig in Anspruch genommen. Sie wissen schon – wir kennen weder den Tag noch die Stunde.

Agnes, so heißt Frau Zimmermann mit Vornamen, betrat bewaffnet mit zwei Tassen Tee an diesem Nachmittag das Wohnzimmer. Im Ohrensessel vor ihr, für sie noch nicht zu sehen, saß Josef Zimmermann. Auf ihre Suggestivfrage »Josef, den Tee?«, erhielt Agnes keine Antwort. »Josef, was ist mit dem T…«, fragte Agnes erneut. Das Wort erstickte in ihrem Hals, denn Frau Zimmermann sah im gleichen Augenblick ihren im Sessel zusammengesackten Gatten.

Durch Funk, Film und Fernsehen auf derartige Situationen hervorragend vorbereitet, handelte Agnes absolut vorbildlich. Sie stellte den Tee auf dem Wohnzimmertisch ab, bemerkte, dass ihr Mann nicht mehr atmete, eilte zum Telefon und rief die Notrufnummer 112. Nach einem kurzen, aber äußerst informativen Telefonat mit der örtlichen Feuerwehrleitstelle machten sich ein Rettungswagen und ein Notarzteinsatzfahrzeug auf den Weg.

Dreimal dürfen Sie raten, wer auf diesem Rettungswagen seinen Dienst tat. Richtig. Hein und ich, aber das wusste Agnes ja noch nicht. Es hätte ihre Entscheidung, den Rettungsdienst zu rufen, wohl auch kaum negativ beeinflusst. Keine Zeit zu verlieren, Erste Hilfe tat not, und so eilte Agnes nach dem Notruf auch wieder zu ihrem Josef, um medizinisch notwendige Erstmaßnahmen einzuleiten.

Nach unspektakulärer Anfahrt erreichten wir die Einsatzstelle. »Mist«, entfuhr es mir, »schon wieder alles alleine schleppen.« So ist das, wenn man vor dem Notarzt die Einsatzstelle erreicht. Also alle Geräte packen und schnell zum Patienten. Durch einen von Agnes instruierten Nachbarn wurden wir vollbepackt mit medizinischen Geräten zur Wohnung der Zimmermanns gelotst. Alles war wie im Bilderbuch: Hier wurde Nachbarschaft noch gelebt. Durch die bereits offene Wohnungstür betraten wir die kleine Diele der Dreizimmerwohnung. »Hier hinten«, rief eine nach Fassung ringende weibliche Stimme – Agnes. Ich erreichte das Wohnzimmer als Erster und sah eine männliche Person in einem Sessel sitzen. Mein klinisch geschulter Blick erfasste sofort die kraftlose Haltung des Patienten sowie die aschgraue bis graublaue Hautfärbung. Ich glaubte, einen merkwürdigen Geruch wahrzunehmen, merkwürdig fremd und doch irgendwie vertraut – im Augenblick nicht wichtig, dachte ich bei mir. Beim Berühren der Hände spürte ich eiskalte verhärtete Finger, die jede Geschmeidigkeit verloren hatten. Leichenstarre. Hein prüfte die Pupillen. Lichtstarr und entrundet. Kein Zweifel – Josef Zimmermann war mausetot und das nicht erst seit fünf Minuten.

»Josef ist tot, nicht wahr?«, fragte Agnes.

»Ja«, antwortete Hein, und ich ergänzte mit aufgesetzt seriöser Stimme: »Wir können nichts mehr für Ihren Mann tun. Unser herzliches Beileid.« Dieser Moment ist nie ganz einfach, man weiß einfach nicht, ob man die Gefühle der Angehörigen verletzt. Vielleicht handelte es sich auch um einen echten Quälgeist, der endlich verstorben war, oder um jemanden, der seine Familie tyrannisierte, einen Falschspieler und linken Drecksack, womöglich einen betrügerischen Anlagenberater. In einem solchen Fall wären Beileidsbekundungen womöglich fehl am Platze. Eher ein strammes »Es gibt noch Gerechtigkeit« wäre dann angebracht. Aber nicht bei den Zimmermanns!

Ich war ehrlich gerührt, und das meine ich ganz ohne Hohn und Spott. Wie Agnes dort stand, ihrem Josef mit Tränen in den Augen zärtlich durchs lichte Haar fuhr und das gemeinsame Leben Revue passieren ließ, ergriff mich wirklich. Ein äußerst intimer Moment ohne jede Lächerlichkeit, voller Trauer und Liebe.

»Wir hatten ein schönes gemeinsames Leben«, flüsterte Agnes. Was wie eine Floskel klang, zwang mich innerlich zu einer demütigen Verneigung für eine Leistung, die in meiner Generation kaum noch vollbracht wird. »Ein gemeinsames Leben« – sagen Sie das mal den beziehungsunfähigen emotionalen Krüppeln ab Jahrgang 1969 – den Kindern der Blumenkinder. Meine kommunikationsbehinderten Altersgenossen werden im Internet nachschauen, was darunter zu verstehen ist. »Hab ich mal gegoogelt – kam aber nix«, wäre eine mögliche Antwort. Aber ich sollte aufhören, mit meiner Generation zu hadern, schließlich wurde ich selbst schon mit 27 Jahren glücklich geschieden und sollte erst einmal vor meiner eigenen Haustür kehren.

Agnes kämpfte mit den Tränen und rang nach Fassung. »Hat er gelitten oder Schmerzen gehabt?«, kam es gequält aus ihr hervor. Nein, tut nur einmal kurz weh, wahrscheinlich ein dicker fetter Hinterwandinfarkt, da implodiert fast die Brust. Geht dann aber ganz schnell: piff, paff, peng. Herzkranzgefäße sind im Prinzip nichts anderes als versiffte Abwasserleitungen. Mit der Zeit setzt sich an den Wänden unter Einfluss von Wein, Weib und Gesang allerlei Siff ab – irgendwann ist die Leitung ganz zu, und dann ist Licht aus im Ballhaus. Bevor ich meine Gedanken halbwegs hinterbliebenenfreundlich umformulieren konnte, kam Hein mir zuvor: »Ich glaube nicht, Frau Zimmermann, Ihr Gatte hat einen friedlichen Gesichtsausdruck. Er ist wohl sanft entschlafen.« Respekt, mein lieber Hein! Hätte von mir sein können. Gefühlvoll, eloquent und passend.

»Ich hab noch Herzmassage gemacht«, schluchzte Agnes. In diesem Moment wurde ich leicht stutzig. Josef saß zusammengesackt, aber dennoch fast aufrecht im ledernen Ohrensessel. Wiederbelebungsmaßnahmen, vor allem Herzdruckmassage, sind in dieser Haltung nicht nur ineffizient, sondern technisch auch nahezu unmöglich. Ich konnte nicht anders und fragte nach: »Wie haben Sie denn das Herz massiert, Frau Zimmermann?« Ohne zu zögern, zog Agnes aus der aufgesetzten Seitentasche ihrer Strickjacke ein durchsichtiges Fläschchen 4711 Echt Kölnisch

Wasser. Was nun folgte, war eine ungewollte Parodie auf alle Erste-Hilfe-Kurse. Agnes benetzte großzügig ihre rechte Hand mit dem Duftwässerchen und verrieb es in im Uhrzeigersinn verlaufenden, kreisenden Bewegungen auf Josefs gesamter Brust. Nach der Demonstration schauten wir in fragende, unsichere, ja fast um Bestätigung bittende Augen. Für einen Moment herrschte erdrückende Ruhe – kaum zu ertragen.

Sie mögen mich für einen Bastard halten, aber ich lachte innerlich. Das sind die Momente in meinem Beruf, in denen Tragik und Situationskomik sehr nah beieinanderliegen. Nun erklärte sich nicht nur der Duft in der Wohnung, sondern auch der Unterschied zwischen Herzmassage und Herzdruckmassage. Ich riss mich zusammen, um Agnes nicht durch verkniffenes Lachen zu verletzen. Das hätte sie nicht verdient.

Hein hatte heute wohl schon seinen Rhetorikkeks gegessen und ließ sich zu einem pathetischen »Sie haben getan, was Sie konnten …« hinreißen. Ein Biss auf die Zunge verhinderte das Lachen. Josef war seit mindestens einer Stunde tot – keine noch so tolle Herzdruckmassage hätte ihn retten können. Ich hörte, dass der Notarzt eintraf. Für uns war hier nichts mehr zu tun. Wir packten unsere Geräte, verabschiedeten uns taktvoll und begegneten im Hauseingang Dr. Brendel. Ein leises »Scheiße … meine Hose rutscht« verhallte fast ungehört im Treppenhaus.

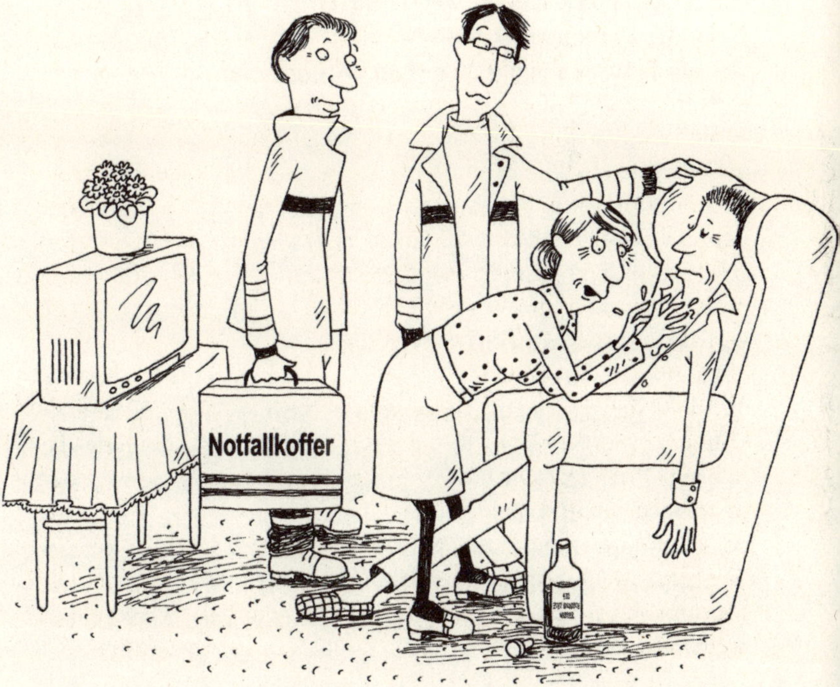

Agnes benetzte großzügig ihre rechte Hand mit dem Duftwässerchen und verrieb es in im Uhrzeigersinn verlaufenden, kreisenden Bewegungen auf Josefs gesamter Brust.

5. NOTFALL

Nicht den Humor verlieren

Es gibt Tage, da verliert man

Das Beste an der Zukunft ist vielleicht der Umstand, dass immer nur ein Tag auf einmal kommt.
DEAN ACHESON

Mit Erreichen eines bestimmten Datums legen Männlein und Weiblein alljährlich ihre gute Erziehung ab, vergessen alle gesellschaftlichen Verpflichtungen und frönen der Wollust, der Völlerei und anderer Todsünden, die die sichere Verdammnis nach sich ziehen. Beschauliche Städtchen verwandeln sich in siedende Schmelztiegel. Kneipen, Alkohol, Schlägereien und betrogene Ehefrauen bestimmen den Einsatzalltag. Als sei dieses liederliche Verhalten nicht schon schlimm genug, muss man sich selbst auch noch in einer Parade feiern. Wie ein Lindwurm zieht dann der Zug aus Fußgruppen, Kapellen und geschmückten Wagen selbstverliebt durch die abgesperrte Innenstadt. Als hätte sich der Wahnsinn mit dem Landregen verbreitet, strömen aus dem gesamten Umland unzählige kostümierte Besucher ins Innere der alten Stadtmauer. Es ist Fastnacht, Karneval, Fasching, oder wie Sie den kalendarisch angeordneten Frohsinn auch immer nennen wollen.

Festivitäten dieser Art fordern Opfer. Vorgärten werden zu öffentlichen Urinalen, Parkplätze werden mit dem Faustrecht erkämpft, und die Einsatzstatistiken von Polizei und Rettungsdienst überbieten meist die Vorjahreszahlen.

Opfer gibt es aber auch in anderer Hinsicht. Werfen wir einen Blick auf meinen Dienststellenleiter. Leo ist 56 Jahre alt, ein alter Rettungsdiensthase und einfach ein liebenswerter Kerl. Seine Aufgabe liegt seit Jahren nicht mehr im praktischen Rettungsdienst, vielmehr kümmert er sich um alles Organisatorische. Sei es die Urlaubsplanung, die Erstellung von Dienstplänen, die Einweisung von Zivildienstleistenden oder das Bearbeiten von Einsatzberichten, bei Leo ist alles in guten Händen.

Das Schicksal hat es so gewollt, dass Leo an jenem Rosenmontag noch einmal auf einem Rettungswagen aushelfen musste. Durch langfristig geplante Urlaube und kurzfristig erkrankte Kollegen war unsere Personaldecke arg strapaziert.

»Kein Problem – ich weiß ja noch, wie es geht!«, hatte Leo gesagt, bevor er seinen eigenen Nachnamen in den Dienstplan einfügte.

Der Morgen verlief völlig ruhig. Nach einem gemeinsamen Frühstück überprüften wir unser Fahrzeug, plauderten über vergangene Einsätze und nicht im Dienst befindliche Kollegen. »Da bin ich heute doch lieber auf der Wache, bevor ich wie Olaf die nächsten Wochen auf dem Scheißhaus verbringe«, lästerte Leo, und ein schmales Lächeln umspielte seine Lippen. Olaf hatte wirklich Pech gehabt. Wer hätte auch ahnen können, dass ein kaltes Buffet auf der Preisverleihung bei einer Provinzmisswahl lebensmitteltechnisch vorher nicht auf Herz und Darm geprüft worden war. Nach massiven Durchfällen hatte die ärztliche Untersuchung eine Salmonellenvergiftung bestätigt, Olaf war mindestens vier Wochen aus dem Verkehr gezogen.

Den Rest des Vormittags verbrachten wir damit, im Fernsehen Liveübertragungen von verschiedenen Rosenmontagszügen zu verfolgen. »Heute bleibt es ruhig«, weissagte Leo, um eine Konversationspause nicht unangenehm lang werden zu lassen.

»Denke ich auch«, stimmte ich völlig entspannt zu, »auf tausend Pappnasen kommen acht Polizisten und zwei Sanitäter, da wird für uns wohl nicht viel übrig bleiben.«

Gegen Mittag klingelte es am Haupteingang der Rettungswache. Besuch, noch dazu an einem Rosenmontag, ist auf Rettungswachen eher ungewöhnlich. »Rechnest du mit jemandem?«, fragte Leo erstaunt.

»Nein, ich wüsste nicht, wer das sein sollte«, antwortete ich achselzuckend. Wir schlenderten zum Eingang, um das Rätsel zu lüften. Leo öffnete erwartungsvoll die Eingangstür. Er sollte nicht enttäuscht werden: Vor uns standen beziehungsweise schwankten zwei völlig besoffene junge Männer in Arztkostümen. Mit den schönen Worten »Den Rest der Schicht übernehmen wir, ab jetzt ist Narkose angesagt!« sollte unser Rettungswagen in Beschlag genommen werden. Ein Mönch, bewaffnet mit einer Flasche Hochprozentigem, gesellte sich ungefragt hinzu und rezitierte fehlerhaft aus dem Alten Testament. Gerade wollte ich die Türe wieder schließen, als Leo völlig unnötig ein Gespräch provozierte: »Meinen Sie nicht, dass es noch etwas früh am Tag ist, um schon derart betrunken zu sein?«

»Auf keinen Fall!«, lallte der zweite Arzt. »Der frühe Vogel malt den Wurm, quatsch! Wer zuerst vögelt, kommt zuerst, jetzt hab ichs!«, vervollständigte er seine Antwort.

»Seit dem Ersten Vatikanischen Konzil von Düsseldorf ist der Wille Gottes auch nur noch eine Einzelmeinung!«, plapperte der Mönch dazwischen. Noch mit der Einatmung beschäftigt, um entrüstet zu antworten, schob ich Leo beiseite und schloss die Türe. »Lass gut sein. Mit der Sorte Kundschaft kriegen wir es heute früh genug zu tun«, versuchte ich ihn zu beruhigen. Leo folgte mir Richtung Fernsehraum. Ich wollte noch ein wenig dabei zusehen, wie irgendwelche Prinzenpaare unschuldigen Kindern Pralinenschachteln an den Kopf warfen.

»Ich geh mal auf Toilette, ich muss pissen!«, verabschiedete sich Leo.

»Das ist zwar mehr Information, als ich brauche, aber mach mal«, kommentierte ich den Harndrang von Leo. Die Liveschaltung des Regionalfernsehens zeigte eine besonders lustige Gruppe weiblicher Westerngirls aus dem Sauerland. In ihren Pistolenhalftern steckten Wasserpistolen, die offensichtlich mit Schnaps gefüllt waren. Jedenfalls schossen sich einige Damen gegenseitig eine klare Flüssigkeit in den Hals und achteten peinlich darauf, dass nichts verloren ging.

»Wer seid ihr denn? Und was macht ihr so?«, fragte der Lokalreporter mit investigativem Tiefgang.

Eines der Mädels kreischte in die Kamera: »Wir sind Klara, Mandy, Susanne, Inge, Marion, Olga, Britta, Angelika, Melanie und Maria, und wir sind Grundschulpädagoginnen im Studium.«

»Wenn das die Brut ist, die den Nachwuchs dieses Landes auf den Ernst des Lebens vorbereitet, dann haben wir bald alle sehr viel Spaß!«, murmelte ich noch in mich hinein, als der erste Alarm des Tages erfolgte. Es war 13:09 Uhr. »Amputationsverletzung, auf dem Marktplatz vor Hausnummer 7«, krächzte es aus dem Lautsprecher. Sofort sprang ich auf und lief vorbei an den Toiletten in Richtung Fahrzeughalle.

»Aaaauuuuaaahhh«, schrie Leo hinter mir in einer Tonlage, die ich bis dato nicht für menschenmöglich gehalten hätte. Eine kurze Drehung, ich blickte zurück, doch Leo war nicht zu sehen, er musste noch in der Toilette sein. Einen Moment wartete ich, doch Leo tauchte nicht auf. Anscheinend brauchte er meine Hilfe.

Als ich das WC erreichte, bot sich mir ein erschütterndes Bild. Leo lehnte mit schmerzverzerrtem Gesicht seinen Kopf gegen den Fliesenspiegel oberhalb des Pissoirs. Mit beiden Händen umfasste er sein Geschlecht, und ein einzelner Blutstropfen fiel zu Boden.

Verunsichert frage ich: »Was ist das Problem, Leo, hast du Nierensteine? Oder ne Harnröhrenentzündung?«

»Mein Sack ist im Reißverschluss eingequetscht«, brachte Leo mühsam unter Schmerzen hervor.

»Ja, dann hol ihn da mal raus, wir müssen zum Marktplatz – Einsatz!«, kommentierte ich mit nüchterner Logik.

»Hab ich schon versucht, du Blitzbirne. Geht aber nicht. Wenn ich versuche, den Reißverschlussschieber nach unten zu ziehen, werde ich vor Schmerzen fast bewusstlos. Du musst mir helfen!«

Was blieb mir übrig? Ein neuer Kollege war auf die Schnelle nicht aufzutreiben. Die Leitstelle anrufen und mitteilen, dass eine unerwartete kurze ambulante OP unseren Einsatz verzögern würde, wollte ich Leo und mir ersparen. Also zog ich Gummihandschuhe aus meiner Hosentasche, streifte sie über die Finger und ging in die Hocke. Es gibt Ausnahmen, aber die meisten Kerle fummeln sich nur ungern gegenseitig am Geschlechtsteil.

»Ist die Haustür abgeschlossen? Ich würde jetzt nur ungern überrascht werden.« Mit diesen Worten führte ich die Hände des Opfers beiseite und erblickte das ganze Ausmaß des Desasters.

Sie wissen, wovon ich spreche. Jeder hat schon mal das Innenfutter seiner Jacke im Reißverschluss eingeklemmt. Da steckt es dann ein bis zwei Zentimeter zwischen den kleinen Metallzähnen, und man muss reißen und ziehen, um es zu befreien. Übersetzen Sie dieses Bild einfach auf eine Hose und das weiche zarte Fleisch eines Hodensacks.

»Sieht es schlimm aus?«, fragte Leo schwer atmend. Was soll man einem erwachsenen Mann in einer solchen Situation antworten? Ich entschied mich, Leo kurz abzulenken, um ihn dann ruckartig zu befreien. »Das kann gleich mal kurz wehtun«, stellte ich fest und begann, möglichst sanft Hand anzulegen.

»Was du nicht sagst«, antwortete Leo mit einer gewissen Unsicherheit in der Stimme.

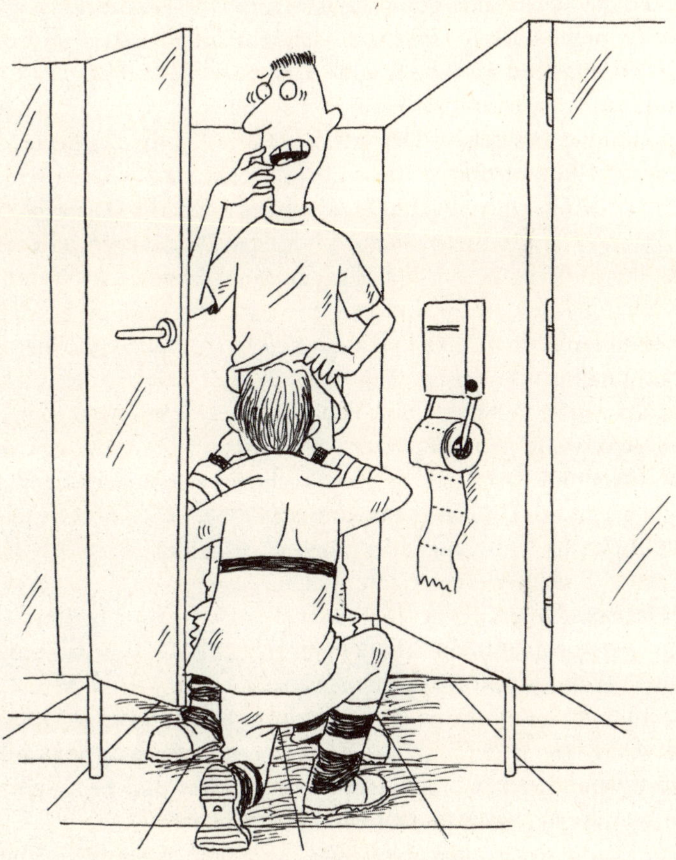

»Sieht es schlimm aus?«, fragte Leo schwer atmend. Was soll man einem erwachsenen Mann in einer solchen Situation antworten? Ich entschied mich, Leo kurz abzulenken, um ihn dann ruckartig zu befreien.

»Ist dir eigentlich bekannt, dass Truthähne bei Starkregen in den Himmel starren, dabei den Schnabel offen haben und dadurch häufig ertrinken?«, fragte ich bewusst beiläufig.

»Häähh, welcher Idiot verbreitet so einen Schwachsi... auuuahhhhhh!«, schrie Leo. Den Moment der Verwirrung hatte ich genutzt. Feinmotorik ist nicht meine Stärke und Geduld schon mal gar nicht. Einen Teil des Hodensacks zwischen Daumen und Zeigefinger eingeklemmt, hatte ich kurzen Prozess gemacht und mit der anderen Hand den Reißverschlussschieber nach unten gerissen.

Es dauerte einen Augenblick, bis Leo etwas sagte. Unschlüssig, ob bei meinem Patienten Aggressivität oder Dankbarkeit überwiegen würde, nahm ich eine fluchtbereite Körperhaltung ein.

»Danke – du Bastard! Komm, jetzt wir müssen los!«, brachte Leo pflichtbewusst hervor. Es hatte schon was von vergangenem Heldentum oder Wildwestromantik, wie wir beide nebeneinander Richtung Fahrzeughalle rannten, es fehlte eigentlich nur noch ein blutroter Sonnenuntergang.

Die Bewegungsabläufe von Leo waren zwar etwas breitbeinig, aber das Autofahren funktionierte problemlos. Das ganze Drama hatte uns circa dreißig Sekunden gekostet. Ohne weitere Verzögerungen wollten wir nun zur Einsatzstelle fahren. Leichter gesagt als getan, der Rosenmontagszug war bereits in vollem Gange, Menschenmassen strömten durch die Straßen und behinderten ein schnelles Vorwärtskommen. Die Zufahrtsstraße zur Einsatzstelle war so voll, dass man über die Köpfe der kostümierten Narren hätte laufen können.

»Bitte bilden Sie eine Gasse!«, wies ich die homogene Menschenmenge über Außenlautsprecher an, um wenigstens in Schrittgeschwindigkeit voranzukommen. Der Erfolg war mittelmäßig, von Zeit zu Zeit war es nötig, das Martinshorn erklingen zu lassen. Die Pappnasen, die sich in unmittelbarer Nähe zu unserem Rettungswagen befanden, zuckten dann erschrocken zusammen, um sofort in lautes Fluchen und wilde Drohgebärden zu verfallen.

»Ja, ja, schau sie dir an! Aber wehe, die liegen selber da, dann kann es nicht schnell genug gehen. Undank ist der Welten Lohn!«, hielt Leo verbal dagegen. Nach einer gefühlten Ewigkeit – eigentlich waren es nur vier Minuten – hatten wir unser Ziel erreicht. Marktplatz vor Hausnummer sieben.

Das dort befindliche Wohn- und Geschäftshaus beheimatet im Erdgeschoss einen stadtbekannten Dönergrill, der heute mein gesamtes Jahresgehalt als Tageseinnahme verbuchen durfte. Vor dem Laden lungerte ein Dutzend Narren, die alle ihre alkoholinduzierte Unterzuckerung mit fettig triefenden Grillerzeugnissen behandelten. Unsere Ankunft wurde gebührend gefeiert. »Geile Kostüme!«, meinte ein Etwas, das aussah wie ein Ork aus *Herr der Ringe*.

»Eh, seid ihr echt? Dann müsst ihr meinem Kumpel mal den Magen auspumpen, der muss noch weitersaufen, aber da passt nix mehr rein!«, lallte lachend ein Bauarbeiter mit viel zu kleinem Helm auf dem Kopf. Leo wurde derweil von mehreren Feen und Hexen umlagert. Hier war alles vertreten, von der laufenden Gießkanne über den Commander von *Raumschiff Enterprise* bis hin zu einer Gruppe besoffener römischer Legionäre, die sich gegenseitig mit Joghurtsauce bemalten.

Das Einzige, was fehlte, war ein echter Patient. Sicher, einen guten Teil der Umstehenden hätte man guten Gewissens ins Krankenhaus verfrachten können, aber wir suchten schließlich jemanden, der gerade einen Finger, einen Arm oder sogar ein Bein verloren hatte.

Um mehr Informationen zu erhalten, hatte sich Leo inzwischen ins Innere des Dönergrills vorgekämpft, wo ihn eine ohrenbetäubende Geräuschkulisse umschallte. Zwischen Bestellungen, Anweisungen für die Küche und lokal geprägter Unterhaltungsmusik war das eigene Wort kaum zu verstehen.

»Hat sich bei Ihnen jemand verletzt?«, brüllte Leo in Richtung des Grillmeisters. Der Mann, dem beim Schneiden des Fleisches der Schweiß über die Nase auf den Grill tropfte, schüttelte wortlos den Kopf.

»War jemand hier mit einer frischen Extremitätenamputation?«, spezifizierte Leo lauthals seine Fragestellung.

Diesmal bekam er auch eine Antwort: »Was willst du von mir, du Bürstenbinder? Hier ist alles frisch! Alles picobello, kein Gammelfleisch, keine Geschmacksverstärker. Wenn du was essen willst – schön. Ansonsten: Frische Luft gibt es draußen!«

Genau dort hatte auch ich in der Zwischenzeit versucht, mehr über unseren vermeintlichen Patienten zu erfahren. Augenscheinlich gab es hier kein Opfer, eine Aufklärung des Einsatzstellenumfelds war erforderlich. Eine hübsche Blondine in einem knappen Matrosenkostüm schien mir halbwegs zurechnungsfähig. Sie hatte mich seit unserer Ankunft intensiv beobachtet. Ich dachte mir: Warum das Nützliche nicht mit dem Angenehmen verbinden?!

»Hallo, schöner Retter«, begrüßte mich die Seemannsbraut mit hauchender Stimme, noch bevor ich ein Wort hätte sagen können.

»Haben Sie hier einen Verletzten bemerkt?«, fragte ich völlig spröde und ärgerte mich schon über meine uncharmante Art.

»Nur mich mit gebrochenem Herzen, wenn du mich gleich wieder verlässt«, säuselte sie mir ins Ohr, während sie aufstand und ihr linker Arm zärtlich meine Hüfte umfasste. Ihr Atem roch, obwohl leicht nach Schnaps, nicht unangenehm.

»Mal im Ernst, ist dir jemand aufgefallen, der stark geblutet hat?«, fragte ich, ihren schmachtenden Blick erwidernd.

»Für nen Kuss sag ich alles, was ich weiß!« Sie zog einen verführerischen Schmollmund. Sofort hatte ich Engelchen und Teufelchen auf meinen Schultern sitzen. Der Engel: »Du bist im Dienst, beherrsch dich!« Der Teufel: »Es ist doch quasi für Ehr und Vaterland, wie willst du sonst an lebensrettende Informationen kommen?« Langes Denken, kurzer Sinn. Ihre Lippen waren warm, weich und lecker. Als ihre Hand begann, meinen Hintern zu untersuchen, unterbrach ich sanft: »Davon war aber eben nicht die Rede!«

»Mit dir würde ich gerne das Deck schrubben!«, entgegnete sie lasziv.

»Vielleicht später, sag mir erst mal, was du über den Verletzten weißt, sonst muss ich dich am Ende noch kielholen«, vertröstete ich.

»Ja, kielholen!«, hauchte sie mir erotisierend ins Ohr.

»Wo ist der Verletzte?«, fragte ich nun etwas eindringlicher.

»Na gut, ist alles okay, es gibt keinen Verletzten. Hier war eben ne Truppe Chirurgen, die hatten so nen fahrbaren OP-Tisch, da lag einer drauf, der immer mit nem Plastikarm gewunken und Kunstblut verspritzt hat. Jetzt hab ich aber noch nen Kuss verdient, oder?«

»Besser nicht. Frauen bringen in der christlichen Seefahrt nur Unglück.« Damit ließ ich sie stehen und schaute mich nach Leo um.

»Komm jetzt, nix wie weg hier, wir sind verarscht worden. Falscher Alarm!«, rief ich Leo zu und deutete mit dem Arm in meine Richtung. Zu zweit kämpften wir uns durch die feiernde Menschenmenge und waren froh, als wir wieder in unserem Rettungswagen saßen.

»Und für so nen Blödsinn hab ich mich fast zum Eunuchen gemacht?«, sagte Leo in fragendem Tonfall und schüttelte ungläubig den Kopf. Die Rückfahrt übernahm ich. Langsam, ja fast in Schrittgeschwindigkeit, steuerte ich einen Slalomkurs durch die Narren.

Leo philosophierte derweil über die Oberflächlichkeit der Menschen: »Die wissen noch nicht mal, was der Ursprung ihrer Kostümparty ist.«

Er ergoss sich über die Unwissenheit der Narren, die nicht einmal wüssten, wie der Rosenmontag berechnet wird: »Der erste Sonntag nach dem ersten Frühlingsvollmond, da ist Ostern, und dann die Fastenzeit zurückrechnen, jawohl!«, und gerade als er über Sitte und Moral schwadronieren wollte, wurde er unerwartet unterbrochen.

Die Hecktür des Rettungswagens wurde geöffnet, ein undefinierbares Geräusch ertönte, und mit kräftigem Schwung wurde die Flügeltür wieder ins Schloss geworfen. Leo und ich schauten uns verdutzt an, ein Blick durch das kleine Fenster, das Fahrer- und Patientenraum miteinander verbindet, verriet nichts.

»Was war das denn? Hattest du nicht abgeschlossen?«, fragte Leo. Ohne eine Antwort abzuwarten, gab er Anweisung: »Fahr uns mal aus dem Gewühl heraus, und dann halt an! Da war doch was, das will ich mir mal genauer ansehen.«

Ob Leo das wirklich wollte, darf im Nachhinein berechtigt bezweifelt werden. Nachdem ich angehalten hatte, waren wir ausgestiegen und ans Heck des Rettungswagens getreten. Leo öffnete die rechte der beiden Flügeltüren, und unser fassungsloser Blick traf auf circa zwei Liter Erbrochenes, das großzügig den hinteren Teil unserer Trage bedeckte. Langsam lief die Mischung aus Magensaft, Bier und angedauten Speiseresten in alle möglichen Ritzen und Falten. Leos Gesicht nahm bedrohliche Farbtöne an. Er war purpurrot, als aus schmalen Lippen ein verkrampft leises »Das hab ich nicht verdient!« ertönte.

Es gab aber noch mehr schlechte Nachrichten. Mit etwas Abstand, um die Kotze nicht auch noch nasal zu verarbeiten, beobachtete ich Leo, als mein Blick auf die äußere Seitenwand unseres Fahrzeugs fiel. Hier stand in riesigen Buchstaben mit breitem schwarzen Marker geschrieben: »KUHSCHEISSE UND BUTTER HABEN DIE GLEICHE MUTTER.« Mein verwirrter Blick hatte Leos Aufmerksamkeit erregt. Sein Auge erblickte die Schmiererei. Er verharrte einen Augenblick, bevor er manisch beschwörend seine Stimme erhob: »Aus Arschlöchern macht man keine Wurst, sonst würde ich die Typen, die das verbrochen haben, in Stücke hacken und an nen Metzger verkaufen!« Aus Leos Augen sprach pure Wut.

Wenn man ihm in dem Moment auch nur die falsche Tageszeit gesagt hätte, ein Aufenthalt in der chirurgischen Intensivstation wäre sehr wahrscheinlich geworden. Leo hatte aber auch ein denkbar schlechtes Rettungsdienstcomeback hingelegt: Erst die Sache mit dem Hodensack, dann falscher Alarm, anschließend hatte jemand in die Karre gekotzt, und zu allem Übel war auch noch die Außenseite des Rettungswagens beschmiert. Da darf man sich ja wohl mal kurz echauffieren. Langsam, aber sicher fand Leo seine Beherrschung wieder. Dass man uns auch noch den Tankdeckel geklaut hatte, habe ich ihm nie verraten, ich hätte sonst Sorge um die öffentliche Sicherheit gehabt.

6. NOTFALL

Immer sachlich bleiben

Schaun Sie sich mal diese Sauerei an

Takt ist eine schreckliche Sache.
Wenn man ihn nicht hat, regt sich jeder auf.
Wenn man ihn hat, merkt das kein Mensch.
Shirley MacLaine

Und es war Sommer, brütende Hitze, circa 34°C im Schatten. Das Radio sprach von »gefühlter Temperatur« mindestens 43°C – neumodischer Schnickschnack irgendwelcher Wetterfeen! Früher war die Wettervorhersage etwas sehr Sachliches und nicht das subjektive Empfinden der Allgemeinheit. Wie misst man »gefühlte Temperatur« eigentlich? Hält der Wettermann die Hand aus dem Fenster und sagt: »Ach ja, das sind jetzt so 35°C«, oder befragt man einen erfahrenen Eistaucher mit Saunavergangenheit, der Temperaturen bis auf 0,3°C genau erfühlen kann? Würde es einen Unterschied machen, ob der Eistaucher gebürtig aus Finnland oder aus Ägypten stammt? Ich weiß es nicht ... Es ist auch egal, denn was ich weiß, ist Folgendes: Ich schwitze wie ein Schwein.

Hein und ich haben uns deshalb ein schattiges Plätzchen gesucht, genauer gesagt den Dresdner Platz, ein hübsches Karree aus Altbauten mit winzigen Vorgärten und altem Baumbestand entlang der Straßen. Eine vollkommen sinnbefreite Einbahnstraßenregelung macht das Ganze unfreiwillig zur verkehrsberuhigten

Zone, wo man zwischendurch mal einen Rettungswagen unauffällig unter schattenspendenden Kastanien abstellen kann. Ein liebevoll angelegter Spielplatz mit Schaukel, Sandkasten, Wippe und benutzten Fixerspritzen lädt ein zum unschuldigen Spiel der Kinder. Kurzum, ein echtes Kleinod inmitten der Großstadt. Der eigentliche Grund unseres Besuches am Dresdner Platz war aber nicht die Idylle. Nein, es war die mit Abstand beste italienische Eisdiele der Stadt: *Don Corleone*. Hein ist hier Stammgast. Er ratterte seine bereits hundertfach getätigte Bestellung runter: »Hörnchen zu 2,80 Euro, zweimal Vanille und zweimal Amarena mit Sahne, bitte.«

»Und für Sie?«, fragt mich eine hübsche Südländerin mit einem Gesichtsausdruck und Tonfall, als ob sich unsere verschwitzten Körper gleich voller Wollust aneinanderreiben würden. Es ist die Hitze, dachte ich, ich habe doch keine Zeit, ich bin im Dienst, und vergeben bin ich auch. »Drei Bällchen Zitroneneis im Becher«, antworte ich noch unter dem Einfluss ihrer verkaufsfördernden Aura.

Das ist jetzt mehr Information, als Sie brauchen, aber ich esse nur Zitroneneis. In meiner Ausbildung hatten wir einen Dozenten für Hygiene, einen Mitarbeiter aus dem Gesundheitsamt, der früher für Lebensmittelkontrollen zuständig war. Eine seiner Kernaussagen war: »Die Kühlkette ist heilig, aber selten intakt.« Gerade Milcheis sei eine echte Herausforderung. Zitroneneis könne relativ bedenkenlos gegessen werden, wegen der produkteigenen Zitronensäure. Keine Ahnung, ob das stimmt, aber es klang logisch. Seit diesem Tag esse ich – wenn überhaupt – nur noch Zitroneneis.

Mit unserer wohlverdienten Abkühlung machten wir es uns auf einer Parkbank neben dem Rettungswagen bequem. Die Tür weit offen und den Funk auf maximale Lautstärke gestellt, waren wir auch während unserer kleinen Pause einsatzbereit. Als wir so dasaßen, geriet Hein ins Plaudern: »Da drüben hatte ich mal nen

Einsatz mit der Drehleiter. Katze im Baum – ich denk noch: nur der übliche Blödsinn, aber ich war mit Franz auf der Leiter, da war alles etwas anders, ich hab mich bepisst vor Lachen.«

»Erzähl weiter«, animierte ich Hein.

»Ist etwa drei Jahre her. Da hat uns ne ältere Dame alarmiert, der Klassiker: ›Meine Katze ist seit Stunden im Baum und kommt nicht mehr alleine runter.‹ Die muss unter Tränen die Leitstelle angerufen haben, sodass die Jungs weich wurden und jemanden hingeschickt haben. Franz und mich. Wir sind mit der Drehleiter hin, ganz lässig ausgestiegen und haben erst mal fachmännisch die Bäume in Augenschein genommen. Die Dame kam dann auch sofort auf uns zu und hat uns ihre Muschi gezeigt, also ihre Katze, die saß so sechs bis sieben Meter hoch auf nem Ast. Franz hat nur gefragt, ob sie schon mal ein Katzenskelett in einem Baum gesehen habe ...« An dieser Stelle brach die Erzählung ab, Hein verfiel in schallendes Gelächter, das immer wieder von dem gekreischten Wort »Katzenskelett« unterbrochen wurde. Der arme Kerl bekam kaum noch Luft. Wieder kreischte und lachte er gleichzeitig: »Katzenskelett in einem Baum ...«

Ich mag Menschen, die sich über ihre eigenen Geschichten halb totlachen. Hein hörte nicht auf zu lachen, er hatte einen herrlichen Lachkrampf. Auch ich lachte mittlerweile herzhaft, denn Hein wippte, um besser Luft zu bekommen, mit dem Oberkörper immer vor und zurück – das sah nicht nur lustig aus, sondern führte auch dazu, dass Hein bei jeder Vorwärtsbewegung sein Eishörnchen liebevoll ins T-Shirt drückte.

»04-83-01 für Florian – 04-83-01 für Florian«, krächzte es aus dem Funkgerät im Rettungswagen. Damit waren wir gemeint, die Zahlenkombination war das Kürzel für unseren Rettungswagen, und Florian ist der Funkverkehrsname für unsere Leitstelle. Da Hein noch immer mit den Tränen kämpfte, griff ich zum Funkhörer: »Kommen Sie für den 04-83-01.«

»Frage Standort?«

»Dresdner Platz.«

»Ihr steht goldrichtig, fahrt mal zur Uferstraße 3, dort chirurgischer Notfall ohne Notarzt bei Ramm.«

»Verstanden, sind unterwegs.« Zum besseren Verständnis: Bei »chirurgischer Notfall ohne Notarzt« handelt es sich in der Regel um leichte Verletzungen, die das Team eines Rettungswagens auch ohne ärztliche Hilfe erfolgreich behandeln kann, zum Beispiel leichte Schnittverletzungen, Platzwunden oder auch ein schmerzfreier Bruch. Man darf diesen Stichworten aber nicht zu viel Bedeutung beimessen. Bei »Kindernotfall« würde man vielleicht Fieberkrämpfe oder verschluckte Legosteine erwarten. Es ruft die verängstigte Mutter an: »Mein kleiner Sohn bekommt schlecht Luft«, aber beim Eintreffen stellt man fest, dass die Dame 82 Jahre alt und der Sohn ein 63-jähriger Asthmatiker ist, der noch bei Mama wohnt.

Nach kurzer Alarmfahrt hatte Hein sich beruhigt, auch wenn das T-Shirt nicht zu retten war. Wir erreichten die Einsatzstelle. Ein angelaufenes Messingschild am Tor der Gartenanlage verriet uns, dass wir richtig waren: »RAMM Consulting Unternehmensberatung.« Auf dem Weg zur Eingangstür lästerte Hein noch: »Hier wird sich doch hoffentlich niemand an nem Blatt Papier geschnitten haben.« Wir läuteten, eine kurze Tonfolge, und eine elegant gekleidete Dame um die vierzig mit streng zurückgekämmten Haaren öffnete die Tür. Die Dame wirkte etwas unterkühlt, also rein charakterlich, und ich fragte mich, ob sie als Biest eher bei *Dallas* oder im *Denver Clan* mitgespielt hätte. »Sind Sie Frau Ramm?«, fragte ich.

Die folgende Antwort werde ich wohl nie in meinem Leben vergessen. Wörtlich: »Ja, das bin ich. Aber kommen Sie doch bitte rein, ich glaube nicht, dass Sie noch etwas tun können, aber schauen Sie sich mal diese Sauerei an, die mein Mann mir hier gemacht hat.« Das klang nicht gut. »Nichts mehr tun können« und »Sauerei gemacht« – Pulsadern aufgeschnitten oder Tablettenintox und am Erbrochenen erstickt, hässliche Sachen gingen mir durch den Kopf. »Wo ist Ihr Mann jetzt?«, fragte Hein in dominantem Tonfall, was mit seinem von Speiseeis versifften T-Shirt etwas albern wirkte.

»Im Badezimmer, den Flur entlang, dritte Türe links«, beschrieb Frau Ramm völlig ruhig und ebenso knapp wie präzise den Aufenthaltsort ihres Gatten. Wortlos eilten wir den Flur entlang, ich erreichte das Badezimmer als Erster. Der Anblick, der sich mir bot, war völlig unwirklich. Frau Ramm hatte recht, hier konnten wir nichts mehr tun. Herr Ramm hatte sich mit einer kurzen doppelläufigen Schrotflinte in den Kopf geschossen. Stellen Sie sich ein ausgebombtes Haus vor, von dem nur noch beschädigte Grundmauern stehen – so ungefähr können Sie sich den Kopf von Herrn Ramm vorstellen. Hinterkopf und Schädeldach fehlten vollständig, der ehemalige Inhalt hatte sich in einem Hellgrau-Rosa auf den weißen Badezimmerfliesen verteilt und folgte langsam der Schwerkraft, der Blick auf beide Innenohre lag frei. Der Begriff »Kopfplatzwunde« bekam hier eine völlig neue Dimension.

Mir ging der Satz nicht aus dem Kopf: »Schauen Sie sich mal diese Sauerei an, die mein Mann mir hier gemacht hat.« Sicher, das Bad sah aus, als hätte man dort ein Hausschwein mit TNT gesprengt, die Frau stand vielleicht unter Schock, aber ein wenig gefühlskalt war der Satz schon. Frau Ramm erinnerte mich an eine Gottesanbeterin oder besser noch an eine Schwarze Witwe, eine Einladung zu einem romantischen Essen zu zweit bei Kerzenschein würde ich jedenfalls ablehnen. Sirenen ertönten, die Polizei traf ein, und es freute mich, dass Frau Ramm angesichts der Ereignisse nicht nur einen Rettungswagen gerufen, sondern auch die Polizei alarmiert hatte. Nach einem kurzen Gespräch mit den Kollegen von der Polizei verließen wir diese Geisterbahn. Auf dem Weg zur Wache bat ich Hein, die Geschichte mit der Katze zu Ende zu erzählen.

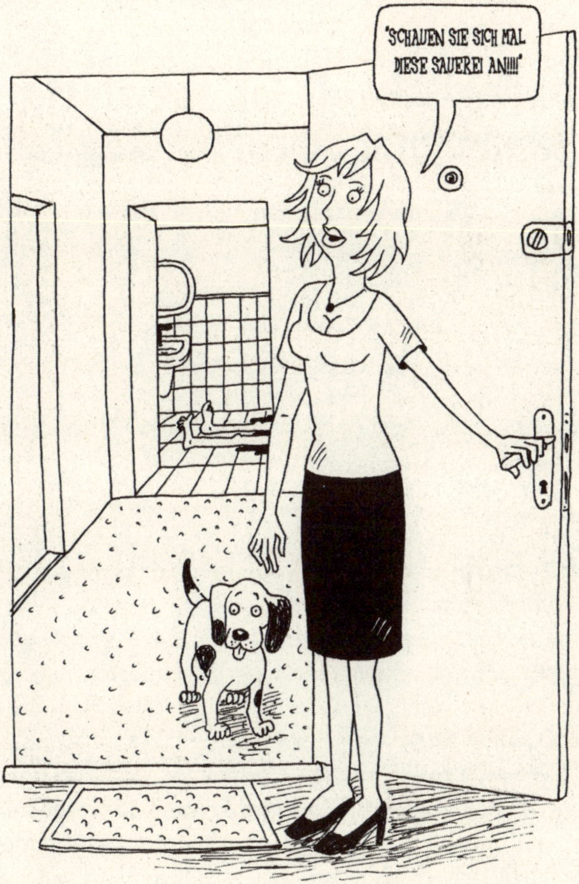

Sicher, das Bad sah aus, als hätte man dort ein Hausschwein mit TNT gesprengt, die Frau stand vielleicht unter Schock, aber ein wenig gefühlskalt war der Satz schon.

7. NOTFALL

Anhänglichkeit ist schwierig – manchmal sogar unmöglich

Wohin Einsamkeit führen kann

Wenn ein Mann zurückweicht, weicht er zurück.
Eine Frau weicht nur zurück,
um besser Anlauf nehmen zu können.

Zsa Zsa Gabor

Tief in ihrem Inneren war Veronika wahrscheinlich eine liebenswerte, ganz normale Frau. »Normal« ist im Zusammenhang mit einem Menschen natürlich eine äußerst schwierige Umschreibung. Was ist schon »normal« beziehungsweise die »Normalität«? In der Regel meint man mit diesen Begriffen, dass ein zu beschreibendes Objekt nicht über eine unsichtbare Grenze hinaus die gesellschaftlich akzeptierten Normen überschreitet.

Nie wurde geklärt, wer oder was Veronika so werden ließ, wie sie war und mit hoher Wahrscheinlichkeit bis zum heutigen Tag ist. Vielleicht war es die Musik ihrer Jugend, vielleicht die Ablehnung pubertierender Jungs oder die Treue zu einem schlechten Friseur. In jedem Fall hatte Veronika ein gestörtes Verhältnis zu Mitmenschen aller Art. Ein harmloser Einkauf beim Metzger endete in einem Eklat, nachdem dieser mit dem Löffel fürs Rindermett anschließend auch das Schweinemett portioniert hatte. Der Besuch bei einem Küchenplaner in einem Möbelzentrum stand sogar aufgrund einer körperlich ausgetragenen Meinungsverschiedenheit einst im Lokalteil der Tageszeitung. Beziehungen zu Männern waren meist nur kurz, und auch ihre Familie hatte den Kontakt auf ein Minimum reduziert. Der Kern des Problems ließ sich relativ kurz umschreiben: Veronika war eine ausgeprägte Hypochonderin, Mitglied diverser Selbsthilfegruppen, schnell verliebt und schnell beleidigt. Als Leser fragen Sie sich: Was soll das? Ich habe ein Buch mit Rettungsdienstgeschichten in den Händen. Was haben die letzten Zeilen mit dem Rettungsdienst zu tun?

Ich schreie die Antwort verzweifelt in die Welt hinaus: Irgendein hirnverbrannter Hornochse hat Veronika die Notrufnummer 112 verraten und vergessen, ihr den Sinn eines Notrufs zu erklären. Glauben Sie mir: Hein und ich haben aufgehört zu zählen, wie oft wir völlig schwachsinnige Einsätze mit dieser Person erlebt haben. Es gibt wohl keine Patientin, die ich häufiger besucht habe. Mit welcher hilflosen Ohnmacht wir dieser Mischung aus Dreistigkeit, Penetranz und vorgetäuschter Unschuld gegenüberstehen mussten, das erschüttert mich bis heute.

Der Kennenlern-Einsatz gehörte schon in die Kategorie »Überflüssig«. »Kommen Sie schnell, es schwillt weiter an!«, schrie Veronika zur Begrüßung, noch im Türrahmen stehend. Sie rannte voraus in ihre Wohnung im Hochparterre, und wir folgten eilig in Erwartung dramatischer Ereignisse. Als Hein und ich die Wohnungstür passiert hatten, schloss Veronika ein Sicherheitsschloss, legte einen Riegel vor und schob eine Sichtblende vor den Türspion.

Verdutzt trafen sich Heins und meine Blicke. In gewisser Weise hatte man uns eingeschlossen. Ein Gefühl der körperlichen Überlegenheit ließ uns Ruhe bewahren, und Hein begann ganz klassisch ein Patientengespräch: »Guten Tag, erst mal. Zwei Fragen vorweg: Sind Sie unser Patient? Und was schwillt an?«

»Ich bin Ihre Patientin! Ich bin nicht umsonst in Männerdomänen eingebrochen. Ich war acht Jahre Messdiener, äh,

Messdienerin! Ich hab es nicht nötig, mit der falschen Geschlechtsform angesprochen zu werden«, gab Veronika erbost zurück.

»Entschuldigen Sie vielmals meinen Fauxpas, dennoch nochmals meine zweite Frage: Was schwillt an?«, fragte Hein erneut. Er schien bereits jetzt von der Situation genervt zu sein.

»Mein Zeigefinger, schauen Sie doch hier, mich hat eine Wespe gestochen!« Mitleid heischend hielt Veronika einen minimal geschwollenen und leicht geröteten Finger in die Höhe.

»Sind Sie gegen Bienen- oder Wespengifte allergisch?«, fragte ich sachlich kühl.

»Das weiß ich doch nicht, was glauben Sie eigentlich, warum ich Sie gerufen habe?«

Hein machte Anstalten, den Blutdruck zu messen, während ich mich überaus korrekt erkundigte: »Wann sind Sie denn das letzte Mal von einem Hautflügler gestochen worden?«

»Von was gestochen?«

»Von einer Biene, Wespe etc.«

»Ach so, vor ungefähr zwei Monaten. Die kleinen Biester sitzen immer in meinen Hagebutten.«

»Der Blutdruck ist optimal, 125/85!«, unterbrach Hein knapp, woraufhin ich meine Befragung fortsetzte: »Und hatten Sie nach dem Stich vor zwei Monaten irgendwelche Probleme?«

Veronika zuckte gleichmütig mit den Schultern. »Nö, der ist damals genauso angeschwollen wie jetzt auch, und am nächsten Tag war alles wieder gut.«

Ich versuchte, freundlich zu bleiben, und säuselte: »Und wenn Sie mir jetzt noch kurz erklären würden, warum Sie die 112 angerufen und einen Notruf abgesetzt haben, dann wäre auch schon alles klar.«

»Beim letzten Mal war mein Freund da, aber der ist im Augenblick auf Montage. Der hat mir irgend so eine Salbe draufgeschmiert, also auf den Stich. Dann hat es aufgehört zu jucken und auch kaum noch wehgetan. Aber mein Freund ist ja jetzt nicht da! Da hab ich im Medizinlexikon nachgeschaut, das hat mir meine Krankenkasse vor zwei Jahren zur zwanzigjährigen Mitgliedschaft geschenkt. Da stand unter Bienenstich: Gefahr einer anaphylaktischen Reaktion! Was ist das überhaupt? Jedenfalls hab ich Angst bekommen und Sie angerufen. Hab ich was falsch gemacht? Wollen Sie einen Tee?«, erklärte und fragte Veronika gleichzeitig in einer Art, dass man ihr nicht einmal böse sein konnte.

»Nein, vielen Dank, kein Tee«, lehnte ich mit grundsätzlicher Haltung ab.

»Dann haben Sie vielleicht Hunger? Ich könnte Ihnen auch ein Brot schmieren, selbstgebacken mit Hildegard-von-Bingen-Kräutern. Ziegenkäse und Biobutter mit gerösteten Sonnenblumenkernen sind auch noch da, wenn Sie wollen.«

Schnell war Blickkontakt mit Hein hergestellt, und ohne Worte waren wir uns einig: Gegessen wird hier nix. Die Gute sucht Gesellschaft, und wir sind ihre Opfer. »Nein, vielen Dank, wir haben schon gegessen«, verweigerte Hein höflich die Nahrungsaufnahme.

»Na, dann wenigstens einen Tee, ich bitte Sie, Sie müssen mir doch die Chance geben, Ihre Bemühungen zu würdigen«, flehte Veronika.

Hein ließ sich erweichen: »Na gut, einen Tee, aber währenddessen erkläre ich Ihnen den Sinn und Unsinn von Notrufen.«

»Sehr gern, sehr gern!«, jubelte unsere Gastgeberin. Während Hein versuchte, Wissenswertes zum Thema Notruf 112 zu vermitteln, wurde er immer wieder von Veronika unterbrochen, die lieber über ihre neue Selbsthilfegruppe »SfvdGnbI« (Selbsthilfegruppe für von der Gesellschaft nicht beachtete Individuen) sprechen wollte. Aus dem Gespräch hielt ich mich völlig heraus, stattdessen schlürfte ich meinen Tee und ließ die Wohnungseinrichtung auf mich wirken.

Ein Bücherregal erregte meine Aufmerksamkeit. Sage mir, was du liest, und ich sage dir, wer du bist! Eine Ansammlung von Büchern verrät viel über deren Leser, und so wunderte ich mich nicht über Titel wie: *Der Heilpraktiker in Dir selbst*, *Die Botschaft der Steine*, *Indianische Mythologie im Heute erleben*, *Engel – Begleiter aus Licht* und die Werke diverser indischer Gurus. Vor dem Fenster im Wohnzimmer hing ein indianischer Traumfänger mit circa neunzig Zentimeter Durchmesser, der jedoch augenscheinlich eher als Staubfänger diente. Der Rest der Wohnung bestand größtenteils aus Produkten eines ursprünglich skandinavischen Möbelhauses und war eher unspektakulär. Hein hatte endlich ein Ende gefunden, und auch Veronika wusste nichts mehr über ihre Selbsthilfegruppen zu berichten. Schlösser und Riegel wurden wieder geöffnet, wir verabschiedeten uns, tauschten Höflichkeiten aus, und zu war die Tür.

»Gott sei Dank vorbei! Diese öko-esoterisch angehauchte Hypochonderin ist gefährlich. Aus dem Holz sind Serienkiller geschnitzt«, entfuhr es mir.

Hein orakelte: »Stimmt, und das Schlimme ist, die haben wir heute nicht zum letzten Mal gesehen!«

Er sollte recht behalten. Wenige Tage später standen wir beide wieder bei Veronika in der Wohnung und konnten unser Glück kaum fassen. Ich fragte bemüht seriös: »Was ist denn heute das Problem?«

»Es kribbelt mir in den Fingern!«, antwortete unsere Patientin mit einem gewissen Trotz in der Stimme, der ahnen ließ, dass sie mit Unverständnis rechnete.

»Mir kribbelt es auch in den Fingern!«, raunte ich Hein zu.

»Nur die Ruhe«, meinte Hein mit einer bewundernswerten Gelassenheit. »Es kribbelt? Das haben Sie aber doch nicht dem Disponenten erzählt, als Sie die 112 angerufen haben, oder?«

»Nein, sind Sie denn verrückt, das klingt doch völlig unerheblich. Am Telefon habe ich gesagt, ich hätte nach körperlicher Anstrengung neurologische Ausfälle in den Extremitäten. Tee wie letztes Mal?«, fragte Veronika beiläufig, als sie kochendes Wasser in eine Kanne goss. Mir stand der Mund offen, und ich hatte wohl auch Farbe verloren, denn Veronika riet mir dringend, einen Heilpraktiker aufzusuchen: »Sie sehen nicht gesund aus, ich schätze Mineralmangel!« Sprachs und verfeinerte ihren Tee mit Kandis. »Nach dem Bienenstich hab ich mich auch erst mal entgiften lassen. Man weiß ja nicht, auf was die Tiere gesessen haben, als sie ihr Gift produzierten. Da kann man sich alles holen. Fünf Tage hab ich jetzt blutreinigende Salze geschluckt und zwei Sitzungen mit Magnetfeldresonanztherapie über mich ergehen lassen. Aber jetzt fühl ich mich besser«, brabbelte Veronika drauflos.

»Und wovon kommt das Kribbeln in den Fingern?«, versuchte Hein doch noch einen ernsthaften Hintergrund für unser Erscheinen zu ergründen.

»Yoga. Nach dem Sonnengruß hab ich die Lotusbrücke versucht, da hab ich es gleich gemerkt. Wirbelsäulentrauma! Ich war wohl zu verspannt, da kann die Energie dann halt nicht zu jedem Chakra durchdringen. Beim Herzchakra war Schluss, tiefer kam keine Leichtigkeit mehr an.«

»Und was hat das mit dem Kribbeln in den Fingern zu tun?«, fragte Hein ratlos.

»Ja mein Gott, die Energie fließt ja auch andersrum!«, stellte unsere Patientin, wenn man sie so nennen möchte, wie selbstverständlich fest.

»Natürlich. Wo ist eigentlich Ihr Freund beziehungsweise Lebensgefährte?«, forschte Hein resigniert, in der Hoffnung, Unterstützung zu erlangen.

Veronika antwortete traurig: »Der ist immer noch auf Montage in Brasilien, irgendwas stimmt da auch nicht, Pedro hat sich schon eine Woche nicht gemeldet!«

Wenn ich der wäre, würde ich mein Aussehen verändern, mir falsche Papiere besorgen und dieser psycho-mental entkoppelten

Alten für den Rest meiner Tage aus dem Weg gehen, dachte ich bei mir, als Veronika mit Tränen in den Augen bettelte: »Können Sie mich mal massieren? Ich vermisse so sehr die Berührung männlicher Hände.«

»Ganz sicher werden wir diese körperliche Grenze zum Patienten nicht überschreiten! Wir werden Sie nicht massieren, ich wüsste auch gar nicht, wie das geht!«, schaltete ich mich entrüstet ein.

»Das ist kein Problem, ich habe eine Anleitung für exotische Tantra-Massagen auf DVD. Kennen Sie den Unterschied zwischen Deep Diver und Free Floater?«

»Nein, und ich glaube auch nicht, dass ich …«, hier wurde ich rücksichtslos unterbrochen: »Also die Deep Diver massieren nur ihren Partner und dringen dabei in die Tiefen der partnerschaftlichen sexuellen Ekstase vor. Die Free Floater, na ja, wie der Name schon sagt. Ooch bitte, nur ne halbe Stunde«, flehte Veronika und leckte sich dabei kess über die Oberlippe.

»Wir würden noch einen Tee trinken, aber das wärs dann auch!«, machte Hein ein diplomatisches Angebot, um Veronika nicht völlig zu enttäuschen.

»Au ja! Ich hab ayurvedischen Pitta-Tee im Haus.« Die nächste halbe Stunde lernte ich viel über Ayurveda. Veronika sei ein Pitta-Typ und dürfe deshalb nichts sehr Heißes und sehr Scharfes essen, weil ja schon so viel Feuer in ihr brenne. Der Gipfel des Gesprächs war aber die neue Mitgliedschaft in der Selbsthilfegruppe »Hammer, Amboss, Steigbügel – Tinnitus ist auch Musik«. Nach einer gefühlten Ewigkeit hatten wir es geschafft. Wir waren draußen. Doch Hein und ich wussten, es war nur eine Frage der Zeit, bis uns erneut eine Welle aus dem Ozean des Wahnsinns in die Brandung unseres Schicksals werfen würde. »Das kann doch nicht wahr sein, jetzt hat die uns schon zweimal mit Alarm zum Kaffee bestellt! Gehts noch?!«, ereiferte ich mich.

»Was willst du machen? Die ruft bei der Leitstelle an und kennt anscheinend einige Schlüsselworte, die unseren Einsatz zwingend machen. Durchgeknallt ist die Tante, ja, aber kein Hinweis auf Eigen- oder Fremdgefährdung. Zurzeit können wir das Ganze nur ertragen.«

Bei unserem nächsten Besuch ging es Veronika tatsächlich schlecht. Mit tiefen Augenrändern und verheulten Augen öffnete sie uns die Tür. Sie atmete zu schnell und zitterte am ganzen Körper. Abwehrend hielt sie uns den staubigen Traumfänger entgegen und schrie: »Kommen Sie mir nicht zu nahe, und sprechen Sie nur durch dieses Netz, ich kann keine schlechte Energie mehr ertragen!«

»Was ist denn vorgefallen, dass Sie derart außer sich sind?«, begann ich möglichst einfühlsam das Gespräch. Den Traumfänger noch immer schützend vor sich haltend, zeigte Veronika mir ein Stück trockenes Wurzelholz. Ich war verwirrt. »Was soll das denn jetzt? Hat das Stück Holz etwas mit Ihrer Situation zu tun?«

»Das ist ein indianischer Sprechstab! Wenn Sie etwas sagen oder fragen wollen, müssen Sie den Sprechstab festhalten. Kein Sprechstab, keine Stimme!«, schluchzte Veronika und hielt mir das Wurzelstück auffordernd entgegen. Willkommen in Veronikas Paralleluniversum, dachte ich mir, nahm den Sprechstab aber entgegen, um nicht sofort alle emotionalen Türen zuzuschlagen.

»Das darf doch alles nicht wahr sein!«, meinte Hein verärgert, wurde aber sofort von Veronika lautstark zurechtgewiesen: »Sie dürfen nichts sagen, Sie haben keinen Sprechstab!«

»Sie doch auch nicht!«, stellte Hein leicht erbost fest. »Die komische Sprachwurzel hat ja zurzeit mein Kollege, der sagt aber im Augenblick nichts. Ist das Ding kaputt? Oder was soll der Blödsinn? Wir sind hier in Mitteleuropa, hier spricht man, wenn man es für richtig hält, und nicht durch die Erlaubnis eines wurmzerfressenen Holzklotzes. Also noch mal! Was ist passiert? Oder anders formuliert. Warum sind wir diesmal hier?«

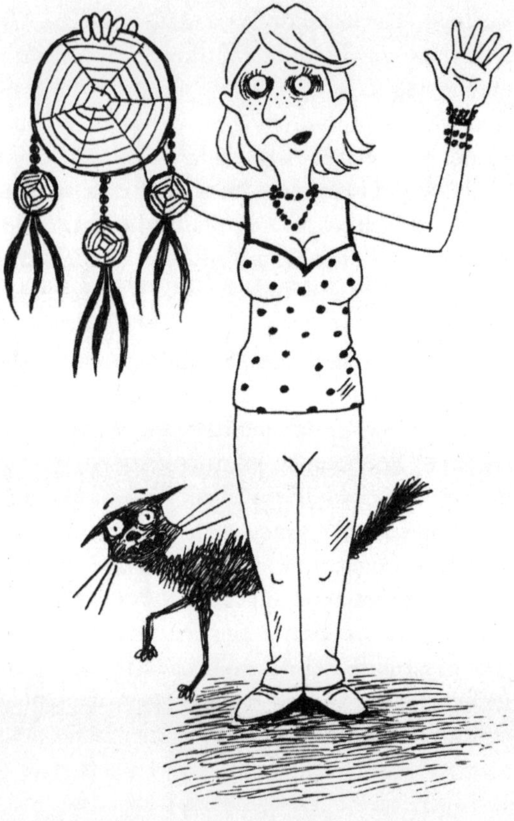

»Kommen Sie mir nicht zu nahe, und sprechen Sie nur durch dieses Netz, ich kann keine schlechte Energie mehr ertragen!«

Heins grobe Ansprache zeigte Wirkung. Weinend und jammernd ließ Veronika sich kraftlos an der Wand entlang auf den Boden ihres Flurs gleiten. »Gott sei Dank! 2012 ist Weltuntergang, da brauch ich mein trübes Dasein ja nicht mehr lange zu ertragen!«, wimmerte unsere Patientin theatralisch.

»Jetzt kommen Sie mir bitte nicht mit dem Mayakalender! Da muss ich Sie enttäuschen.« Hein verschränkte seine Arme. »2012 endet astrologisch die Ära der Fische, und es beginnt das Zeitalter des Wassermanns. Die Mayas haben in Ermangelung unserer Tierkreiszeichen das Ganze leider als das Ende der Welt missverstanden. 2012 ist lediglich ein astrologischer Wendepunkt. Und jetzt kommen Sie mir nicht mit besonderen Sonnenaktivitäten und ähnlichen Desasterfantasien. Sie werden auch 2013 erleben.«

»Ja, vielleicht, aber ohne Pedro!«, heulte Veronika fast unverständlich in die vor das Gesicht gepressten Hände.

»Ist Pedro etwas zugestoßen?«, fragte ich voller Anteilnahme, den Sprechstab immer noch in Händen.

»Hoffentlich! Ich wünsche diesem schwanzgesteuerten Windhund einen schönen Unfalltod! Jawohl!«

»Ja, aber warum das denn? Sie warten doch auf Pedros Wiederkehr«, erkundigte sich Hein überrascht.

»Das Schwein hat mich sitzen lassen! Ich war heute am Flughafen, um diesen Gefühlskrüppel abzuholen. Er sollte gemeinsam mit einem Arbeitskollegen ankommen. Den hab ich auch getroffen. Pedro hat mir nicht mal nen Brief zum Abschied geschrieben. Sein Kollege, ein gewisser Ingo, hat mir nur gesagt, ich brauche nicht auf Pedro zu warten, der komme auch nicht mit der nächsten Maschine. Pedro habe sich in eine Sambatänzerin verliebt und bliebe in Südamerika!«

Hein überkam ein Gefühl des Mitleids. War er doch selbst vor einigen Monaten von seiner langjährigen Freundin verlassen worden. Er stimmte ein Klagelied über gescheiterte Beziehungen und verzehrendes Vermissen an. Beide suhlten sie in Selbstmitleid, und nach wenigen Minuten hielt Hein Veronika sogar tröstend im Arm.

»Von Ihnen geht so eine Stärke aus, die so ein warmes Gefühl der Geborgenheit vermittelt. Wie Sie mich eben so dominant angesprochen haben, das hat mir Halt und Zuversicht gegeben«, schniefte Veronika in Heins Schulter. Hein löste sich aus der mittlerweile etwas zu innigen Umarmung, tätschelte noch väterlich Veronikas Schulter, als diese zum entscheidenden Schlag ausholte: »Könnten Sie sich vorstellen, mal mit mir zu einer meiner Selbsthilfegruppen zu gehen? Ich würde gern mehr Zeit mit Ihnen verbringen. Ich verspüre plötzlich eine unglaubliche Zuneigung zu Ihnen. Jeden Morgen ziehe ich eine Engelkarte aus meinem Engeltarot. Da stand heute geschrieben: ›Das Leben wird dich unverhofft beschenken!‹ Damit sind doch Sie gemeint, das ist doch ein Zeichen, oder nicht?«

Und ob das ein Zeichen ist, dachte ich mir, ein deutliches Zeichen dafür, dass wir schon viel zu lange hier waren. »Rettungsdienstlich können wir nicht viel für Sie tun. Es wird dann auch Zeit für uns, andere Patienten brauchen schließlich auch noch unsere Hilfe!«, versuchte ich, die Szene zu beenden.

Hein, der inzwischen seine gefühlsduseligen Momente überwunden hatte, schaute mich dankbar an. Er war blass geworden.

»Sie können doch jetzt nicht gehen! Gerade wo ich meine alte Beziehung überwinde und mich neu verliebe – ich mache uns schnell noch einen Tee, dann können wir uns gleich besser kennenlernen.« Veronika verschwand in der Küche. Wir nutzten diesen Moment: »Wir sind dann weg – Alles Gute!«, mit diesen Worten schob ich den armen Hein ins Treppenhaus und zog die Wohnungstür hinter uns zu.

»Was war das denn gerade für ne Nummer?«, fragte ich Hein entsetzt.

»Ich weiß auch nicht! Auf einmal tat sie mir schrecklich leid, ich wollte doch nur trösten, ich hatte doch keine Ahnung.«

»Dir ist schon klar, dass die Gute sich gerade unsterblich in dich verliebt hat und dass wir für unseren Rettungswagen am besten gleich einen Dauerparkplatz für diese Adresse beantragen!«, schimpfte ich. Hein nickte stumm.

Die nächsten Wochen wurden schwierig. Hatten sich die bisher beschriebenen Einsätze noch auf einen Monat verteilt, so wurde jetzt die Schlagzahl erheblich erhöht. Veronika ließ nicht von ihrer fixen Idee ab, sie und Hein seien füreinander bestimmt, und da könne die Welt noch so lange versuchen, diese Liebe zu verhindern, sie würde darum kämpfen. Veronikas wirksamste Waffe war ihr Telefon. Natürlich kann man auch den dümmsten Leitstellendisponenten nicht ewig auf den Arm nehmen, aber Veronika hatte ein unglaubliches Geschick, Notrufe so plausibel zu formulieren, dass häufig keine Wahl blieb und ein Rettungswagen alarmiert wurde. Immer wenn Hein nicht auf dem jeweiligen Rettungsmittel Dienst tat, wurde die Leitstelle angerufen und vorwurfsvoll behauptet, es sei der falsche Wagen geschickt worden.

Die Unverschämtheiten, mit denen die eintreffenden Kollegen dann begrüßt wurden, waren unglaublich: »Ich hab da so ne Stelle am Rücken, da komm ich nicht dran, können Sie mich mal jucken?« Oder: »Ich habe für Hein eine Gemüselasagne zubereitet, können Sie ihm die wohl zukommen lassen?«

In Spitzenzeiten alarmierte Veronika zwei- bis dreimal am Tag einen Rettungswagen, was zu mehreren Anzeigen wegen Notrufmissbrauchs und einem Vorstellungstermin beim diensthabenden Psychiater führte. Niemand weiß, was Veronika mit dem Fachmann für Neurosen und Psychosen angestellt hat, jedenfalls wurde ihr attestiert, dass sie maximal ein wenig merkwürdig sei, und damit müsse eine Gesellschaft umgehen können. Irgendwo ist da sogar was Wahres dran.

Die ärmste Sau in dem ganzen Spiel war Hein. Wie oft musste Hein Veronika erklären, dass er ihre Liebe nicht erwidern könne. Wie oft musste Hein den Hohn und Spott der Kollegen ertragen. Als der Höhepunkt erreicht war und Veronika Hein im Lokalradio ihre Liebe gestand, ließ Hein sich für vier Wochen auf eine andere Wache versetzen. »Die hungern wir aus, irgendwann wird auch der mal langweilig!«, war Heins kämpferischer Kommentar.

Als temporären Ersatz für Hein war Mathias unserer Wache zugeteilt worden, und ich war sein fest eingeteilter Kollege auf dem Rettungswagen. Mathias war medizinisch top ausgebildet und auch sonst ein netter Kerl. Die vier Wochen Dienst mit ihm würden kurzweilig werden. Natürlich hatte ich ausführlich von Veronika erzählt, um meinen neuen Kollegen nicht unvorbereitet ins offene Messer laufen zu lassen. In den vergangenen drei Tagen hatten wir Glück gehabt. Kein einziges Mal mussten wir Liebesgrüße von Veronika ertragen; jedoch war klar, dass es sich nur um eine kurze Verschnaufpause handelte. Noch vor dem Mittagessen sollte uns das Schicksal zum Rapport bitten.

Wir standen wieder einmal in Veronikas Wohnzimmer. Sie klagte über Schlafstörungen, und Mathias hörte interessiert zu. Mich fesselte derweil der laufende Fernseher. Sender der Wahl war »Astro-Sat«. Sieht ihr ähnlich, dachte ich mir, als gerade eine Dame, die gerne anonym bleiben wollte, einer Kartenlegerin per Telefon folgende Frage stellte: »Ich habe mein Opernglas verlegt, können Sie mir sagen, wo ich es wiederfinden kann?« Nachdem einige Karten gemischt, gelegt und nochmals verteilt worden waren, kam die unglaubliche Antwort. Halten Sie sich fest, die Kartentante im Fernseher sagte wortwörtlich (osteuropäischer Akzent): »Ja, ich sehen Opernglas. Aber liegt nicht, wo sonst liegt.«

»Ja, aber wo ist es denn?«, setzte die Dame nach.

»Kostenlos anonyme Beratung ist leider auf eine Frage begrenzt, tut mir leid!«, mit diesen Worten war das Hellsehen beendet, und der Nächste in der Warteschleife wurde zur Verarschung aufgerufen.

Noch von der gesellschaftlich zerstörerischen Kraft solcher Sender fasziniert, wäre mir fast entgangen, was sich neben mir auf einer Ansammlung asiatischer Sitzkissen abspielte. Mathias drückte irgendwelche Punkte in Veronikas Gesicht, und diese war wohl aufgrund dieser Maßnahme in ein zufriedenes Brummen verfallen und lag mit geschlossenen Augen entspannt auf dem Rücken.

»Und jetzt tief in den Bauch atmen«, erklärte Mathias mit sonorer Stimme.

Was tut der Kerl da?, schoss es mir durch den Kopf. Hatte ich ihn nicht gewarnt? Der Arme hatte ja keine Ahnung, wo das hinführt! »Äh, du weißt, was du da tust?«, fragte ich Mathias unsicher.

»Jaja, es gibt spezielle Druckpunkte auf bestimmten Meridianen …« Hier unterbrach ich ihn barsch: »Das meine ich nicht! Ich hab keine Lust, noch einen Kollegen an diese Medusa zu verlieren!«

»Zu spät, wir gehen morgen zum Veganer, lecker essen!«, piepste Veronika freudig triumphierend mit immer noch geschlossenen Augen. Ich starrte Mathias fassungslos an. Dieser nickte nur schulterzuckend und lächelte Veronika gewinnend entgegen.

Als wir irgendwann wieder im Rettungswagen saßen, polterte ich los: »Dir ist bekannt, dass die alten Griechen glaubten, das Gehirn sei nur zum Kühlen des Blutes von Nutzen. Ich kann da deinerseits gewisse Parallelen erkennen! Wie kannst du dich mit … mit … mit der da verabreden?«

Lachend nahm Mathias mir den Wind aus den Segeln: »Ich finde Veronika interessant, sie hat einen weiten Geist, besitzt Spiritualität, und Yoga wollte ich immer schon mal ausprobieren. Lass mich mal machen!«

»Einen weiten Geist ...!«, wiederholte ich ungläubig und um Fassung ringend. Ich kam mir vor wie ein Vater, der seinen braven Sohn an eine nymphomanisch veranlagte Glücksspielerin verloren hatte.

Aber es herrschte Ruhe! Nachdem Mathias sich mit Veronika eingelassen hatte, war kein einziger Notruf von Veronika registriert worden. Mathias wurde als eine Art lebender Märtyrer gefeiert, und jeder dankte ihm für das große Opfer, das er zu bringen bereit war. Mathias amüsierte sich sowohl mit den Kollegen als auch mit Veronika. Yoga-Kurs, ayurvedisches Kochseminar, Tarot, das volle Programm. Das Verhältnis, die Beziehung oder was auch immer hielt leider nur drei Wochen. Danach stellte Veronika fest, dass Mathias nicht tief genug mit Mutter Natur mitschwingen würde, er besäße noch nicht die esoterische Reife, um neben ihr zu bestehen, und würde sich auch nicht ausreichend um innerliches Wachstum bemühen. Sie machte Schluss. Eine große Sorge erfüllte uns, dass nun das Werben um Hein erneut beginnen würde. Manche versuchten sogar, Mathias zu überzeugen, wenigstens einer der Selbsthilfegruppen Veronikas beizutreten, quasi um sie milde zu stimmen. Mathias lehnte ab, er hatte begonnen, einer Dame mit Beinbruch den Hof zu machen, und besuchte diese täglich im Krankenhaus.

Bis heute ist alles ruhig geblieben, aber wie steht es geschrieben: Wir kennen weder Tag noch Stunde!

8. NOTFALL

Bildung ist in der Regel kostenlos, manchmal auch umsonst

Lehrjahre sind keine Herrenjahre

Wir leben alle unter dem gleichen Himmel,
aber wir haben nicht alle den gleichen Horizont.

Konrad Adenauer

Von Zeit zu Zeit erscheint auf Feuer- und Rettungswachen sogenanntes »Frischfleisch«. Unter dieser der Metzgerzunft entliehenen Bezeichnung versteht man Auszubildende im Praktikum. Wie immer im Leben gibt es zwei Möglichkeiten: Entweder man begegnet einem jungen engagierten Mitarbeiter, der voll Wissensdurst und Tatendrang seinen beruflichen Horizont erweitern möchte, oder man trifft auf einen eher mäßig motivierten Kollegen, der jeden Unterricht und jede Übung nur als notwendiges Übel betrachtet. Zwischen diesen beiden Typen verteilt sich die große Masse von Auszubildenden. Hier und da gibt es natürlich auch Ausreißer, selbstverständlich nach oben wie nach unten. Über Letztgenannte lässt sich aber schöner schreiben, und so möchte ich Ihnen Helmuth vorstellen.

Helmuth darf getrost als Super-GAU der Rettungsdienstausbildung bezeichnet werden. Jene Kombination aus Naivität und übertriebenem Rettungseifer, die ihn kennzeichnete, erhöhte das allgemeine Lebensrisiko für alle Beteiligten. Die rhetorischen Fähigkeiten unseres angehenden Sanitäters waren dabei das größte Problem. Eine gewisse kindliche Unbefangenheit ließ Helmuth alles so formulieren, wie er es im Augenblick erlebte oder durchdachte.

Nach einem Tötungsdelikt mit einem Brotmesser im Bahnhofsviertel fragte Helmuth gut gelaunt in die Runde der Angehörigen: »Sind denn in letzter Zeit irgendwelche Lebensversicherungen abgeschlossen worden?« Die Anwesenden reagierten leicht gereizt auf seine unterschwellige Annahme, der Tod des Opfers könne möglicherweise durch sie eingetreten sein. Nur mit Mühe konnten weitere Stichverletzungen verhindert werden. Noch dazu war Helmuth kaum zu vermitteln, warum die Frage aus dem Mund eines Kriminalbeamten eventuell angemessen, aber aus seinem einfach nur unverschämt klang.

Ein Patient mit einer schmerzhaft geschwollenen Wasseransammlung im Hodensack wurde mit folgendem Kommentar beglückt: »Mann, Mann, Mann, da haben Sie aber eine Weile drauf gesammelt, was?« Die wütende Reaktion des todkranken Mannes war zwar nachzuvollziehen, aber nicht gut für seinen Blutdruck. Nach einer Vielzahl verbaler Entgleisungen wurde Helmuth verboten, sich mit Patienten und Angehörigen zu unterhalten oder ihre Situation zu kommentieren.

Sich selbst schonte Helmuth allerdings auch nicht. Bei einer Todesfeststellung erkannte und verhinderte Hein erst im letzten Augenblick die Absicht unseres Auszubildenden, bei einer zwei Tage alten Leiche eine Mund-zu-Mund-Beatmung durchzuführen. Es fehlte schlicht am gesunden Menschenverstand, dass einer Leiche in diesem Stadium nicht mehr zu helfen ist.

Helmuth war ein Füllhorn der Unmöglichkeiten, mit ihm wurde es nie langweilig. Mal versuchte er mithilfe des Blutzuckermessgerätes den Glukosegehalt in seinem morgendlichen Milchkaffee zu bestimmen, oder er verwechselte das piepsende Geräusch seines Funkmeldeempfängers mit der akustischen

Alarmierung eines Beatmungsgerätes. Das resultierende Chaos auf einer Intensivstation verschaffte ihm auch im Krankenhaus einen gewissen Bekanntheitsgrad. Für einen Rettungsdienstpraktikanten ist es schon eine reife Leistung, wenn nach drei Dienstschichten ein Oberarzt im zuständigen Krankenhaus seinen Vornamen kennt.

Helmuth war kein Dummkopf. Gerade erst hatte er ein recht passables Abitur hingelegt. Komplizierte naturwissenschaftliche Zusammenhänge waren für ihn so selbstverständlich wie für unsereins das kleine Einmaleins. Er war sogar in der Lage, anhand von chemischen Formeln zu erläutern, warum ein Kältekissen kalt wird, wenn die verschiedenen Inhaltsstoffe miteinander reagieren. Leider brach er sich bei der Handhabung eines handelsüblichen Heftpflasters aber fast beide Hände. Theorie und Praxis fanden keinen Weg zueinander; so groß seine theoretischen Fähigkeiten auch waren, so unterentwickelt waren sein handwerkliches Geschick und verbales Fingerspitzengefühl.

Helmuth hatte im Leben außer der Schule und einem behüteten Elternhaus noch nicht viel erleben dürfen. Wahrscheinlich sollte man ihm keinen Vorwurf machen, wenn er alltäglichen Lebenssituationen naiv und bisweilen hilflos gegenüberstand.

Während meiner gemeinsamen Dienstzeit mit Helmuth bemannte unsere Wache außer einem Rettungswagen auch zwei Krankenwagen. Der erste von beiden begann seinen Dienst um 7:00 Uhr morgens und läutete gegen 16:00 Uhr den Feierabend ein. Der zweite versah von 9:00 Uhr bis 18:00 Uhr seinen Dienst. Helmuth hatte bereits seine Schicht beendet, als Hein und ich gegen 16:30 Uhr zu einer Patientenverlegung ins nahe gelegene Krankenhaus alarmiert wurden. Mit circa 80 km/h zockelte ich gemütlich über die Landstraße, als Hein mich auf einen alten roten Toyota aufmerksam machte, der mit Warnblinker auf dem Seitenstreifen stand. »Fahr mal langsamer, halt mal an. Ich glaube, das war Helmuth. Der Ärmste wird doch keine Panne haben?«

»Das wissen wir erst, wenn wir nachgeschaut haben«, antwortete ich und brachte unseren Krankenwagen fünfzig Meter hinter dem Toyota zum Stehen.

Hein und ich stiegen aus und gingen an der Leitplanke entlang in Richtung des roten Pkws. Nach wenigen Metern war klar, dass es sich tatsächlich um unseren Praktikanten handelte. Nachdem dieser uns erkannt hatte, winkte er freundlich und machte ein dankbares Gesicht. Wir erreichten die Beifahrerseite des Fahrzeugs und öffneten die Tür. Ich erkundigte mich hilfsbereit: »Was ist los, Helmuth? Können wir helfen? Hast du eine Panne?«

»Nein, nein, keine Panne. Es ist nur der Berufsverkehr. Eben, als nur 70 km/h erlaubt waren, drängelte von hinten ein Lkw. Da bin ich rechts rangefahren, um den Brummi vorbeizulassen. Anschließend haben mich die anderen Verkehrsteilnehmer nicht mehr in den fließenden Verkehr zurückgelassen. Seitdem stehe ich hier«, erklärte Helmuth die Sachlage in einem Tonfall, als hätte man ihm im Sandkasten ein Förmchen geklaut. Hein und ich schauten uns fassungslos an. Wir brauchten kein Wort zu wechseln, wortlos schlug Hein die Autotür zu, dann wandten wir uns ab und gingen zurück zu unserem Krankenwagen. Halten Sie uns ruhig für herzlos, aber es gibt Situationen, die muss man im Leben alleine meistern.

Menschen wie Helmuth werden natürlich auch häufig Opfer ihres unbedarften Auftretens. Wir waren jung und grausam. Stellen Sie sich einen Haufen junger Rettungssanitäter und Rettungsassistenten vor. Da gilt das Recht des Stärkeren, da wird Darwinismus noch gelebt. Es dürfte klar sein, wer alle Gehässigkeiten und Streiche ertragen musste. Helmuths Duschgel wurde mehr als einmal gegen Autopolitur ausgetauscht, der abperlende Effekt hält eine Weile an und sorgt für geschmeidigen Glanz.

Eine stark durchblutungsfördernde Salbe wurde von Zeit zu Zeit ins Fußbett von Helmuths Schuhen eingearbeitet. Im Winter bei kalten Füßen ist das vielleicht eine nette Geste, im Hochsommer bei 35 °C reden wir hier über die Vorstufe von Folter.

Ein Meisterstück der subversiven Pädagogik vollbrachten Hein und ich ungewollt an einem lauen Sommerabend. Wir hatten es nicht geplant, es entwickelte sich ohne unser Zutun, ein Wort ergab das andere, und ein Umstand begünstigte den nächsten. Kurz vor Feierabend rief die Leitstelle an und bat uns, einen Rettungswagen für eine Infektionsfahrt vorzubereiten. Hoch infektiöse Patienten, die von einem Kleinstadtkrankenhaus in eine Spezialklinik transportiert werden, erfordern eine gewisse Vorbereitung. Infektionskrankheiten sollen ja nicht durch einen Rettungswagen verbreitet werden. Daher werden bei Infektionstransporten nur die absolut notwendigen Ausrüstungsgegenstände mitgeführt, Fächer und Schubladen werden versiegelt, und das Personal trägt besondere Schutzkleidung. Zur Erläuterung der nun folgenden Ereignisse sollte ich kurz erwähnen, dass es in den Neunzigerjahren auf dem afrikanischen Kontinent zu mehreren Ausbrüchen des Ebolafiebers gekommen war, einer Infektionskrankheit, die in der Regel tödlich verläuft.

Die vorbereitenden Maßnahmen wurden durch Helmuth tatkräftig unterstützt. Dabei berichtete er wortreich von seinen Feierabendplänen und brachte zum Ausdruck, wie glücklich er war, den Transport nicht begleiten zu müssen. »Da bin ich aber froh, dass ich gleich nach Hause darf, meine Mutter hat Knödel selbst gemacht, und vielleicht spiele ich noch eine Partie Schach mit meinem Vater. Manchmal trinken wir dabei sogar Wein«, berichtete Helmuth mit einer gewissen Verwegenheit in der Stimme. »So Infektionstransporte sind eh nix für mich, da kann man sich ja die Seuche holen! Ich hatte noch mit 17 Jahren die Windpocken, da muss man vorsichtig sein. So Infektionen wirken sich ja ruckzuck auf die Fortpflanzungsfähigkeit aus«, faselte unser Praktikant, ohne darauf zu achten, wer ihm wirklich zuhörte.

Leo, der Leiter der Wache, hatte die Fahrzeughalle betreten. Er beobachtete das geschäftige Treiben und hörte dem Redeschwall unseres Praktikanten aufmerksam zu. Nach einer Weile unterbrach er ihn: »Helmuth, wie viele Infektionstransporte hast du in deinem Praktikum eigentlich schon begleitet?«

»Ähm, genau genommen noch keinen, aber ehrlich gesagt, darüber bin ich auch ganz froh«, gestand Helmuth kleinlaut.

»Ich überhaupt nicht, am Ende heißt es noch, du hättest bei uns nichts gelernt. Zieh dir einen Schutzanzug an, du darfst den Transport begleiten. Immer sehr lehrreich, so ein Infektionstransport, von wegen Hygiene und so«, antwortete Leo.

»Ja, aber ich hab doch gleich Feierabend.«

»Papperlapapp, Feierabend, wenn ich so was höre. Immer nur Rosinen picken wollen, hoffentlich bist du bald in deinem Schutzanzug. Noch mal sag ich das nicht, ein paar Überstunden haben noch keinem geschadet!« Leo ließ keine Widerrede zu. Er wandte sich ab und schlenderte zurück in sein Büro.

Helmuths Gesichtsfarbe war eine andere geworden, aber wie heißt es doch so schön in unserem Job: Unverhofft kommt oft! Hein und ich wussten längst, dass es sich bei unserem Patienten um einen sechzigjährigen Mann mit Tuberkulose handelte. Eine reine Routinefahrt, die lediglich größeren Aufwand erforderte. Die ängstliche Frage unseres unfreiwilligen Beifahrers, um welche ansteckende Infektionskrankheit es sich bei dem Transport denn genau handele, beantwortete Hein, durch die aktuelle Nachrichtenlage beeinflusst, trocken und spontan mit einem einzigen Wort: »Ebola!«

Wir hatten nicht damit gerechnet, dass Heins Aussage ernst genommen werden würde. Bei Helmuth fiel das Wort »Ebola« jedoch auf äußerst fruchtbaren Boden. Während der Fahrt zum Krankenhaus wandelte sich seine Gesichtsfarbe nunmehr zu einem undefinierbaren Grauton. Helmuth faselte permanent krude Wortfetzen: »Unmöglich, kann gar nicht sein, Europa betroffen, Pandemie, Familie anrufen …«

In der Klinik angekommen, komplettierten wir unsere Schutzanzüge; Schutzbrillen wurden aufgesetzt, ein Mundschutz wurde angelegt, und die Ärmel unserer Schutzanzüge wurden mittels Klebeband mit unseren Gummihandschuhen verbunden. So ausstaffiert, machten wir uns auf den Weg zur Intensivstation, um unseren Patienten zu übernehmen. Auch im Zimmer des Patienten trugen alle Krankenschwestern besondere Schutzkleidung, Hein klärte letzte Details, und Helmuth und ich lagerten den Patienten auf unsere Trage.

Wir warteten im Rettungswagen auf den begleitenden Arzt, als bei Helmuth erneut Fassungslosigkeit einsetzte. Der Arzt erschien und eilte mit großen Schritten auf uns zu. Der im Wind wehende Kittel vermittelte eine dramatische Atmosphäre. Mit weit aufgerissenen Augen flüsterte Helmuth mir zu: »Der Arzt trägt gar keine besondere Schutzkleidung, ist der denn wahnsinnig?« Mir war klar, dass der Mediziner höchstwahrscheinlich gegen Tuberkulose geimpft war und somit auf die Schutzkleidung verzichten konnte. Nur mit Mühe gelang es mir, keine Miene zu verziehen. Ich antwortete mit angestrengt ernstem Gesicht: »Er hatte schon Kontakt, Schutzkleidung macht keinen Sinn mehr, er begleitet nur noch den Transport in die Klinik und bleibt dann selber dort. Mehr können wir heute nicht mehr für ihn tun!«

Helmuth war betroffen. Hein, der alles mit angehört hatte, erhob seine Stimme. An Helmuth gewandt befahl er: »Und du wirst den Arzt auf keinen Fall auf die Situation ansprechen, das ganze Dilemma ist schließlich schlimm genug! Da muss jetzt nicht noch ein Rettungsdienstpraktikant den Finger in die Wunde legen.« Helmuth nickte verständnisvoll.

Unser Patient wurde zwar beatmet, war aber ansonsten kreislaufstabil. Ein unspektakulärer Transport endete mit einer unspektakulären Übergabe. Patient und begleitender Arzt verblieben in der Klinik. Der Zufall wollte es, dass unser Arzt in der Nachbarschaft der Lungenfachklinik wohnte, in die wir unseren Patienten überführt hatten. Durch den Transport hatte er sich einen aufwändigen Heimweg mit öffentlichen Verkehrsmitteln erspart. Dieses kleine Detail war Helmuth entgangen, und so gewann unsere Ebola-Geschichte noch ein wenig mehr an Glaubwürdigkeit.

Zurück auf der Wache, vernichteten wir unsere Schutzkleidung und desinfizierten den Rettungswagen. Während dieser Tätigkeit stellte Helmuth viele interessierte Fragen zum Krankheitsverlauf von Ebola. Übertragungswege, Inkubationszeit und erste Symptome wurden besprochen. Nicht dass Hein oder ich wirklich Ahnung von der Materie gehabt hätten, aber ein solides Halbwissen aus den Medien reichte aus, um Helmuths Neugier zu befriedigen. Eine gewisse Unsicherheit steckte Helmuth jedoch nach wie vor in den Knochen, er stellte weitere Fragen: »Darf ich denn heute meine Freundin küssen?« Oder: »Kann ich irgendwelche vorbeugenden Medikamente nehmen?«

Jetzt trumpfte Hein groß auf: »Das sicherste Anzeichen ist Fieber, ein rapider Anstieg der Körpertemperatur auf mehr als 39,5°C ist in unserer Situation, also nach einem solchen Transport, sicherlich beunruhigend. Um auf Nummer sicher zu gehen, würde ich heute den persönlichen Kontakt zu mir nahestehenden Personen vermeiden. Außerdem ist eine regelmäßige Temperaturkontrolle sinnvoll.«

»Entscheidend ist hierbei allerdings«, fuhr ich bedeutungsschwanger fort, »dass die Messwerte nicht durch fehlerhafte Messungen verfälscht werden. Die einzig zuverlässige Stelle, um die Körperkerntemperatur mit einem handelsüblichen Fieberthermometer zu messen, ist das Rektum, quasi der Popo. Viertelstündige Messungen halte ich für ausreichend, um Veränderungen frühzeitig erkennen zu können. Nicht dass es das

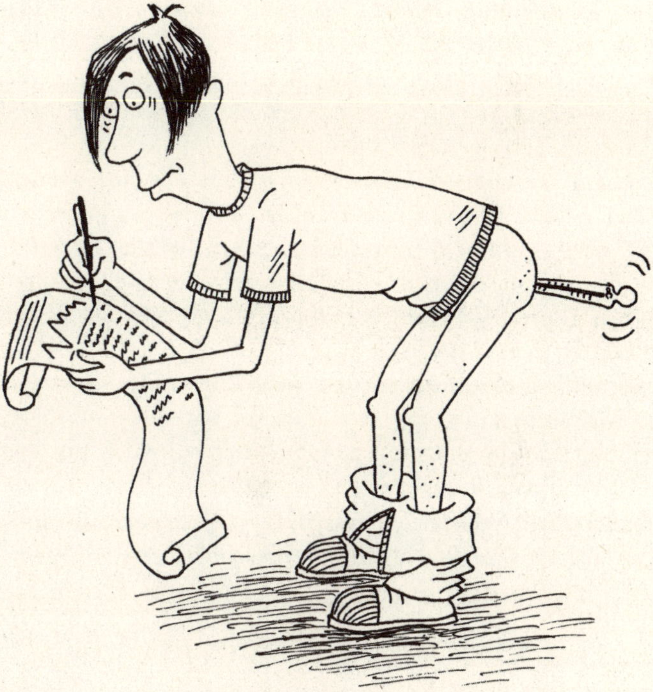

Helmuth versprach, zum Dienstbeginn am nächsten Morgen eine Fieberkurve zu erstellen und diese zur Begutachtung vorzulegen.

eigene Leben retten könnte, aber zumindest könne man dann effektiv seine persönliche Umwelt schützen.«

Helmuth hatte uns aufmerksam, ja geradezu gebannt zugehört. Angst und Unsicherheit hatten rationales Denken und eine solide Schulbildung besiegt. Helmuth versprach, zum Dienstbeginn am nächsten Morgen eine Fieberkurve zu erstellen und diese zur Begutachtung vorzulegen. Eingerahmt ziert dieser grafische Zeuge unseres Ebola-Verdachtfalls noch heute den Aufenthaltsraum meiner Rettungswache.

Leo war von unseren Ausbildungsmethoden nur wenig begeistert. »Falls ihr noch irgendwelche Azubis vergraulen wollt, gerne! Dann werdet ihr zwei schon sehen, welche Arbeiten in Zukunft an euch hängen bleiben!« Seine gebrüllte Drohung zeigte Wirkung. Kleinlaut entschuldigten wir uns bei Helmuth und klärten den Sachverhalt auf.

Helmuths Praktikum endete wenige Tage später, die theoretische Sanitäterprüfung hat Helmuth mit Bravour bestanden, in der Praxis ist er durchgefallen. Fürs Leben hat er bei uns auf jeden Fall viel gelernt. Helmuth arbeitet heute in leitender Position im Gesundheitswesen.

9. NOTFALL

Politikverdrossenheit und häusliche Infrastruktur werden zum Problem

Politik ist nicht gesund

Man kann seiner eigenen Zeit nicht böse sein,
ohne selbst Schaden zu nehmen.
ROBERT MUSIL

Gleich kann ich nicht mehr! Bitte etwas langsamer, bitte«, keuchte Hein erschöpft. Wir hatten uns inzwischen ins 25.OG des Hochhauses an der Berliner Straße vorgekämpft. »Luftnot bei Preuss«, hatte es in der Alarmierung geheißen. Mittlerweile hätte die Formulierung »Luftnot bei Hein« aber auch Anspruch auf Wahrheit gehabt. Ziel war das 32. OG, wir hatten also noch sieben Geschosse vor uns, in denen jedes Kilo Übergewicht und jede Zigarette einen hohen Preis forderten. Weder Hein noch ich sind wirkliche Liebhaber des Treppensteigens, aber ein defekter Aufzug zwang uns dazu, die zweimal zwölf Stufen pro Etage zu Fuß zu erklimmen.

Bei jedem Geschoss musste man ein kurzes Stück Weg durch ein außenliegendes Sicherheitstreppenhaus zurücklegen. Und jedes Mal, wenn man in den kalten Novemberabend hinaustrat, schoss eisige Frischluft in die Lungen, sodass die Bronchien und Bronchiolen fast explodierten. Der nächste Schritt, zurück ins

Gebäude, war das fürchterliche Gegenteil: Stickige, verbrauchte Luft mit einer gewissen Urinnote verstopfte den Kehlkopf und nahm einem den Atem.

»Wer hat eigentlich erlaubt, dass es Wohnhäuser mit mehr als drei Etagen gibt?«, fragte Hein angestrengt.

»Keine Ahnung! Nicht quatschen, weiter!«, befahl ich ebenfalls völlig außer Atem. Nach einer kleinen Ewigkeit erreichten zwei Rettungssherpas, bepackt mit circa zwanzig Kilogramm medizinischer Ausrüstung, das 32. OG.

Herr Preuss war ein netter, etwas verschrobener Kerl, den wir nicht zum ersten Mal besuchten. Psychosomatisches Asthma war seine Grunderkrankung. Im Falle von emotionaler Erregung verengten sich seine Luftwege, ein zäher Schleim wurde abgesondert, und der arme Herr Preuss bekam kaum noch Luft. Leider regte sich Herr Preuss in letzter Zeit ziemlich häufig auf.

Als wir in die Wohnung traten, die Wohnungstür war nur angelehnt, fragte Hein mit angeekeltem Gesichtsausdruck: »Ich weiß nicht warum, aber ich kriege den Geruch nach Bahnhofstoilette nicht mehr aus der Nase. Hast du das auch?« Ein stummes Nicken war das Zeichen meiner Zustimmung, während ich Hein folgte und den gewohnten Anblick vorfand.

Irgendwann hört man auf, Fragen zu stellen. Ich für meinen Teil wundere mich einfach nicht mehr, wenn Patienten mit Luftnot kettenrauchend im Sessel sitzen und auf den gnädigen Erstickungstod warten. Hein hatte die Hoffnung indes noch nicht völlig aufgegeben. »Herr Preuss! Ein Sargnagel nach dem anderen. Die Kippe aus, dann geht es gleich besser mit der Luft!«

»Junge, das eine will ich dir sagen, ich rauche ja nicht aus Spaß an der Freude! Bürgerpflicht! Bürgerpflicht, sage ich. Wer nicht raucht, erfüllt in meinen Augen den Straftatbestand des Landesverrats. Mindestens aber Wehrkraftzersetzung. Wer bezahlt denn die innere Sicherheit mit seinen Steuern – die Raucher, jawohl. Wer bekämpft denn die Achse des Bösen? Doch nicht irgendwelche müslifressenden Demokratieschnösel. Raucher, meine Freunde, Raucher sind die Speerspitze im Kampf gegen den Terror!« Herr Preuss keuchte mit Inbrunst, während er zeitgleich nach Luft rang.

Herr Preuss, der mit Vornamen Herbert hieß, bewohnte ein kleines, fünfzig Quadratmeter großes Apartment, das eher konservativ eingerichtet war. Drei Meter deutsche Schrankwand in Eiche depressiv harmonierten mit einer bläulichen Ledercouchgarnitur und einem Teppichboden, der in seinen verschiedenen Brauntönen an aufwendige Intarsien erinnerte. Lackierte Holztafeln mit sinnbefreiten Sprichwörtern prangten wie Ikonen mahnend an den Wänden. »Trink Klares – sprich Wahres!« oder »Solange der Arsch in die Hose passt, wird keine Arbeit angefasst!« stand hier zu lesen, um dem Zweifelnden stets den rechten Weg zu weisen.

Der Fernseher lief noch, Gundula Gause verlas die Schlagzeilen des Tages, bevor eine Wetterfee den nächsten Tag ohne Sonnenschein ankündigte. »Worüber haben Sie sich denn diesmal aufgeregt? Wir haben Ihnen doch geraten, keine Nachrichtensendungen mehr zu schauen!«, erkundigte ich mich ein wenig empört. Nicht dass wir Herrn Preuss das Recht auf Meinungsbildung absprechen wollten, aber in der Vergangenheit hatten die *Tagesthemen* bereits zweimal zu einem Asthmaanfall geführt.

»Wachstumsbeschleunigungsgesetz, haben Sie schon mal einen solchen Schwachsinn gehört? Wachstum per Gesetz beschleunigen, und morgen wird per Erlass der Jahreszeitenwechsel verboten. Fantasten und Zukunftssaboteure, die uns da regieren. Die sind doch alle nicht mehr ganz richtig im Kopf!«, ereiferte sich Herr Preuss.

»Beruhigen Sie sich, das ist besser für Ihre Atmung«, versuchte Hein zu unterbrechen.

»Mich beruhigen, wie soll das gehen? Dass in der Regierung nur Blitzbirnen sitzen, war mir ja klar, aber die neue Opposition setzt dem Ganzen noch die Krone auf«, japste unser Patient mit inzwischen bläulichen Lippen. Unter deutlichen Nebengeräuschen bei der Einatmung zog Herr Preuss mühsam Luft in den Brustkorb, nur um mit seiner Tirade fortzufahren: »Da sagt so ein abgewählter Sozi: ›Das Wachstumsbeschleunigungsgesetz ist eigentlich ein Zukunftsverhinderungsgesetz‹, so was kann sich doch kein mündiger Bürger länger anhören. Größenwahn, jetzt wollen die schon die Zukunft per Gesetz verhindern, gehts noch? Die ganze Parlamentsbande hat doch den Knall nicht gehört!«

Herr Preuss schwadronierte munter weiter, Steuerreform, Klimawandel und andere aktuelle Themen der Tagespolitik wurden verbal beackert und die zuständigen Politiker in Abwesenheit zur Rechenschaft gezogen. Hein und ich ließen diese Zeit nicht ungenutzt verstreichen. Unser Patient wurde eingehend untersucht. Die Lunge wurde abgehört, Medikamente vorbereitet und aufgrund bedrohlich schlechter Sauerstoffwerte im Blut ein Notarzt bestellt. Es vergingen einige Minuten, bis das alarmierte NEF (Nortarzteinsatzfahrzeug) vor dem Haus parkte. Hein stand auf dem kleinen Balkon und beobachtete die Situation: »Langer als Notarzt, den Assistenten hab ich nicht erkannt, bis die den Aufstieg durchs Treppenhaus hinter sich haben, vergeht ne Weile. Ich leg schon mal die Kanüle für die Infusion«, verkündete Hein und machte sich ans Werk. Herr Preuss, der die Prozedur bereits kannte, streckte seinen Arm aus, um sich von Hein mit einer Nadel malträtieren zu lassen. In der Zwischenzeit kontrollierte ich nochmals die Werte unseres Patienten und passte die eingestellte Sauerstoffdosierung an.

Wenig später traf die akademische Unterstützung völlig außer Atem ein: »Hier siehts ja schon nach großer Medizin aus! Ist das denn auch wirklich alles nötig?«, stellte NA Langer sowohl unser Handeln als auch sein ungewolltes Konditionstraining im Treppenhaus keuchend in Frage. Sein Assistent setzte noch eins drauf: »Wenn ich hier wohnen müsste, hätte ich auch Luftnot! Aber nicht wegen der paar Treppen. Im Flur stinkt es nach Scheiße und Pisse! Wem ist denn da der Darm geplatzt? Den Puff hier kann man im Flur nicht mal lüften, kein einziges Fenster!« Nach kurzer Mitteilung medizinischer Fakten beruhigten sich beide und sahen die Notwendigkeit ihrer Alarmierung auch umgehend ein. Ungeachtet der miserablen Odorierung der Umgebungsluft hatte Herr Preuss eine vernünftige Versorgung verdient, die durch Hein und mich eingeleitet worden war und nun mithilfe von NA Langer professionell fortgeführt wurde.

So sehr wir uns gemeinsam bemühten, so tief unser Notarzt in die medikamentöse Trickkiste griff, so wenig war eine wirklich elementare Verbesserung des Zustands unseres Patienten festzustellen. Beim Abhören der Lunge waren die Nebengeräusche der Atmung zwar nicht mehr ganz so bedrohlich wie bei unserem Eintreffen, jedoch war die Sauerstoffsättigung des Blutes trotz aller Maßnahmen immer noch nicht zufriedenstellend. NA Langer stellte nüchtern fest: »Es hilft nix, Herr Preuss, hier vor Ort krieg ich Sie im Augenblick nicht repariert, wir müssen Sie ins Krankenhaus bringen!«

»Ja, von mir aus, an mir soll es nicht scheitern. Solange Sie mir nachher nicht den Vorwurf machen, ich wäre verantwortlich für die finanzielle Situation bei den Krankenkassen, können Sie mit mir machen, was Sie wollen. Im Krankenhaus funktionieren wenigstens die Scheißhäuser.«

Hein war der Erste, der die in diesem Moment alles entscheidende Frage laut formulierte: »Wie kriegen wir Herrn Preuss denn zeitnah in den Rettungswagen? Ich möchte nur kurz den defekten Aufzug erwähnen und daran erinnern, dass wir uns im 32. OG befinden. Laufen kann Herr Preuss wohl kaum mit seiner Luftnot.«

»Die Drehleiter der Feuerwehr!«, sagte der Notarztassistent siegessicher.

»Reicht nicht bis hier oben. Die maximale Leiterlänge liegt bei dreißig Metern, wir sind hier aber auf circa achtzig Metern.«

Leider muss ich des Öfteren gute Vorschläge ablehnen, weil sie einfach nicht ins Raum-Zeit-Kontinuum passen.

Unser Notarzt begann daraufhin mit einer verbalen Analyse unserer Situation: »Also, wir haben einen nicht gehfähigen Patienten. Wir befinden uns in circa achtzig Meter Höhe. Der Personenaufzug ist defekt, einen Lastenaufzug gibt es nicht, aber unser Patient muss runter!«

Hein unterbrach ihn vorrausschauend: »Bis hier kann ich folgen, Herr Dr. Langer, und jetzt kommt der Teil mit dem Tragen von Patienten und dass Sie es ja ganz schlimm mit dem Rücken haben.«

»So ist es! Tragen ist die einzige Möglichkeit, den Patienten nach unten zu bringen«, erklärte unser Notarzt mit einer Miene, als hätte er gerade die Röntgenstrahlung entdeckt. »Und was meinen Rücken angeht, macht euch da mal keine Gedanken. Ich trage einen Teil eurer Geräte, die müssen schließlich auch nach unten«, fuhr er mit einer fast überheblichen Präzision fort. Die restlichen Gesichter schauten verhältnismäßig reserviert. Herr Preuss mit etwa 85 Kilogramm Lebendgewicht plus einer speziellen Tragevorrichtung – halb Stuhl, halb Trage – ergaben 95 Kilogramm zu bewegender Masse.

»Ich will ja nix sagen, meine Herren, aber Sie waren ja schon öfters hier. Vom Diskutieren ist das mit der Luft bei mir noch nie besser geworden!«, schaltete sich Herbert Preuss konstruktiv ins Gespräch ein.

»Okay, mit zwei oder drei Trägern ist hier nichts zu machen, wir rufen die Feuerwehr zur Tragehilfe«, schlug Hein vor und erntete allgemeine Zustimmung. »Ein Löschfahrzeug mit mindestens fünf Mann Besatzung. Dann können wir uns wenigstens beim Tragen abwechseln und schnell und sicher arbeiten.«

Ich erklärte mich bereit, nach unten zu wandern und die alarmierte Feuerwehr einzuweisen. Auf dem Weg durchs Treppenhaus genoss ich abermals das Wechselbad der Gerüche und freute mich über das große rote Auto mit den blauen Lampen, das gerade vorfuhr, als ich die Eingangstür des Hochhauses erreichte.

»Einen schönen guten Abend, was können wir für euch tun?«, begrüßte mich freundlich der Fahrzeugführer des eingetroffenen Löschfahrzeugs. Wir kannten uns flüchtig von verschiedenen Fortbildungen und gemeinsam erlebten Einsätzen. Kurz und bündig schilderte ich unsere prekäre Situation: »Nicht gehfähiger Patient, muss ins Krankenhaus, 32. OG, Aufzug defekt, wir brauchen Tragehilfe.«

Der Hauptbrandmeister brachte einen völlig neuen Lösungsansatz ins Spiel: »Mal ganz langsam. Ich verstehe die Problematik, aber bevor wir uns alle das Kreuz ruinieren: Hat mal jemand versucht, den Aufzug zu reparieren oder eine Fachfirma zu bestellen?«

»Nö!«, antwortete ich kleinlaut und von der Idee beeindruckt.

»Wir versuchen das mal über die Leitstelle zu organisieren. Fünf Minuten Geduld bitte«, gab der Feuerwehrbeamte Anweisungen. »Gießer und Kuhlen, ihr zwei schaut euch mal den Fahrstuhl an, vielleicht können wir ja selbst etwas ausrichten.« Es verging eine Weile, bis die Leitstelle sich über Funk meldete: »Wir haben mit der Hausverwaltung gesprochen, es handelt sich wohl um einen größeren Schaden, mit einer Reparatur ist erst in ein bis zwei Tagen zu rechnen!«, quäkte es aus dem Lautsprecher des Funkgerätes.

Wenige Augenblicke später kehrten die Kollegen zurück, die den Aufzug inspiziert hatten. »Abgeklemmt und gegen Wiedereinschalten gesichert«, war der enttäuschende Bericht.

»Na gut, Männer, das hier ist ein Fall für dumm, stark, wasserdicht. Die Bundeswehr wird nicht kommen, es bleibt also wie immer an uns hängen. Durch das Treppenhaus zum 32. OG, Patienten mittels Tragevorrichtung zum Rettungswagen bringen! Fragen? Keine. Also los!«, kommandierte der Fahrzeugführer. Auf dem Weg durchs Treppenhaus kamen auch die Feuerwehrleute ins Schwitzen, eingepackt in ihre dicke Einsatzkleidung jammerte zwar keiner, aber die Mimik jedes Einzelnen sprach eine deutliche Sprache. Da es schon mein zweiter Aufstieg war, hatte man mir erspart, die Tragevorrichtung, die einer Sänfte glich, selbst nach oben zu schleppen. Die zwei glücklichen Kollegen, die diese Aufgabe übernommen hatten, konnten sich ab dem 20. OG dezentes Fluchen nicht mehr verkneifen. Es wurde getauscht und gewechselt, aber rauf mussten wir alle. Die bereits erwähnten Gerüche machten die körperliche Anstrengung nicht leichter, aber als das 32. OG erreicht war, hatte man sich schon fast daran gewöhnt.

Herr Preuss grüßte, wenn auch von knapper Luft gebeutelt, gebührend die Neuankömmlinge: »Gott sei Dank, Männer in Uniform. Ich kenne ein Feuerwehrgedicht: ›Wo wehrhafter Männer Mut kämpft gegen Feuers Glut …‹ Den Rest hab ich vergessen. Helden des Alltags. Geschätzt von der Gesellschaft, verraten von der Politik!« Atemlos fragende Blicke trafen sich.

Einer der Feuerwehrleute fand abgekämpft seine Sprache wieder: »Beruhigen Sie sich erst mal, und nicht so viel sprechen ist besser für Ihre Atmung.«

»Warum glauben alle, mir sagen zu müssen, ich solle mich beruhigen – und wie soll das eigentlich funktionieren?«, antwortete unser Patient aufsässig. »Jetzt bin ich schon alt und krank und kann nur auf das letzte Gericht warten, aber die können was erleben! Man kann sich doch nur aufregen bei dieser grenzwertig debilen Umwelt, die einen umgibt. Was musste ich alles mitmachen, die Nachkriegsjahre, das Wirtschaftswunder, die 68er, die RAF, den sauren Regen inklusive Waldsterben, Rinderwahnsinn, Perestroika oder wie der Quatsch hieß, Golfkriege, Atomausstieg, Volkszählung, Schweinegrippe und jetzt noch den Klimawandel ... Wissen Sie was? Ist mir doch scheißegal, wenn die Holländer absaufen – dann liegt Aachen halt an der Nordsee! Ich kann nicht mehr!«, ereiferte sich Herr Preuss, bis sein Kopf eine rötliche Färbung annahm und unser Notarzt laut über eine Beruhigungsspritze nachdachte. Herbert Preuss wurde anschließend sach- und fachgerecht auf die »Rettungssänfte« verfrachtet, angeschnallt, um dann unter dem Kommando – vier Mann, vier Ecken, hebt an! – hochgehoben zu werden.

»Ganz wichtig, Herr Preuss: Gleich im Treppenhaus legen Sie die Arme verschränkt auf den Bauch. Die Arme bleiben da, bis wir unten sind! Sie halten sich nirgendwo fest, an keinem Kollegen und auch an keinem Geländer! Andernfalls bremsen Sie uns ungewollt, und wir werden alle, Sie eingeschlossen, mächtig auf die Fresse fallen. Haben Sie das verstanden?«, fragte ich eindringlich.

»Ja sicher, das ist wie mit der EU. Wenn einer bremst, liegt ein ganzer Kontinent am Boden.«

»Schöne Metapher, aber jetzt bitte keine Politik mehr – glauben Sie mir, es ist besser für Ihre Gesundheit«, konterte ich.

»Im Grunde ist alles Politik!«, musste Herr Preuss das letzte Wort haben. Er sollte es haben, irgendwann sollte dieser Einsatz ja auch mal zu Ende gehen, und je schneller wir mit dem Abstieg begannen, desto besser.

Jeder war irgendwie bepackt, entweder als Träger des Patienten, oder mit medizinischer Ausrüstung beziehungsweise dem Gepäck von Herrn Preuss. So verließ die kleine Karawane die Wohnung und betrat den Flur. Jeder rümpfte noch mal die Nase, als unser Hein noch einen Koffer griff, der einen Meter neben der Wohnungstür auf dem Boden lag.

Die fast geschriene Warnung von Herbert Preuss »Das ist kein Gepäck!« kam eine Millisekunde zu spät. Hein hatte nicht bemerkt, dass der Reißverschluss des karierten Stoffkoffers offen war und der Deckel nur lose auflag. Den aus Kunstleder geflochtenen Griff in der Hand vollzog Hein die zu erwartende Aufwärtsbewegung.

Der Stoffdeckel klappte auf und geschätzte zehn Liter Fäkalien ergossen sich in unterschiedlicher Konsistenz in den Flur. Heins rechter Schuh wurde von einer zähflüssigen braunen Masse umspült, ehe er sein Malheur bemerkte. Er würgte heftig in Anbetracht des Geschehenen, hatte aber seinen Körper so weit im Griff, dass er sich nicht sofort spontan übergab.

Der eh schon penetrante Geruch im Flur wurde jetzt von einer unfassbar übel riechenden Duftwolke verdrängt. Einer der Feuerwehrkollegen konnte als Erster wieder sprechen: »Heilige Scheiße, was war das denn? Von welcher Sau ist dieser Koffer?«

Wir mussten nicht lange auf die Antwort warten: »Von mir natürlich!«, antwortete Herr Preuss mit einer entwaffnenden Selbstverständlichkeit. »Mein Klo ist seit zwei Wochen defekt, genau wie der Aufzug. Spülung läuft nicht mehr, da türmt sich die Scheiße auch bis zum Deckel. Anschließend hab ich meinen Putzeimer vollgekackt, und als der auch voll war, musste mein Reisekoffer dran glauben. Ich kann mir ja schlecht 14 Tage in die Hose scheißen!«

»Ja, aber Sie hätten doch …«, versuchte ich eine Frage zu stellen, bevor Herr Preuss mich unterbrach. »Was hätte ich …? Beim Nachbarn klingeln? Ich bin der Letzte auf dieser Etage. Der Rest der Wohnungen steht leer. Und selbst wenn nicht, wer lässt mich denn zwei- bis dreimal, und natürlich auch mitten in der Nacht, bei sich kacken? Und kommen Sie mir jetzt nicht mit der Hausverwaltung – Saboteure und Ausbeuter, moderne Wohnungspiraten. Wir leben in einer überbevölkerten, sich selbst verachtenden Gesellschaft, die Politik …« Hier endete Herr Preuss unfreiwillig.

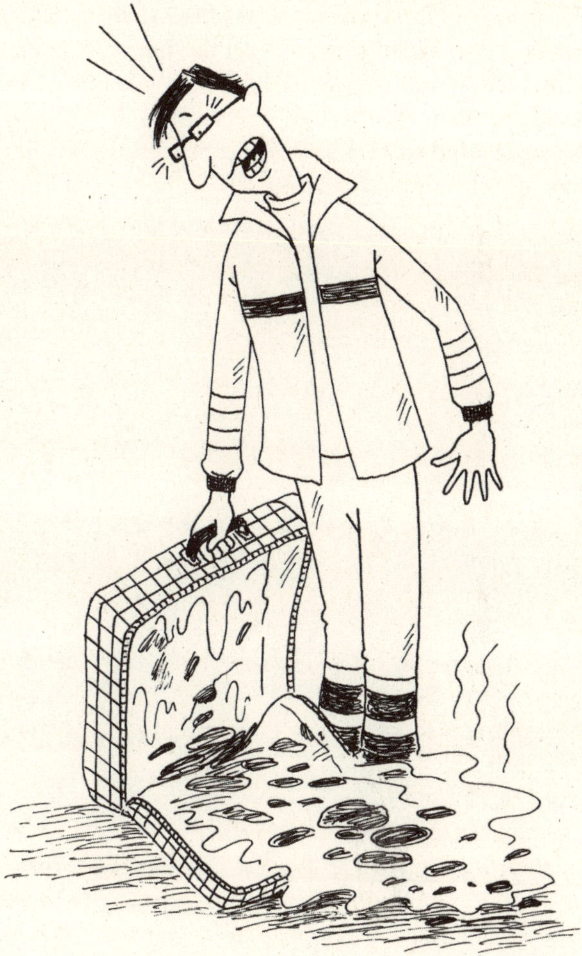

Der Stoffdeckel klappte auf und geschätzte zehn Liter Fäkalien ergossen sich in unterschiedlicher Konsistenz in den Flur.

Notarzt Langer hatte sich ein Herz gefasst und endlich die Beruhigungsspritze abgedrückt. »Wenn der Kerl sich noch mehr aufregt, hat der gleich nen Schlaganfall, von Politik will ich heute auch nix mehr hören, und außerdem will ich raus hier, hier stinkts gewaltig!«, erklärte er seinen medizinischen Eingriff. Er schaute in viele dankbare Augen.

10. NOTFALL

Leidenschaft, die Leiden schafft

Tanzende Stammkunden

Im Grunde bewegen nur zwei Fragen die Menschheit:
Wie hat alles angefangen und wie wird alles enden?

STEPHEN HAWKING

Ein Montagabend im Dezember. Alles begann mit einem Einsatz im Rahmen »relativ harmloser häuslicher Gewalt«. Ich weiß, ein heikles Thema, über das nur hinter vorgehaltener Hand gesprochen wird. Die Ursachen für die gepflegte Schlägerei zu Hause sind vielfältig: Da gibt es die Ohrfeige für nicht erledigte Hausaufgaben, den freundschaftlichen Tritt in den Hintern, denn das Essen steht nicht pünktlich auf dem Tisch, das Oberhaupt der Lebensgemeinschaft fühlt sich womöglich im gewohnten Tagesablauf zwischen Frühstücksfernsehen und Talkshows am Nachmittag von lästigen Fragen zur Haushaltskasse gestört, der Beischlaf wird verweigert usw. Alles Dinge, die den Freiraum des Individuums durch leichtfertiges Handeln der Umwelt so weit einengen, dass nur noch die Sprache der Gewalt verstanden wird.

In unserem Fall ging es um Differenzen bezüglich einer Tanzchoreografie – lateinamerikanische Tänze beinhalten ja bekanntermaßen sehr viel Leidenschaft.

Valeska, eine feurige 33-jährige Portugiesin mit brasilianischen Wurzeln, hatte zugeschlagen. Opfer ihres körperlich zum Ausdruck gebrachten Temperaments war Georg, ein 35-jähriger tanzbegabter Student der Anthropologie. Ich nenne die beiden beim Vornamen. Das ist eher ungewöhnlich, aber angebracht, denn mit Valeska und Georg entwickelte sich sehr schnell eine persönliche Beziehung. Seit diesem denkwürdigen Montagabend im Dezember wurden die beiden zu Stammkunden, die uns eine Vielzahl von Einsätzen ermöglichten, die man sonst nur in schlechten Doku-Soaps erleben darf. Bedanken müssen wir uns auch bei den extrem aufmerksamen Nachbarn, ohne deren Alarmierung wir viele Anekdoten verpasst hätten.

So auch in diesem Fall. Von einem lauten Streit über Schrittfolgen, Ausdrucksformen und die Farbe von Rüschenhemden gestört, fühlte sich Nachbar Drögemann genötigt, einen Blick ins Treppenhaus zu werfen. Blutspuren auf dem Boden und blutige Handabdrücke auf dem Geländer ließen dem Stammzuschauer von *Aktenzeichen XY* keine Wahl. Herr Drögemann eilte in seine Wohnung und drückte die eingespeicherte Notrufnummer 110. Kurze Zeit später trafen Polizei und Rettungsdienst zeitgleich an der Einsatzstelle ein. Gemeinsam begaben wir uns zur Wohnungstür, hinter der laut Angaben des Zeugen Drögemann das Pärchen wohnte. Auch hier waren Blutspuren. Man weiß ja nie, was einen hinter einer blutverschmierten Wohnungstür erwartet. In der Hoffnung, einen Großeinsatz zu provozieren, machte ich den Vorschlag, doch ein Sondereinsatzkommando zu alarmieren. Leider wurde dies ohne Diskussion von Polizeihauptkommissar (PHK) Pole mit einem eindeutigen »Quatsch« abgelehnt. Schade, macht immer ordentlich was her, wenn die gesamte Kavallerie anrückt. Ein weiterer Polizeibeamter klingelte, worauf eine verzerrte Melodie ertönte und wenige Augenblicke später die Tür geöffnet wurde. Zum ersten, aber nicht zum letzten Mal standen wir Valeska und Georg gegenüber. Georg hatte eine bemerkenswerte Platzwunde auf der Stirn, sein ehemals weißes Rüschenhemd sah aus, als hätte man es durch Rohmasse für Blutwurst gezogen. »Wer hat Sie denn gerufen?«, stammelte er.

»Nachbarn. Dürfen wir reinkommen?«, entgegnete PHK Pole knapp und trat in die Wohnung, ohne eine Antwort abzuwarten. Die nun folgende polizeiliche Befragung brachte den Tathergang ans Tageslicht. Während einer Tanzprobe im heimischen Wohnzimmer für die städtischen Meisterschaften war das Tanzpaar in Streit geraten. Die Aussage, Valeska habe bei der Kür zu wenig künstlerischen Ausdruck, hatte zur Eskalation geführt. Schnell war ein Tanzschuh ausgezogen und mit voller Wucht auf Georgs Schädel geschlagen worden, was zu einer Platzwunde geführt hatte. Zunächst wollte Georg sich der Situation entziehen, worauf sich die Auseinandersetzung ins Treppenhaus verlagert hatte – zwei Etagen tiefer hatte er sich aber entschieden, die Emotionalität seiner Partnerin sei berechtigt, und war in der Absicht, sich zu entschuldigen, in die gemeinsame Wohnung zurückgekehrt.

»Wollen Sie Anzeige wegen Körperverletzung erstatten?«, fragte PHK Pole.

»Nein, nein, nein, nicht nötig«, antwortete Georg.

»Gut, dann sind wir weg. Und Sie machen das Treppenhaus sauber, nachdem der Rettungsdienst Sie versorgt hat. Und tschüss.« Mit diesen einfühlsamen Worten verschwand die Polizei.

Die Anwesenheit von Grün-Weiß drückt ja immer ein wenig auf die Stimmung, zumindest bei den Betroffenen. Nach dem Verschwinden der Staatsmacht wurde es gemütlicher. »Wie heißen Sie denn? Wollen Sie etwas trinken? Entschuldigen Sie die Umstände – wir haben ja gar nicht angerufen! Muss ich wirklich mit ins Krankenhaus?«, sprudelte es abwechselnd aus dem Tanzpaar.

»Krankenhaus ist schon sinnvoll – wegen Nähen der Platzwunde, wegen Narbe und so …«, antwortete Hein. Die Fahrt zum Krankenhaus glich einer Kegelfahrt mit Freunden.

»Und das ist so ein Ding, wo die Toten im Fernsehen immer von hochspringen«, erklärte Valeska uns die medizinisch-technische Ausrüstung im Rettungswagen.

Im Krankenhaus St. Maria Hilf angekommen, wurde sogar geflachst.

»Können Sie sich das vorstellen, die Wunde hat er von mir«, prahlte Valeska nicht ohne Stolz in der Stimme.

Die Krankenschwester zog die Augenbrauen hoch. »Und dann begleiten Sie Ihr Opfer noch mit ins Krankenhaus?«

»Wir tanzen zusammen, da erlebt und erträgt man die täglichen Abgründe gemeinsam«, philosophierte Georg. Ein schöner Schlusssatz, dachte ich. Wir verabschiedeten uns und überließen Georg und Valeska der medizinischen Versorgung im Krankenhaus.

Vier Stunden später sahen wir unser Tanzpaar wieder – unentschieden! Der Schmerz in Georg musste tief gesessen haben. Er hatte sich unverzüglich selbst gerächt. Valeska blutete zwar nicht, sah aber trotzdem aus wie gerade von den Klitschkos vermöbelt. Nase und der Bereich des Jochbeins unter dem linken Auge waren stark geschwollen und zum Teil bläulich verfärbt. Valeska saß zusammengekauert in einem Korbsessel und weinte bittere südländische Tränen, was die Schmerzen im Gesicht nur verstärkte. Georg lehnte stark angetrunken an einer Türzarge und lallte: »Wir tanzen unsere Abgründe gemeinsam …«

»Was ist denn jetzt passiert? Vor ein paar Stunden war doch alles geklärt und Friede, Freude, Eierkuchen. Sollen wir noch mal die Polizei rufen?«, fragte ich Valeska, da von Georg keine suffiziente Antwort zu erwarten war.

Valeska klärte uns auf: »Nein, nein, keine Polizei, wir haben nach dem Krankenhaus nur was getrunken und dann unser Tanztraining fortgesetzt. Es war sehr emotional … die Musik, der Tanz, die Stimmung … Alles hatte so eine aggressive Färbung. Ich muss Georg wohl unbewusst provoziert haben …«

»Ich habe mich gerächt!«, brüllte Georg in einer Lautstärke, als hätte er als erster Mensch Feuer entfacht.

»Versuchen Sie statt Tango und Salsa mal Squaredance, ist nicht ganz so leidenschaftlich.« Hein erntete von beiden vernichtende Blicke für diesen Kommentar.

Um die Situation zu entschärfen, wandte ich mich medizinischen Fragen zu. Pupillenkontrolle, kurze neurologische Untersuchung und sanftes Abtasten des Mittelgesichts, um Knochenbrüche auszuschließen, füllten die nächsten Minuten. »Nichts Dramatisches festzustellen, zur Röntgenkontrolle würde ich Sie aber schon gern mit ins Krankenhaus nehmen: reine Routine, nur zur Kontrolle.« Noch bevor Valeska antworten konnte, brach Georg in ein weinerliches Jammern und Lallen aus und versuchte zu formulieren: »Ich komme gemeinsam zu unseren Abgründen ... Wir tanzen zusammen zum Krankenhaus ... Unsere Wunden sind der Spiegel für unseren emotionalen Tiefgang ...« Anschließend stimmte er Freiheit von Marius Müller-Westernhagen an, das ich so schlecht bis dahin noch nie gehört hatte.

»So voll, wie der Kerl ist ... lass ihn uns mitnehmen, im Krankenhaus ist er besser aufgehoben«, schlug ich Hein vor, der auch sofort zustimmte: »Hast recht, sonst sind wir in einer Stunde wegen irgendeinem Scheiß wieder hier. Ich muss langsam mal ins Bett.«

Das Tanzpaar wurde eingepackt und auf dem schnellsten Weg zum St. Maria Hilf befördert. Die Fahrt war unspektakulär. Nur die vielen Bodenwellen förderten Georgs Harndrang. »Ich muss pissen!«, brachte er mühsam hervor.

»Zwei Minuten, und wir sind im Krankenhaus, da haben wir ne vernünftige Toilette«, vertröstete ich ihn. Schließlich hatte ich keine Lust, dass Georg unsere Urinflasche benutzte. Erstens müsste ich die Flasche dann saubermachen, und zweitens traute ich Georg nur die Zielsicherheit einer abgesägten Schrotflinte zu.

Im Krankenhaus angekommen, empfing uns die gleiche Krankenschwester wie zuvor. Nach kurzer inhaltlicher und fachlicher

Übergabe war sie im Bilde. Georg setzte an und sprach extra langsam, um nicht zu lallen: »Können Sie mir ... Ich muss ...« Weiter kam er nicht. Die Krankenschwester mit dem schönen Namen Silke unterbrach ihn barsch: »Für Schläger hab ich erst später Zeit! Setzen Sie sich in den Warteraum!« Sie wandte sich um, nahm Valeska an der Hand und verschwand Richtung Röntgenabteilung. Ich fragte mich, wohl nicht ganz unbegründet, ob hier vielleicht mit zweierlei Maß gemessen wurde.

Hein und ich kümmerten uns um die Dokumentation. Der Bericht war schnell geschrieben und der Fall damit für uns erledigt. Auf dem Weg zum Rettungswagen warfen wir zwecks Verabschiedung noch einen kurzen Blick in den Warteraum. Dort saß Georg mit den Ellenbogen auf den Knien, den Kopf in die Hände gestützt, und brabbelte irgendwelche Gutturallaute. Ein Blick auf den Boden verriet: Er hatte sich erstklassig in die Hose gepisst.

Die folgenden Wochen waren eine Aneinanderreihung von Ruhestörungen, Schlägereien und sonstigen aufsehenerregenden Ereignissen, die immer einem ähnlichen Muster folgten. Erst wurde getanzt, dann gestritten und anschließend geschlagen. Die Polizei war machtlos. Obwohl einmal sogar ein Tanzverbot ausgesprochen wurde und die Einsätze der Polizei mittlerweile kostenpflichtig waren, hörte der Spuk nicht auf. Da Valeska und Georg sich nie gegenseitig anzeigten, fehlte es der Ordnungsbehörde an geeigneter Handhabe. Der Rettungsdienst räumte regelmäßig das Schlachtfeld auf und verfrachtete die beiden meist gemeinsam ins Krankenhaus.

Im weiteren Verlauf wurden die Einsätze aber zunehmend komplizierter: Alkohol und sonstige berauschende Substanzen spielten eine immer größere Rolle. Hatte man sich anfangs wenigstens noch mit einem der beiden unterhalten können, gehörte inzwischen der Verlust des Bewusstseins fest zum Programm.

Beide schenkten sich nichts. Ein ausgeglichenes Gewaltpotenzial sorgte dafür, dass die Opferrolle gleichmäßig verteilt war. Allein Hein und ich wurden innerhalb von zwei Monaten sechsmal zum »Hausbesuch« gerufen – andere Kollegen nicht mitgerechnet. Beim morgendlichen Schichtwechsel kam die Standardfrage: »Und, wart ihr bei Valeska und Georg? Gibts was Neues?« Es gab fast immer etwas Neues.

Ich möchte den Leser nicht mit einem Dutzend Schlägereien nerven, deshalb hier nur ein paar Highlights: Einmal hatte Georg den abgeschlagenen Flaschenhals einer Rotweinflasche sehr dekorativ im Oberschenkel stecken. Ein anderes Mal hatte Valeska sich ein paar so kräftige Ohrfeigen eingefangen, dass sogar ihr Ohrknorpel blau verfärbt war. Da gehört schon was dazu – aber so ein blaues Ohr macht ja auch ordentlich was her. Dass es für Polizei und Rettungsdienst nicht langweilig wurde, dafür sorgten die beiden schon. Unser Tanzpaar hatte noch einiges in petto.

Schritt eins war einfach: Das gesamte Mobiliar der gemeinsamen Wohnung wurde in die Auseinandersetzung mit einbezogen. Sie wissen schon, fliegende Teller, zerrissene Bücher. Es wurde in die frisch gefaltete Bügelwäsche Pipi gemacht, Festplatten wurden gelöscht und Ähnliches.

Schritt zwei war schon etwas dramatischer. Abwechselnd wurde nun mit Selbstmord gedroht. Georg hatte einmal, um seiner Absicht Nachdruck zu verleihen, acht Abführtabletten geschluckt. Die Folgen möchte ich mir gar nicht vorstellen. Da die Ernsthaftigkeit der Suizidabsichten nicht immer ausgeschlossen werden konnte, landeten Valeska und Georg mehrmals kurzfristig in der Psychiatrie.

Schritt drei bestand darin, nach Ankündigung des Selbstmordes per Notruf nicht mehr die Tür zu öffnen. Dies führte dazu, dass nach Polizei und Rettungsdienst nun auch die Feuerwehr auf den Plan gerufen wurde. Die Tür der immer noch gemeinsamen Wohnung wurde mehrmals unsanft aufgebrochen, um die vermeintlich Lebensmüden zu retten. Mit Türen-Eintreten à la Actionheld kam man hier nicht weit. Die Tür war zu stabil,

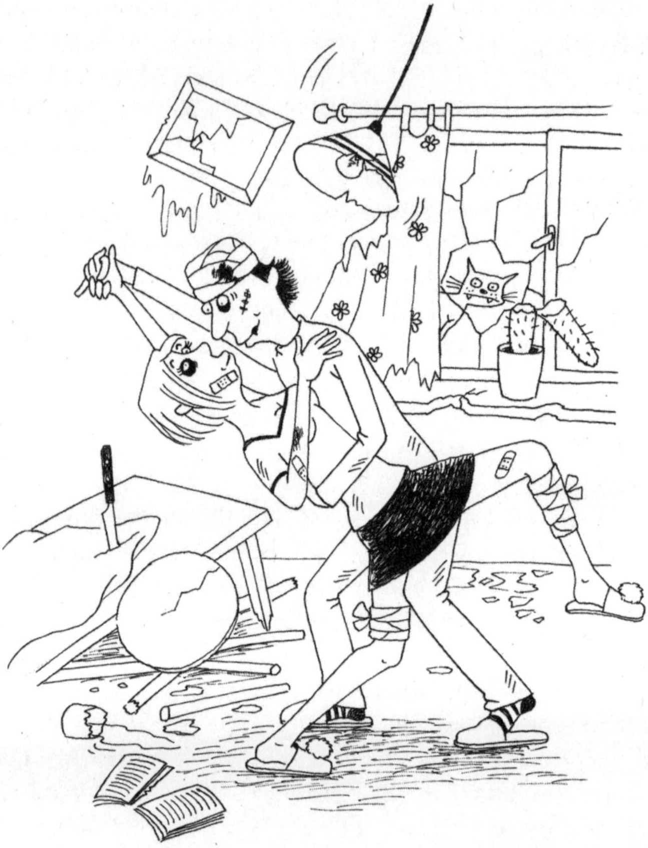

Das gesamte Mobiliar der gemeinsamen Wohnung wurde in die Auseinandersetzung mit einbezogen. Sie wissen schon, fliegende Teller, zerrissene Bücher.

auch die Feuerwehr musste schon ihr ganzes Repertoire an Aufbruchwerkzeug zum Einsatz bringen. Die ganzen Aktionen hinterließen natürlich Spuren. Die Tür sah aus, als ob die CIA dort alle zwei Tage eine Terrorzelle ausheben würde. Man kann sich vorstellen, wie Valeska und Georg auf der Beliebtheitsskala der Nachbarn und des Hausmeisters stiegen.

Stellen Sie sich vor: Sie haben in dieser Woche Putzdienst im Treppenhaus, die letzten Wasserschlieren trocknen, der Feudel ist schon weggeräumt, als plötzlich fünf Mann im vollen Ornat mit Lederstiefeln und Werkzeugkoffer durch ihr frisches, Orangenduft versprühendes Werk rennen. Da wären Sie doch auch begeistert, nicht wahr? Oder Sie sind Schichtarbeiter und haben sich um 7:30 Uhr mühsam mit vier Flaschen Bier in den Schlaf gesoffen. Ein Geräusch, mit dem Sie nicht gerechnet haben, weckt Sie jäh aus ihren bierseligen Träumen. Eine Fräse entfernt gerade mit etwa 140 Dezibel den Zylinder aus dem Türschloss Ihres Nachbarn. Da steht man doch fröhlich auf und schaut nach, ob man helfen kann. Das große Finale, die Krönung aller Einsätze für alle Beteiligten, geschah aber an einem sonnigen Morgen im März.

Es war ein Freitag, traditioneller Putztag auf den meisten Feuer- und Rettungswachen in Deutschland. Mit zwei Kollegen kehrte ich gemeinsam die Fahrzeughalle, als der Alarm ertönte: Feuer, verdächtiger Rauch aus der dritten Etage, Brauereistraße 5. Diese Adresse war auf unserer Wache niemandem mehr unbekannt, in der Brauereistraße 5 wohnten Valeska und Georg. Auch dritte Etage passte. An diesem Tag besetzte ich keinen Rettungswagen, sondern war Teil unseres sogenannten Angriffstrupps auf dem Löschfahrzeug. Für den Laien: Der Angriffstrupp, das sind die zwei armen Schweine, die richtig schwitzen müssen. Mit Atemschutzgerät auf dem Rücken sowie mit Schlauchleitung und Feuerwehraxt bewaffnet, bildet man quasi die Speerspitze des Löschangriffs. Aus allen Richtungen strömten Kollegen in die Fahrzeughalle: Der gesamte Löschzug, bestehend aus einem Löschfahrzeug, einer Drehleiter und einem Tanklöschfahrzeug, war alarmiert. Nach weniger als sechzig Sekunden verließen wir die Wache. Zur Eigensicherung und gegebenenfalls Patientenversorgung begleitete uns auch noch ein Rettungswagen. Zählen wir kurz zusammen: Vier Fahrzeuge donnern jetzt schon mit Tatütata durch die Stadt. Unterwegs gesellten sich noch zwei Streifenwagen zu unserem kleinen Tänzerrettungskonvoi. Während der Fahrt wurde kurz die Einsatztaktik oder auch »kalte Lage« besprochen, das heißt, man fasst zusammen, was man über das jeweilige Objekt weiß, wer welche Aufgaben übernimmt, mit welchen Gefahren zu rechnen ist usw.

Bei Valeska und Georg war mit allem zu rechnen. Jupp, mein Kollege im Angriffstrupp, meinte trocken: »Die werden sich doch nicht angezündet haben, die Bekloppten.« Sofort erschien vor meinem geistigen Auge ein brennendes Tanzpaar, das, bestehend aus menschlichen Fackeln, hell lodernd, leidenschaftlich und elegant im Walzerschritt durch die Brauereistraße jagt. Der Löschzug bog in die Brauereistraße ein, keine Zeit mehr zum Träumen, nur noch wenige Meter, und die ersten 17 Tonnen Feuerwehr bremsten abrupt ab. Türen flogen auf, Feuerwehrleute sprangen aus den Fahrzeugen und bauten einen Löschangriff auf, die Drehleiter ging in Stellung, ich warf einen Blick nach oben zur dritten Etage. Tatsächlich, kleine grau-schwarze Rauchfahnen zogen aus einem gekippten Fenster. Jupp und ich betraten als Angriffstrupp, gefolgt von unserem Abmarschführer Gerd, das Treppenhaus. Es war rauchfrei. Also hoch zur Wohnung von Valeska und Georg – hoffentlich sind die beiden nicht zu Hause, dachte ich. Im Schlaf an einer Kohlenmonoxidvergiftung jämmerlich zu ersticken, das wäre kein standesgemäßer Abgang für die beiden. Ein Salsatanz auf einem Lava speienden Vulkankrater, das wäre was, falsche Schrittfolge mit gemeinsamem Sturz in die Lava und das Ganze live auf *Tanz-TV*, das hätte Stil!

Wir klingelten Sturm und »klopften« mit der Axt an die Tür. Ein leises »Hier« war zu hören, sonst nichts – die Tür blieb verschlossen.

»Rein da, Leute raus und Feuer aus – ich warte draußen«, so lautete der kurze, knappe Einsatzbefehl von Gerd. Die Lage in der Wohnung schien dramatisch zu sein, wir schlossen unsere Atemschutzgeräte an unsere Atemschutzmasken an und verloren keine weitere Zeit. Ein Gutes hatte das ständige Aufbrechen der Wohnung gehabt: Die Tür war reif – mit dem erlösenden Geräusch von berstendem Holz öffnete Jupps Schuhgröße 45 die Wohnungstür. Sofort drang uns Rauch entgegen, nicht wirklich dicht, eher wie zäher Nebel. Auch fehlte die Hitze, die man eigentlich bei einem Wohnungs- oder Zimmerbrand erwarten würde. Wie dem auch sei – Menschenrettung ist unsere oberste Aufgabe, die Wohnung musste nach Valeska und Georg durchsucht werden, später würden wir uns um den Brandherd kümmern.

»Hallo, Valeska, Georg, wo seid ihr?«, brüllte Jupp gedämpft durch seine Atemschutzmaske. Diesmal keine Antwort. Ein wenig fühlte ich mich ans Versteckspiel in Kindertagen erinnert. Weil unser Tanzpaar meistens nachtaktiv war, vermuteten wir die beiden zu dieser Uhrzeit im Schlafzimmer. Uns war der Grundriss der Wohnung ja bestens bekannt, wir brauchten nicht lange zu suchen: Durch den kleinen Flur, vorbei an den lebensgroßen Postern von südamerikanischen Tangoprofis und dann links – die Tür war nur angelehnt. Ein Stoß mit der Axt, und sie war offen. Auch hier eine Mischung aus Rauch und Nebel. Durch das Öffnen der Wohnungstür und die gekippten Fenster war ein Sog entstanden, sodass langsam die Sicht klarer und eine Silhouette erkennbar wurde. Da stand Georg. Halb gekrümmt und hustend, als würden seine Lungenlappen gleich einen Weg nach draußen finden, fuchtelte er mit einer Zimmergießkanne herum, aus der er sinnlos Wasser auf das Bett verteilte. Georg war am Ende seiner Kräfte. Seine Löschversuche waren nicht nur sinnlos, sondern auch in hohem Maße lebensgefährlich. Es kokelte zwar lediglich das Bett, aber mit der Daunenfüllung in Kissen und Decken hatte es ordentlich geraucht. Mit zwei Sprühstößen aus unserem Strahlrohr war die Feuersbrunst schnell gelöscht.

»Wo ist Valeska?«, brüllte ich Georg an. Er war nicht in der Lage zu antworten, permanentes Husten hinderte ihn daran, sich in irgendeiner Form zu artikulieren. Wild fuchtelte er mit den Armen und deutete immer wieder ins Schlafzimmer, aber offensichtlich war seine Tanzmaus nicht im Schlafgemach gewesen, als das Feuer ausgebrochen war. Wir durchsuchten auch den mittlerweile fast rauchfreien Rest der Wohnung, aber keine Spur von Valeska. Mit Verdacht auf Rauchgasvergiftung brachten wir Georg ins Freie und übergaben ihn dem Rettungsdienst.

Gerd kam auf uns zu: »Und, wie sieht es aus?« Wir zogen unsere Atemschutzmasken, in Fachkreisen auch »Schnüffelstück« genannt, aus, um uns besser unterhalten zu können. Kommunikation unter Atemschutz, am besten noch mit Funkgerät, ist manchmal wie »Stille Post« im Kindergarten. »Brandherd war wohl isoliert auf das Bett, Ursache unklar, Georg haben wir gerade noch rechtzeitig bei Löschversuchen gefunden, von Valeska keine Spur«, fasste Jupp unsere bisherigen Erkenntnisse zusammen.

»Gut, dann gehen wir noch mal gemeinsam hoch und schauen nach verbliebenen Glutnestern«, sagte Gerd, drehte sich um und war schon auf dem Weg. Im Schlafzimmer angelangt, ließen wir das Chaos kurz auf uns wirken. Alles war vom Rauch gräulich verfärbt. Es herrschte Unordnung: Bier- und Schnapsflaschen lagen herum, ein riesiger Haufen Bettzeug blockierte den freien Zugang zum Bett, ein eingerissenes Poster hing von der Wand, darauf der schöne Satz: »Flieht, ihr Narren – hier wird gefoltert und geköpft.«

Schmutzwäsche und verdorrte Zimmerpflanzen waren eine beeindruckende Symbiose eingegangen, kurz, es war richtig gemütlich. Gerd interessierte sich besonders für das Bett. In der Mitte stand eine offensichtlich umfunktionierte Klangschale. Darin befanden sich Reste von Kohlen und Räucherstäbchen, die in Löschwasser schwammen. Um die Schale herum war ein tief in die Matratze eingebrannter schwarzer Kranz. »Da haben wir wohl die Ursache«, mutmaßte Gerd. »Was haben die beiden hier veranstaltet? Heidnische Tanzrituale, Rauchopfer zur Besänftigung der Götter oder was? Ist auch scheißegal, schnapp dir die Axt und hau das Bett kurz und klein und dann noch mal Wasser drauf, ich hab keinen Bock auf irgendwelche Glutnester im Bettgestell oder Parkettboden.« Das brauchte er mir nicht zweimal zu sagen. »Bett kurz und klein schlagen«, wiederholte ich leise mit einem sanften Lächeln auf den Lippen. Ich war ja nur Befehlsempfänger – schnell war die Feuerwehraxt aus dem Flur geholt. Mit vereinten Kräften wurde die Matratze an die Wand gelehnt, dann begann ich mein zerstörerisches Werk. Der Lattenrost splitterte filmreif, Holzsplitter verteilten sich im gesamten Schlafzimmer, auch der Rahmen des Bettes leistete nur geringe Gegenwehr. Das sind die Momente, in denen Feuerwehrleute wirklich Spaß an der Arbeit haben. Verstehen Sie mich nicht falsch – wir haben das Bett ja nicht angezündet. Aber welcher Normalsterbliche darf schon ungestraft Türen eintreten oder knacken und anschließend mit einem Wasserschlauch bewaffnet, falls nötig, Ihre Wohnung fluten, um dann zur Krönung noch Ihr Bett zu zertrümmern? Die meisten Leser haben als Kind von solchen oder ähnlichen Dingen geträumt. Halten Sie mich für krank oder gestört – aber solange keine Menschen dabei zu Schaden kommen, macht mir so was Spaß.

Während ich also gewissenhaft meiner Aufgabe nachging und das Bett wirklich kurz und klein schlug, nahm ich im Augenwinkel eine Bewegung wahr. Der Haufen Bettzeug hatte sich bewegt. Da, tatsächlich, fast wie bei einer Geburt kam langsam ein Kopf zum Vorschein. Die Haare erkannte ich sofort, es war Valeska, eingerollt ins Bettzeug. Parallel zu dieser Wahrnehmung sauste die Axt erneut ins Holz. Ich hatte bereits ausgeholt und keine Chance mehr, die Bewegung zu stoppen. Mit einem lauten – »Schnnaaafff« – erfuhr das Holz die gewünschte Kaltverformung.

Valeskas Kopf verschwand blitzartig zwischen zwei Kopfkissen, ähnlich einer Schildkröte, die Gefahr wittert. Die Axt ließ ich im Holz stecken. Es herrschte Ruhe. Einen Augenblick später kam der Kopf wieder ans Tageslicht. Ich blickte in völlig zugekiffte, rot unterlaufene Augen. Valeska war so zugedröhnt, dass ganz Jamaika neidisch wäre. Leer und ziellos wanderte ihr Blick durchs Schlafzimmer, so, als müsse sie erst die Schärfe einstellen. Sie schien einen schlechten Trip erwischt zu haben, jedenfalls blieben ihre Augen an mir hängen, woraufhin sie hilflos durch die Wohnung rief: »Georg, warum sind die Männer hier? Die Männer! Wer sind die Männer?«

Malen Sie sich dieses Bild in bunten Farben vor Ihrem geistigen Auge aus: Sie sind Berufsfeuerwehrmann und machen gerade aus einem angekokelten Doppelbett Kleinholz, als ein bekiffter sprechender Haufen Bettzeug Ihnen die Seinsfrage stellt und wissen will, wer Sie eigentlich sind und warum Sie dort sind.

Auch Valeska wurde dem Rettungsdienst zugeführt, sie war zwar etwas hysterisch und weinte leidenschaftliche, dicke südländische Tränen, aber schließlich hatte sie auch einen schweren Start in den Tag gehabt. Wir packten unser Material zusammen, der Rettungsdienst war schon über alle Berge, und die Polizei hob die Straßensperrung wieder auf. Fast so, als wäre nichts gewesen. Während der Rückfahrt zur Wache lief im Radio das schöne Lied *How can we sleep while our beds are burning.*

(Bis hierhin hat Sie die Geschichte vielleicht amüsiert, vielleicht haben Sie mal geschmunzelt oder sogar herzhaft gelacht, aber zartbesaitete oder zur Melancholie neigende Menschen verlassen jetzt besser den Tanzsaal: Valeska und Georg haben im Abstand von zwei Tagen, in genannter Reihenfolge, mit Alkohol und Medikamenten ihrem Leben ein vorzeitiges Ende gesetzt.)

11. NOTFALL

Von Pilzen, Fröschen und anderen Dingen

Keine Macht den Drogen

Irrend lernt man.

JOHANN WOLFGANG VON GOETHE

Es war im Wonnemonat Mai, als uns ein Notruf in ein kleines Hotel am äußersten Stadtrand beorderte. Die Anfahrt zur Einsatzstelle würde mindestens acht bis zehn Minuten in Anspruch nehmen, aber Hein und ich genossen die Fahrt. Es war Sonntagnachmittag, kaum Verkehr auf der Straße, ein laues Lüftchen blies durch das heruntergekurbelte Fenster, hier und da standen Kühe auf der Weide, und auf Wiesen und Feldern spross die Saat. Wäre nicht ein Notruf Grund für unsere Unternehmung gewesen, man hätte es für einen Frühlingsausflug halten können.

Unser Einsatzort war in einem Stadtteil mit dörflichem Charakter, der infrastrukturell in der Vergangenheit eher vernachlässigt worden war. So richtig wollte die Ansammlung von circa 250 Häusern nicht zum Rest der Stadt passen. Die Straßen waren in schlechtem Zustand, und ein marodes Hallenbad wurde nicht saniert, sondern ersatzlos abgerissen. Außer einer Bäckerei und einem Eisenwarenhandel hatte kein Geschäft des täglichen Bedarfs die Landflucht überlebt. Wirtschaftlicher Leuchtturm war das Hotel Kupferkessel, das früher mal als Privatbrauerei betrieben worden war. Jeder, der einmal dort übernachtet hat, fragt sich, wie dieses Relikt der Gastlichkeit bis heute bestehen konnte. Persönlich frage ich mich auch, wer überhaupt dort übernachtet. Bewohner des Dorfes werden sich kaum hundert Meter weiter ins Hotel legen, Geschäftskunden möchte ich ausschließen, und Firmen, die Monteure unterbringen müssen, sind gleichfalls nicht vorhanden. Wie dem auch sei: Diese volkswirtschaftliche Totgeburt eines Hotels war unsere Einsatzstelle.

Wir betraten den Eingangsbereich; hinter dem Empfangstresen erwartete uns der Inhaber persönlich. Ein Kerl wie ein Baum, der einen Großteil seiner Haarpracht bereits verloren hatte und dessen Gesicht von einer dicken roten großporigen Nase dominiert wurde. »Lempel mein Name. Bitte folgen Sie mir, wir haben da einen ungelösten Sachverhalt mit einem unserer Gäste«, nuschelte Herr Lempel, um Diskretion bemüht.

»Sag mal, Hein, meine ich das nur, oder hat der Kerl gesoffen?«, raunte ich Hein fragend zu.

»Wer Sorgen hat, hat auch Likör!«, flüsterte dieser vielsagend ein Zitat von Wilhelm Busch in mein Ohr, während wir Herrn Lempel folgten. Kurze Zeit später standen wir vor Zimmer 61.

»Ne Primzahl!«, erklärte ich spontan und ohne jeden Zusammenhang.

»Da drin!«, beschied uns der Hotelinhaber knapp, schloss die Tür auf und verließ ohne ein weiteres Wort den Flur. Für einen Moment schauten wir ihm verdutzt hinterher, um dann unsere Blicke durch das Zimmer schweifen zu lassen.

Es war ein kleiner Raum, maximal 15 Quadratmeter. Das Bett ragte halb in unser Sichtfeld, und behaarte Beine kämpften strampelnd mit einem dünnen weißen Laken. Das Zimmer selbst war trist, aber funktional eingerichtet: Tisch, Stuhl, Bett, Schrank, fertig war das Himmelreich. Das Fenster war mit einer von Nikotin vergilbten Gardine geschmückt, und in einer Ecke lag eine gefaltete Rosshaardecke mit der Aufschrift »Eigentum der NVA«. Unser Patient lag anscheinend schlafend auf dem Bett, wälzte sich aber wild von rechts nach links und wieder zurück. Unverständliche Wortfetzen und verschiedenartiges Stöhnen untermalten die Szenerie.

»Dann wollen wir mal!«, sagte Hein und rüttelte unseren Patienten mit den Worten »Tach auch, Rettungsdienst!« unsanft an den Schultern. Wie aus schlechten Träumen erweckt, schreckte der junge Mann hoch, schaute uns mit weit aufgerissenen Augen an und sprach ehrfurchtsvoll: »Wahnsinn! Eben die Schneekönigin mit ihrem Kerkermeister und jetzt ein Außenteam vom Raumschiff Enterprise!«

»Wie bitte?«, fragten Hein und ich wie aus einem Mund. Der junge Mann brauchte eine Weile, um sich zu orientieren. Wortlos saß er im Bett, schaute sich um und machte dabei den Eindruck, dass langsam, aber sicher seine fünf Sinne zu ihm zurückkehrten. »Heftig, das Zeug, hätte ich nicht gedacht, macht richtig bunte Bilder im Kopf!«, entfuhr es unserem Patienten.

Hein nahm erneut Anlauf zur Kontaktaufnahme: »Guten Tag noch mal, Rettungsdienst, dürfen wir Sie kurz körperlich untersuchen?«

»Ja sicher, der Wissenschaft darf man nicht im Weg stehen, tun Sie sich keinen Zwang an!« Unser Patient ließ sich erschöpft ins Kopfkissen fallen. Es folgte eine Reihe von Routineuntersuchungen, die aber alle ohne nennenswerte Befunde blieben. Wir bombardierten den gerade Erwachten mit Fragen: »Wie ist eigentlich Ihr Name? Und was meinten Sie eben mit ›heftig, das Zeug‹? Was für ›Zeug‹ denn? Drogen? Wenn ja, welche?«

»Langsam, langsam!« Es setzte eine Denkpause ein. »Mein Name ist Hanf, Franck Hanf, der Name ist Programm, ich experimentiere mit alternativen Natursubstanzen, aber nennen Sie mich ›The Frog‹, das ist mein Szenename, verstehen Sie?«, fuhr Herr Hanf – The Frog – in sprachlicher Zeitlupe fort.

»Aber das ist doch nicht legal, geschweige denn gesund!«, bemerkte Hein in vorwurfsvollem Tonfall. Franck verzog angewidert das Gesicht: »Legal, legal, gesund, gesund – was für hässliche Worte! Es gibt Schwarz. Es gibt Weiß. Aber es gibt unendlich viele Stufen von Grau, verstehst du? Das mit dem ›gesund‹ ist ja noch bekloppter, heute ist niemand mehr gesund. Die Schafe der Herde sind höchstens unzureichend untersucht. Eh, hör auf, Alter, jede Hochkultur hatte ihre Drogen, Inkas, Mayas, Griechen, Römer. Aber nicht missverstehen, eh, Kokain, Heroin und der ganze harte Scheiß, das kannst du alles verbrennen. Macht die Birne bräsig, verstehst du. Natur, Natur muss es sein, Bewusstseinserweiterung, Alter, darum geht es.«

»Und was haben Sie da so alles experimentell herausgefunden?«, fragte ich interessiert.

»Herausgefunden ist das richtige Wort!«, fuhr The Frog in angeberischem Tonfall fort. »Ihr wisst gar nicht, wen ihr vor euch habt, ich bin ein Pionier der Szene. Ich war der Erste, der im Marihuanadreieck Aachen – Köln – Düsseldorf südamerikanische Frösche abgeleckt hat. Natürlich nur die Weibchen. Da blitzt und knallt es in der Birne. Ja! Jetzt wüsstet ihr gerne die genaue Froschsorte, nicht wahr?! Bleibt aber mein Firmengeheimnis, jedenfalls kommt daher mein Szenename!«

»Was Sie nicht sagen«, kommentierte Hein ironisch.

»Egal, danach hab ich mich mit Aphrodisiaka beschäftigt, die man aus Gewürzen oder Früchten gewinnt: Ich sag nur Muskat! Rauchbare Pflanzen und magische Pilze gehören natürlich auch zu meinem Repertoire. Aber da muss man aufpassen. Das meiste Zeug ist genmanipulierte Scheiße. Aber der Kenner weiß, wo es noch pure Natur gibt!« Franck deutete euphorisch mit beiden Daumen auf seine Brust.

»Und welcher völlig natürlichen Substanz haben wir unseren Besuch hier und heute zu verdanken?«, fragte ich neugierig.

Sein misstrauischer Blick wanderte zwischen Hein und mir hin und her. »Ihr könnt aber den Mund halten, oder? Ich bin erst am Anfang meiner Forschungen auf dem Gebiet. Ich hab keinen Bock, dass irgendein anderer Kiffer meinen Ruhm erntet. Ich hab nen Ruf zu verlieren.«

»Klar, keine Sorge«, versuchte ich Franck von unserer Vertrauenswürdigkeit zu überzeugen, »wir sind doch Brüder im Geiste!«

»Also gut.« Ein letzter durchdringender Blick prüfte uns. »Kuhscheiße! Kuhscheiße ist das natürliche Halluzinogen der Zukunft. Überall auf der Welt beschaffbar, in ausreichenden Mengen vorhanden. Und das Beste: Das Zeug ist nirgendwo illegal.«

Angepisst unterbrach ich unseren Patienten: »Freundchen, bis hier war es witzig. Aber verarschen kann ich mich schon ganz allein, da brauche ich keine Haschtüte wie dich dafür. Kuhscheiße! Hat man so ne Scheiße schon gehört!«

Frank hielt lauthals dagegen: »Jaja, so reagieren die Zweifler und Verblendeten immer. Wenn alle so denken würden, dann würden sie heute noch predigen, dass die Erde eine Scheibe ist. Kuhscheiße enthält, wenn sie frisch ist – und das ist entscheidend –, halluzinogene Gase. Wenn man die einatmet, gehts auch schon los. Eben auf der Wiese hinter dem Hotel hab ich mir nen ganz frischen Schiss besorgt, bin dann hoch aufs Zimmer, um mich selbst zu beobachten. Ich zieh das Laken weg, und da liegen da Bücher von mir, die ich mitgebracht habe. Ich hab mich erschrocken, ich denk, da liegt mein weißes Betttuch, aber da liegen plötzlich Bücher. Kannst du dir nicht vorstellen, Alter, die Bücher springen mich an! Also die Farben, die Farben kommen auf mich zu, in verschieden großen Quadraten. Die bilden quasi ein neues Bild. Also die Quadrate sind verschieden groß, und jetzt kommt es, die Quadrate sind auch verschieden hoch, je nach Farbe! Verstehst du? Gleiche Farbe – gleiche Höhe. Das

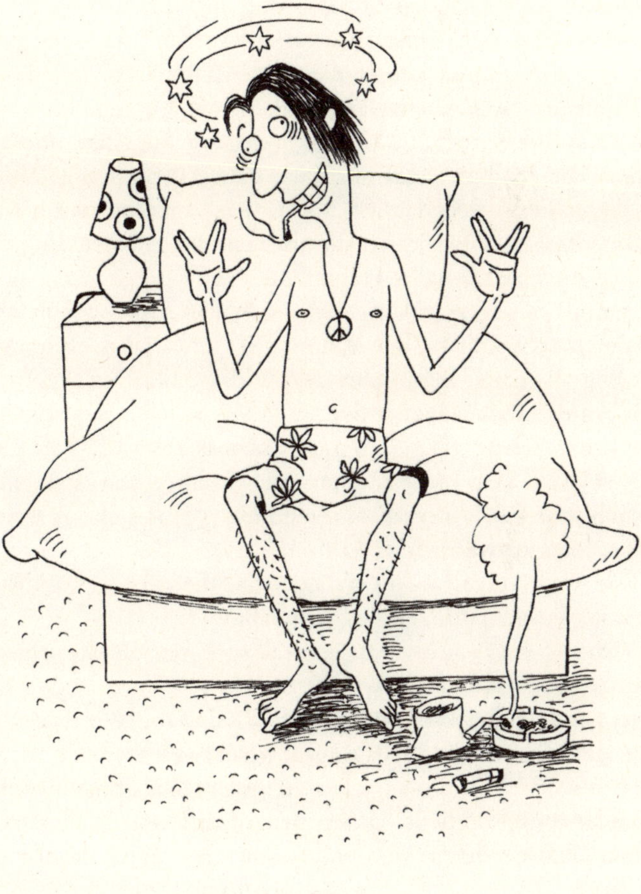

»Kuhscheiße! Kuhscheiße ist das natürliche Halluzinogen der Zukunft. Überall auf der Welt beschaffbar, in ausreichenden Mengen vorhanden. Und das Beste: Das Zeug ist nirgendwo illegal.«

bedeutet, und ich habe es entdeckt, Farben haben eine jeweils spezifische Geschwindigkeit, mit der sie sich auf mich zubewegen. Und der Wahnsinn kommt noch! Das Bild bleibt trotz der Höhenunterschiede die ganze Zeit scharf. Ich glaube, der Kontrast zwischen weißem Laken und buntem Buch verstärkt den Effekt noch, quasi als Katalysator. So, Alter, und jetzt kommst du! Ich hab sogar noch was dabei! Pröbchen gefällig?« Mit dieser Frage beendete Franck seinen Monolog und griff in die Innentasche seiner Jacke, die an einem Bettpfosten hing.

Seine zur Faust geballte Hand kam wieder zum Vorschein. Sie war gefüllt mit einer modrig erdigen Masse. Der Duft frischen Kuhdungs schwängerte den Raum, auf Hein und mich hatte es allerdings keinerlei berauschende Wirkung. Eher im Gegenteil. Hein brauste auf: »Du alte Sau, pack die Scheiße weg, das will doch keiner sehen, ich glaub, mich holen se ab!«

Franck ließ sich nicht beirren: »Ich mach gleich noch einen Versuch, wie die Wirkung sich gestaltet, wenn man das braune Gold wieder aufwärmt.«

»Wie wäre es, wenn du dir erst mal die Hände wäschst?«, fragte ich Franck, um Zeit zu gewinnen.

»Wenn es euch glücklich macht.« Franck marschierte schulterzuckend ins Bad seines Hotelzimmers.

Hein und ich hielten währenddessen Kriegsrat. Wir waren uns einig, dass es völliger Blödsinn sei, frischer Kuhscheiße irgendeine Rauschwirkung abgewinnen zu wollen. Die Frage war eher: Wo wäre unser Patient, dem offensichtlich eine dramatische Anzahl Gehirnzellen abhanden gekommen war, am besten aufgehoben?

»Ich tippe auf drogeninduzierte Psychose. Der hat irgendeinen anderen Mist eingeworfen – LSD, Überdosis Psychopharmaka oder sonst ne chemische Keule. Die Suchtabteilung einer Psychiatrie wäre gut«, mutmaßte Hein. Da ich keinen besseren Vorschlag hatte, stimmte ich ohne Widerrede zu.

Der Rest der Geschichte ist schnell erzählt. Unter dem Vorwand, wir würden einen Ort kennen, in dem die Kühe noch besseren Stoff scheißen, luden wir The Frog zu einem Ausflug ein.

Seine Begeisterung kannte keine Grenzen, unter dem Schlachtruf »Gib mir fünf!« waren Hein und ich gezwungen, in die eben noch mit Kuhscheiße beschmierte Hand einzuschlagen. Hein ging zum Rettungswagen vor, um per Funk unauffällig den Transport in eine dreißig Kilometer entfernte Suchtklinik zu organisieren. Während der Fahrt lernte ich viel über Naturdrogen. »Wussten Sie, dass die Nützlichkeit der Hanfpflanze absichtlich durch Lobbyisten wider besseres Wissen abgestritten wurde? Wussten Sie, dass man bestimmte Naturdrogen als Basis für moderne Narkosemedikamente verwendet?«

Solche und andere Weisheiten musste ich mir über eine halbe Stunde lang anhören. Ob richtig oder falsch, beim Erreichen unseres Ziels war ich geringfügig genervt. Die Übergabe des Patienten gestaltete sich nach Erläuterung aller Einzelheiten unproblematisch. Das ist keine Selbstverständlichkeit. Gerade Psychiater diskutieren gern, ob sie zuständig sind und ob eine Unterbringung in der Psychiatrie wirklich notwendig ist. In diesem Fall war alles in Ordnung, der Einsatz war erfolgreich abgeschlossen, der Zustand des Patienten hatte sich nicht verschlechtert, und der Patient war einer geeigneten Versorgung zugeführt worden.

Zwei Monate später: Hein und ich saßen in einem Seminar, um unserer jährlichen Fortbildungspflicht Genüge zu tun. Thema: »Trends in der Drogenszene«. Der Dozent berichtete den halben Tag über diverse chemische Derivate des Opiums, um am Schluss der Vorlesung noch einen »neuen Exoten« zu beleuchten.

»Sie werden es nicht glauben, meine Herren, aber frischer Kuhmist erfreut sich neuerdings großer Beliebtheit in der Naturdrogenszene!« Ein ausführlicher Vortrag zu diesem Thema, gespickt mit vielen theoretischen Fakten, begann, aber Hein und ich schauten uns nur verzweifelt an. Hein kommentierte trocken: »Es gibt nichts, was es nicht gibt.«

12. NOTFALL

Die Schnauze voll

Englisch für Fortgeschrittene

Wie lächerlich und weltfremd ist der,
der sich über irgendetwas wundert,
das im Leben vorkommt.

MARK AUREL

Da der Mensch sich selbst selten genug ist, versuchen viele Individuen, als etwas Besonderes zu erscheinen. In der Tat hat der Drang, sich selbst zu verschönern, historische Wurzeln, die ubiquitär verbreitet sind. Seien es die Körperbemalungen irgendwelcher Urvölker oder die Verzierung des eigenen Antlitzes mit Knochen, Ringen oder Ähnlichem. In der heutigen Zeit ist das Angebot an Möglichkeiten, sich selbst aufzumotzen, natürlich ungleich größer als jemals zuvor.

Es fängt harmlos an: Das Ankleben von aufwendig designten Plastikschäufelchen an die Fingernägel oder das Färben und Verlängern der Haare werden als völlig normal empfunden. Auch die Segnungen der modernen plastischen Chirurgie werden weitgehend akzeptiert. Tattoos gehören schon zum guten Ton, auch wenn manche Rose besser im Verborgenen geblüht hätte und mancher Delfin besser nie wieder zum Atmen an die Oberfläche gekommen wäre. Wenn man keine Narben hat, ist man sowieso langweilig, und jeder noch so ausgefallene Kleidungsstil wird als Mittel des persönlichen Ausdrucks definiert. Wenn man wie Hein und ich im Rettungsdienst tätig ist, wundert man sich irgendwann nur noch über wenige Dinge. Ein tätowierter pokerspielender Säugling auf dem Bauch einer werdenden Mutter hätte vor zehn Jahren noch Aufsehen erregt, heute lächelt man nur noch müde. Piercings möchte ich gar nicht näher erwähnen, und auch andere Kunststoff- und Metallimplantate finden mittlerweile immer weitere Verbreitung. Wenn man heute etwas Besonderes mit sich anstellen will, dann muss es schon ein Brandzeichen oder ein dauerhaft am Geschlechtsteil angebrachtes Gewicht sein.

Unser Patient hatte eine weitere Spielart der Persönlichkeitsgestaltung erwählt. Er hatte sich offenbar entschieden, ein Vampir zu sein. Zu diesem Zweck hatte er die oberen Eckzähne (oben links 13 und oben rechts 23) spitz abfeilen lassen. Nein, es war kein Plastikgebiss, nein, es war keine Variante der Natur, hier hatte deutlich erkennbar ein wahnsinniger Dentist seine Finger im Spiel gehabt.

Aber lassen Sie mich chronologisch berichten. Bei unserer Ankunft stand unser Patient noch auf seinen eigenen Beinen, allerdings nur für wenige Sekunden. Es war ein sonniger Morgen im frühen Juni, am Ufer eines künstlich angelegten Kanals inmitten der Stadt. Hein und ich liefen durch dünne Dunstschwaden auf einen jungen Mann zu. Kurz bevor wir ihn erreichten, fiel er auf die Knie. Seine Hände umfassten seine Kehle, als auch der Oberkörper leblos in sich zusammensackte. Hein erreichte unseren Patienten als Erster, sofort überprüfte er den Mundraum auf Fremdkörper und anschließend die Qualität der Vitalfunktionen. Die Resultate waren nicht zufriedenstellend. Ohne den Hauch von Bewusstsein, mit stark eingeschränkter Atmung und rasendem Puls lag der junger Mann in Heins Armen. Schnell drehten wir unseren Patienten auf den Rücken und überstreckten den Kopf, um die Atemwege zu sichern. Ein merkwürdiges Geräusch war während der Einatmung zu hören, dann setzte die Atmung ganz aus.

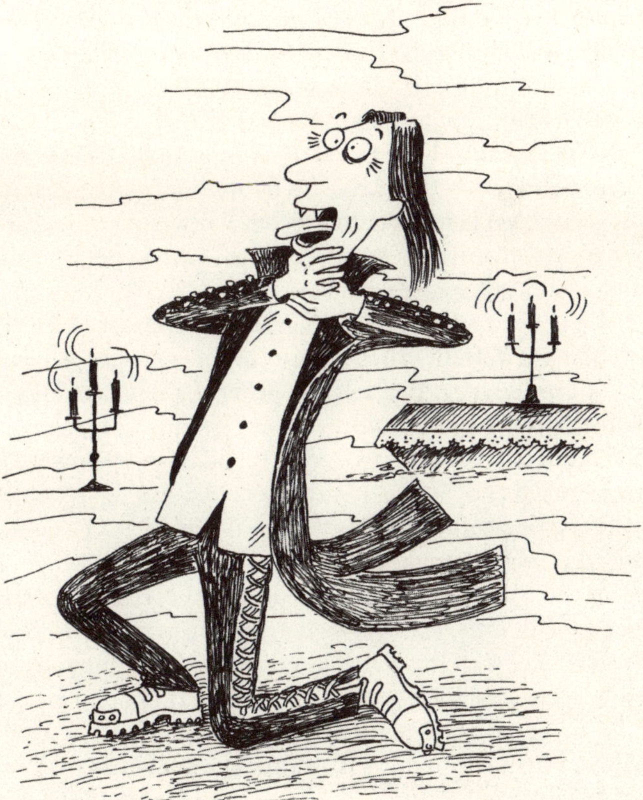

Unser Patient hatte eine weitere Spielart der Persönlichkeitsgestaltung erwählt. Er hatte sich offenbar entschieden, ein Vampir zu sein.

»Jetzt aber zackig! Gib mir den Beatmungsbeutel und dann alarmiere den Notarzt!« Ich tat, wie mir geheißen. Als ich nach circa zwei Minuten zum Ort des Geschehens zurückkehrte, verzog Hein merkwürdig das Gesicht.

»Was ist los?«, fragte ich unsicher.

»Ich kriege kaum Luft in den Kerl, irgendwas blockiert anscheinend die Atemwege. Aber das ist noch nicht alles. Hast du so was schon mal gesehen?« Mit diesen Worten unterbrach Hein für einen Moment die Beatmung, zog die Oberlippe des Patienten hoch und entblößte zwei messerspitze Eckzähne.

»Heilige Scheiße, der Kerl hat die ersten Sonnenstrahlen nicht verkraftet! Der zerfällt uns gleich zu Staub!«, entfuhr es mir.

»Lass den Blödsinn und hilf mir lieber!«, schnauzte Hein zurück, der immer noch Probleme mit der Beatmung hatte.

Während ich begann, weitere Maßnahmen vorzubereiten, betrachtete ich den Patienten nun intensiver. Auf dem taufeuchten Gras lag eine ganz in Schwarz gekleidete Person. Schwere Stiefel, die mit silbernen Kappen besetzt waren, wurden von einer an den Seiten geschnürten Lederhose überragt. Der Oberkörper steckte in einem schwarzen Rüschenhemd, das an den Talar eines Priesters erinnerte, und darüber trug unser Patient einen dünnen Ledermantel, der mit Totenkopfknöpfen besetzt war. Fast konnte man meinen, das Gesicht sei leichenblass geschminkt, aber aufgrund des Zustands unseres Patienten konnte dieser Eindruck auch täuschen. Glatte lange Haare, die ebenfalls schwarz gefärbt waren, umrahmten das Gesicht, und glänzende Ketten mit mystischen Anhängern zierten seine Brust. Das Highlight des optischen Eindrucks waren jedoch die spitz zulaufenden Koteletten, die wie Richtungspfeile auf die angespitzten Zähne zeigten.

Trotz der dramatischen Situation konnte ich mir einen sarkastischen Kommentar nicht verkneifen: »Haben wir genug Silberkugeln dabei? Knoblauch? Oder wenigstens einen Holzpflock, den wir in sein verderbtes Herz rammen können? Nur für den Fall der Fälle ...«

»Wenn wir nicht bald vernünftig Luft in den Kerl kriegen, ist der hinüber. Heb dir deinen schwarzen Humor gefälligst für später auf!«, wies Hein mich nochmals berechtigterweise zurecht.

Kurz darauf trat unser Notarzt durch den morgendlichen Dunst. Nach Erklärung der Gesamtsituation und einer kurzen Untersuchung entschied Dr. Eiden: »Wenn das mit der Beatmung nicht klappt, müssen wir halt hier vor Ort intubieren.«

Dazu muss ich sagen, dass eine Intubation keine kleine Nummer ist. Hierbei wird ein Plastikschlauch direkt in die Luftröhre eingeführt, um die Beatmung sicherzustellen. Damit dies aber problemlos möglich ist, muss vorher mit einem speziellen Spatel, der eine kleine Lampe beinhaltet, für ausreichende Sicht im unteren Rachenraum gesorgt werden. Man arbeitet sich dann bis zum Kehlkopf vor, um den Plastikschlauch schlussendlich zwischen den Stimmritzen hindurch in der Luftröhre zu positionieren. Jeder, der schon einmal eine aufwendigere Operation über sich hat ergehen lassen, hat diese Prozedur am eigenen Leib erlebt, selbstverständlich in Narkose und unter sauberen klinischen Bedingungen. Unser kleiner Dracula hatte sich aber für die Outdoor-Variante entschieden, und so begann Dr. Eiden mit dem bereits vorbereiteten Material sein lebensrettendes Werk.

»So, jetzt wird es mal kurz hell im Hals!«, flachste der Notarzt noch, als er sich hinter den Kopf des Patienten kniete. Mit der linken Hand den Spatel justierend und den Blick tief im Rachenraum versunken, versuchte er nun, sich der Zunge des Patienten zu erwehren, die immer wieder ins Blickfeld rutschte und damit die Sicht auf den Kehlkopf versperrte. »Verfluchter Mist, hier sieht nichts so aus, wie man es erwarten würde!« Die Sekunden vergingen, man hat für diese Maßnahme nicht ewig Zeit, denn währenddessen kann natürlich nicht beatmet werden. »Was ist das für ein Zombie? Erst die Zähne, schon unheimlich genug, und dann diese Verwachsungen hier!« Dr. Eiden fluchte vor sich hin. »Sieht aus wie wucherndes Gewebe, ein Tumor oder so was, heilige Scheiße! Gib mir mal die Magillzange!« Hein reichte ihm das gewünschte Instrument, eine dünne gebogene Zange, mit der man bis zum Kehlkopf vordringen kann. Mit der linken Hand immer noch den Spatel haltend, führte Dr. Eiden nun die Zange mit der rechten Hand in unseren Patienten ein. Wir hielten inne und beobachteten, was geschah.

»Grundgütiger – was ist das denn? Heiliger Vater, ich schwöre, dass ich so etwas noch nie gesehen habe!«, sprach der Arzt ergriffen, als er die Zange ganz langsam aus dem Patienten zog. Es wurde noch zweimal nachgefasst, aber dann verließ ein rohes Steak den Hals unseres Patienten.

»Das waren keine Verwachsungen, das war rohes Fleisch, das Zeug war halb in der Luftröhre und halb im Kehlkopf. Rohes Fleisch, der Kerl hat doch zu heiß gebadet, rohes Fleisch …«, stammelte der Notarzt. Mit Entfernen des Fremdkörpers setzte zügig die Eigenatmung des Patienten wieder ein. Die medizinische Situation entspannte sich, aber das Staunen über unseren Patienten wuchs.

»Ich mag es ja auch gern englisch, aber am Stück und völlig roh?«, fragte Hein angewidert.

»Schau dir den Kerl mal an! Der hat seine Pfanne nicht vergessen!«, resümierte Dr. Eiden. »Der wollte seine Zähne in rohes, noch blutiges Fleisch rammen, irgendein Vampirhokuspokus, was weiß ich, was in dem Kopf vorgeht. Ladet Graf Dracula in den Rettungswagen und dann ab ins Krankenhaus, bevor der Kerl wieder zu Bewusstsein kommt.«

Im Krankenhaus wurde unserer Version der Ereignisse zunächst kein Glauben geschenkt, irgendwie verständlich. Erst als Hein das Corpus Delicti in einer Pappschale in die Ambulanz trug, wurden die Augen größer und die Gesichter länger. Der Patient wurde nach gründlicher Untersuchung ohne weiteren Befund zur Beobachtung beziehungsweise bis zum Wiedererlangen seines Bewusstseins auf die Intensivstation gebracht.

Wir fuhren zurück zur Wache und machten erst mal Frühstückspause. Der Zufall wollte es, dass Hein und ich am Nachmittag desselben Tages erneut unserem Patienten über den Weg liefen. Wir schlenderten durch die Ambulanzräume des Krankenhauses, um fehlende Formulare zu besorgen, als der morgendliche Vampir in einem Bett an uns vorübergerollt wurde. Hein konnte sich seine Frage nicht verkneifen: »Entschuldigung, Sie werden sich kaum erinnern, aber wir haben Ihnen heute morgen ein rohes Steak aus dem Hals gezogen. Das war ganz schön dramatisch! Wie konnte das bloß passieren, dass dieses riesige Stück Fleisch in Ihrem Hals gelandet ist?«

Über die Antwort denke ich bisweilen heute noch nach. Mit durchdringenden Augen und einer gewissen Überheblichkeit in der Stimme antwortete das Vampirimitat: »Die einen so, die anderen so, und ich fresse es halt roh!«

13. NOTFALL

Frau Hansen hat ihren eigenen Kopf

Ein rheinisches Mädchen

Eine Frau mit weißen Haaren ist wie ein Haus,
auf dem Schnee liegt. Das beweist aber noch nicht,
dass im Herd kein Feuer brennt.

MAURICE CHEVALIER

Es war Sonntag, 9:30 Uhr, Zeit für die Frühstückspause. Eigentlich nichts Besonderes, aber an jenem Tag erwartete uns ein besonderes Highlight: Unsere Wache hatte einen neuen Brandschutzpraktikanten zur Ausbildung zugeteilt bekommen. Um sich lieb Kind zu machen, ist es gute Tradition, dass die Auszubildenden in ihrer ersten Schicht das Frühstück organisieren. Bei gewissen Mindestansprüchen wie Rührei, Speck, gebratenen Würstchen, Mett mit Zwiebeln, Lachs, Fleischsalat und natürlich Aufschnitt und Käse ist das Ganze bei 14 Kollegen im Dienst kein billiger Spaß. Aus dem Frühstück wird meist ein gemütlicher Brunch, der sich bis weit in die Mittagszeit hinziehen und beim anschließenden Dienstsport für eine gewisse Trägheit sorgen kann.

Frau Hansen, um die es in dieser Geschichte geht, hatte hingegen einen wesentlich weniger angenehmen Start in den Tag. Gegen 9:20 Uhr verspürte sie Schmerzen in der Brust und zögerte nach kurzer Rücksprache mit dem Notdienst nicht, den Rettungsdienst zu alarmieren. Man entwickelt im Laufe der Zeit ein Bauchgefühl für Einsätze und Patienten, und hier schrie mein Bauch. Dieses Spiel würde bestimmt in die Verlängerung gehen, und das bedeutete unweigerlich, dass für Hein und mich von dem köstlichen Buffet bestenfalls ein paar Reste übrig bleiben würden: kalte Würstchen, die in kaltem Fett liegen, und zwei, drei Scheiben von dem Käse, den eh keiner mag.

Feuerwehrleute sind immer auch Nahrungskonkurrenten. Legen Sie morgens mal eine Tiefkühlpizza in den Kühlschrank, ohne Ihren Namen mit 500er-Edding-Permanent-Marker auf die Packung zu schreiben – die Pizza ist abends verschwunden, ein Naturgesetz wie Schwerkraft oder Ebbe und Flut. Oder Sie haben sich etwas beim Lieferservice bestellt, sagen wir Gyros, Zwiebeln, Pommes, Mayo; durch einen Einsatz werden Sie in Ihrer Mahlzeit unterbrochen, der Unterzuckerung nahe kommen Sie zurück – Ihr Teller steht leer, aber ungespült in der Küche. »Ja, kalt kann man das ja nicht essen und Aufwärmen ist ja auch nix, da haben wir uns drum gekümmert«, entschuldigt sich dann ein leicht übergewichtiger Kollege. »Drum gekümmert«, eine eher schmeichelhafte Umschreibung für »weggefressen«.

Nachdem Hein und ich leicht zerknirscht am Einsatzort angelangt waren, öffnete uns eine Nachbarin, die offensichtlich im Besitz eines Haustürschlüssels war, besorgt die Wohnungstür: »Der Frau Hansen geht es nicht gut, bestimmt der Blutdruck oder die Schilddrüse – man weiß es nicht.«

Frau Hansen wohnte auf circa 75 Quadratmetern in einem hübschen Arrangement aus Jugendstilmöbeln und einer unbestimmbaren Masse an Porzellanfigürchen. Besonders ins Auge fiel eine ganze Herde von Porzellanpferden, die so filigran gearbeitet waren, dass Grobmotoriker wie ich schon beim Anschauen Angst haben, etwas kaputt zu machen. Der Boden war übersät mit Teppichen, sodass vom Parkett im Fischgrätenmuster so gut wie nichts mehr zu erkennen war. Warum schafft man sich eigentlich einen teuren Holzboden an, wenn man ihn nachher krampfhaft mit allerlei Weberzeugnissen vor Stöckelschuhen und Fußabdrücken schützen möchte?

Das wirklich Teuflische aber waren die vielen kleinen Läufer, die auf den Teppichen lagen. Hiermit wird dann sogar der Teppich, der das Parkett schützen soll, geschützt – jeder wie er will, aber diese Läufer sind wirklich gefährlich. Ich will gar nicht wissen, wie viele Oberschenkelhalsknochen schon dem Stolpern über Teppichläufer zum Opfer gefallen sind. Menschen, die Teppichläufer besitzen, gehen mit ihrer Gesundheit genauso leichtsinnig um wie Extremsportler und kettenrauchende Alkoholiker. Ich habe aber noch kein Aktionsprogramm von Krankenkassen und Gesundheitsverbänden wahrgenommen, in dem die Abschaffung und Ächtung von Teppichläufern gefordert wird.

Frau Hansen war eine resolute 81-jährige Dame, die auf den ersten Blick für ihr Alter einen überdurchschnittlich guten Allgemeinzustand aufwies. Wache Augen, pralle rosige Haut und eine gerade Körperhaltung signalisierten physische Stärke. Silber-blau gefärbte, wohlfrisierte Haare und eine modische, wenn auch altersgerechte Garderobe rundeten das Erscheinungsbild positiv ab.

»Sie mag ich – Sie erinnern mich an mein Enkelkind.« Das war Frau Hansens erster Satz, an mich gewandt, nachdem Hein und ich das Wohnzimmer betreten hatten. Wir stellten uns kurz vor, und ich bereitete Frau Hansen auf den bevorstehenden Ansturm medizinischer Hilfe vor: »Gleich kommt noch der Notarzt, nicht aufregen, dann wimmelt es hier vor Männern in roten Hosen.«

»Sie sprechen sogar wie mein Enkelkind, nennen Sie mich doch Klara!« Hein wurde kaum eines Blickes gewürdigt – die Sympathien waren jetzt schon klar verteilt.

»Warum haben Sie uns denn gerufen, wo liegt das Problem?«, begann ich unverfänglich ein Gespräch.

»Vor zwei Monaten hab ich ein Gesundheitsmagazin im Fernsehen verfolgt, da ging es um Herzinfarkte, und ich hab mir die Symptome aufgeschrieben – weil ich doch zur Risikogruppe gehöre.«

»Welche Risikogruppe?«, unterbrach ich Klara.

»Ich war doch Lehrerin und rauche zwischendurch Zigarillos.«

Tolle Definition von Risikogruppe, dachte ich. Wenn alle pensionierten rauchenden Pädagogen Risikopatienten sind, dann habe ich in den nächsten Jahren alle Hände voll zu tun. »Und jetzt haben Sie Schmerzen?«, bohrte ich weiter.

»Ja, Schmerzen in der Brust, und der linke Arm ist irgendwie taub.«

Ich erklärte Klara meine weitere Vorgehensweise: »Wir wollen keine Zeit verlieren, bis der Notarzt eintrifft. Deshalb messe ich schon mal Blutdruck und Puls bei Ihnen.«

»Haben Sie Vorerkrankungen? Nehmen Sie regelmäßig Medikamente?«, ergänzte Hein meine Patientenbefragung.

Klara erzählte etwas von Bluthochdruck und entsprechenden Medikamenten, während ich die Blutdruckmessung durchführte. »Bei den Anzeichen, die Sie beschreiben, müssen wir ein EKG anfertigen. Können Sie den Oberkörper bitte freimachen?«, bat ich unsere Patientin.

Frau Hansen half, so gut sie konnte, trotzdem war es äußerst schwierig, zehn Klebeelektroden auf Schultern, Brust und Bauch zu verteilen und dabei alle Hindernisse zu meistern. Kennen Sie diese fleischfarbenen Stützkorsetts mit Stahlbandeinlage und doppelt verstärkten Spanngurtverschlüssen? Man braucht Begriffe aus dem Schwerlastverkehr, um diese Fesseln des Bindegewebes treffend zu beschreiben. Mir persönlich ist nicht ein Geschäft bekannt, das diese Dinger verkauft. Dennoch sind Stützkorsetts unter älteren Damen so verbreitet wie dritte Zähne und *Klosterfrau Melissengeist*. Mir könnte das ja ganz egal sein,

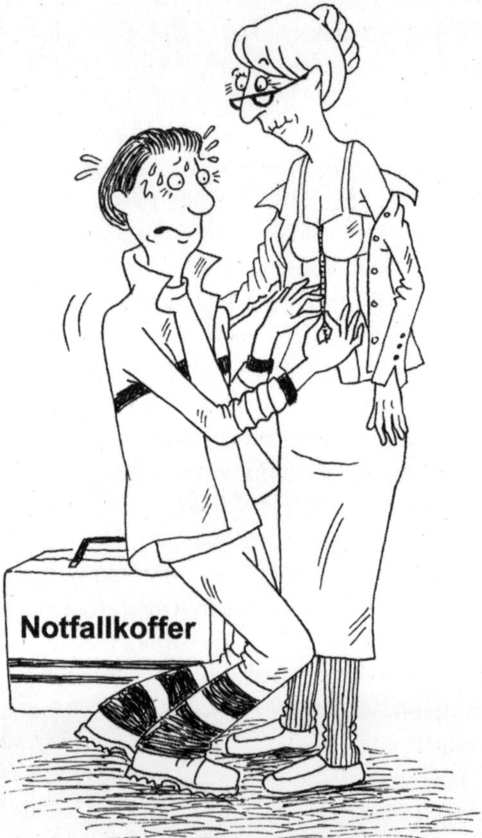

Stützkorsetts sind unter älteren Damen so verbreitet wie dritte Zähne und Klosterfrau Melissengeist. Mir könnte das ja ganz egal sein, wenn ich diese Funktionskleidung nicht aus beruflichen Gründen von Zeit zu Zeit öffnen müsste.

wenn ich diese Funktionskleidung nicht aus beruflichen Gründen von Zeit zu Zeit öffnen müsste. Wenn man sich durch die Zwiebelschichten Strickjacke, Bluse und Angoraunterwäsche bis zum Objekt der Begierde vorgekämpft hat, beginnen erst die Schwierigkeiten. Finden Sie den Verschluss! Alles kein Problem, sagt der Mann von Welt – ich hab früher schon den BH meiner Freundin mit der linken Hand nur zwischen Daumen und Zeigefinger auf dem Rücken aufgemacht. Gratulation zu dieser Leistung!, aber Stützkorsetts haben ihren Verschluss oft zwischen den Brüsten und auf dem Bauch oder wahlweise auch auf der Seite beziehungsweise bei Ganzkörpervarianten, sogenannten »Bodys«, sogar mal im Schritt. Seien wir doch ehrlich: Was uns als Teenager begeistert hätte, bedeutet in dieser Preis- und Altersklasse das kalte Grauen. Haben Sie den Verschluss gefunden, ist das Ding ja noch nicht offen – Werkzeug der Wahl ist hydraulisches Rettungsgerät oder die Blechschere. Da dies selten von Patienten toleriert wird, müssen wir uns, nachdem die Spanngurtverschlüsse der Stahlbänder geöffnet sind, an mikroskopisch kleinen Widerhaken die Fingernägel abbrechen.

Diese Probleme löst man im Wissen, dass unter so einem Korsett auch gerne mal ein Pilz wächst. Hier gibt es Gerüche, die der männlichen Nase normalerweise verborgen bleiben. Abgesehen von solchen Leckerchen sind Form und Festigkeit des Packgutes nicht mehr das, was es einmal war. Fragen Sie mich nach dreizehn Jahren Feuerwehr und Rettungsdienst doch mal, ob ich lieber einer alten Dame aus dem Korsett helfe oder den blutigen offenen Unterschenkelbruch einer 23-jährigen Eiskunstläuferin versorge …

Bei Frau Hansen war allerdings alles halb so wild. Mit vereinten Kräften wurden die Zwiebelschichten ausgezogen und das Stützkorsett mit Frontverschluss vollständig entfernt. Das Aufkleben der Klebeelektroden erforderte eine gewisse Kreativität.

Brüste, die ohne technische Hilfe den Kampf gegen die Schwerkraft verloren haben, behindern hier und da das Auffinden festgelegter anatomischer Punkte. Nachdem Klara komplett verkabelt war, legten wir ihr eine Decke über die Schultern, sodass sie nicht halbnackt im Sessel vor uns sitzen musste. Bei so jungen Kerlen wie uns führt so was sonst nur zu Missverständnissen. Der EKG-Monitor wurde angeschlossen, das Ergebnis ausgedruckt und durch Hein und mich mit solidem medizinischen Halbwissen interpretiert. Frau Hansen schaute uns erwartungsvoll an, es vergingen einige Augenblicke, bis ein fragendes »Und?« uns zu einer Aussage zwang.

»Tja«, begann ich zögernd, »ich bin kein Arzt, Frau Hansen.«

»Nennen Sie mich doch Klara«, wiederholte Frau Hansen. »Gut, Klara, ich bin kein Arzt, doch das EKG deutet auf einen Herzinfarkt hin. Der Notarzt wird sich das EKG gleich anschauen und die endgültige Diagnose stellen. Bis dahin werden wir den Blutzucker messen und eine Infusion vorbereiten.«

»Machen Sie nur, Hauptsache, ich werde wieder gesund, ich muss doch in sechs Tagen zu meinem Enkelkind nach Kanada, der Junge wird zum ersten Mal Vater«, erwiderte Klara in rührendem Tonfall.

Es klopfte an der Wohnzimmertür, Notarzt und Assistent trafen mit der besorgten Nachbarin im Schlepptau ein.

»So, Jungs, was haben wir denn hier?«, schmetterte Dr. Lehenbrink mit einer gewissen Selbstgefälligkeit in den Raum. Unser Notarzt war Klara sichtlich unsympathisch, die fehlende Vorstellung seiner Person und die Art seines Auftretens ließen Klara eine Miene aufsetzen, als wären ein Gerichtsvollzieher und ein Giftmörder zum Tee erschienen. Die nun folgende medizinische Übergabe war meine Aufgabe. Ich erwähnte alle relevanten Informationen, beschrieb die Auffälligkeiten im EKG und schloss mit der Verdachtsdiagnose: »Ich denke, Frau Hansen hat einen Herzinfarkt.«

Dr. Lehenbrink drehte sich um, musterte mich von oben bis unten und sagte: »Sie wollen doch nicht behaupten, dass Sie zum denkenden Teil der Bevölkerung gehören!«

Mir stand der Mund offen. Eine solche Beleidigung hatte ich lange nicht hinnehmen müssen, noch dazu völlig unerwartet. Verstehen Sie mich nicht falsch, normalerweise bin ich ein schlagfertiges Kerlchen, aber in dieser Situation fand ich keine Worte, ich hatte nur noch Lust, das Nasenbein des Notarztes einer gewissen Kaltverformung zu unterziehen. Hilfe kam von unerwarteter Seite.

»Hören Sie mir gut zu, Sie ungehobelter ehemaliger Medizinstudent, in meiner Wohnung dulde ich ein solch arrogantes Verhalten nicht! Soziale Kompetenz ist anscheinend nicht Ihre Stärke – ich hoffe, Sie sind wenigstens medizinisch auf der Höhe«, sprach Klara in Richtung Dr. Lehenbrink mit einer Stimme, die pure Autorität ausstrahlte. Hoppla, dachte ich, unsere liebe Klara kann auch anders.

Dr. Lehenbrink wusste nicht, wie ihm geschah, jedenfalls machte er ein Gesicht wie ein Fünfjähriger, dem man seinen Ball weggenommen hat. Hein grinste in sich hinein, mir war nicht klar, wie ich reagieren sollte, und Dr. Lehenbrink blieb ebenfalls eine Antwort schuldig.

Stattdessen fuhr Klara im Befehlston fort: »Warum sind Sie eigentlich hier? Bisher haben Sie, außer diesen jungen Mann zu beleidigen, noch nichts Nennenswertes zustande gebracht! Die Herren haben angedeutet, ich hätte einen Herzinfarkt – da haben Sie doch sicher etwas zu tun!«

Unser »ehemaliger Medizinstudent« griff nach dem EKG und studierte die verschiedenen Ableitungen der Herztätigkeit. Mit wichtiger Miene holte er aus: »Ich muss die Verdachtsdiagnose leider bestätigen, alles deutet auf einen Herzinfarkt hin. Wir werden Ihnen sofort einige Medikamente verabreichen und Sie anschließend ins Krankenhaus transportieren.«

Klara nickte zustimmend. Eine Infusion wurde angeschlossen, Ampullen aufgezogen, Sauerstoff verabreicht, nach der Krankenkassenkarte gefragt, eine Anmeldung auf der Intensivstation arrangiert, kurz, es wurde alles Notwendige in die Wege geleitet. Noch während wir mit Schläuchen, Kabeln und Spritzen herumfuchtelten, wurde Klara nachdenklicher. Ihr Gesichtsausdruck ließ nichts Gutes ahnen: »In welches Krankenhaus wollen Sie mich eigentlich – wie sagten Sie so schön – transportieren, und wie lange soll ich dort bleiben?«

»St. Maria Hilf, aber die Klinik ist nicht so wichtig, Hauptsache Intensivstation mit Herzkatheterlabor und Minimum zwei Wochen«, antwortete unser Notarzt knapp.

»Vergessen Sie das«, stellte Klara unmissverständlich fest.

Das war der Moment, in dem mir klar wurde, dass von der morgendlichen Frühstücksorgie für Hein und mich nichts, aber auch gar nichts übrig bleiben würde. Ein kurzer Blick zu Hein – er dachte das Gleiche. Diskussionen mit Patienten, ob und wenn ja, in welches Krankenhaus gefahren wird, sind langwierig. Die morgendliche Ablösung von Rettungsteams soll schon bei Patienten im Wohnzimmer stattgefunden haben, weil das Problem »Zielkrankenhaus« nicht kurzfristig zu lösen war. Die Krux ist mangelhafte Aufklärung der Bevölkerung in rettungsdienstlichen Fragen und daraus folgend falsch verstandene Rechtsansprüche. Ein Beispiel: »Freie Arztwahl« – etwas Wunderbares, nur wo fängt dieser medizinische Luxus an, und wo hört er auf? Ein Patient in Düsseldorf hat sich das linke Bein gebrochen – der Rettungsdienst möchte ins zwei Kilometer entfernte und geografisch zuständige Krankenhaus fahren.

»Nein, nein«, sagt der Patient, »der Chirurg meines Vertrauens praktiziert in München im Klinikum rechts der Isar, und da bringen Sie mich jetzt auch bitte hin, ich bin gesetzlich versichert und habe freie Arztwahl, jawohl!« Die Diskussionen, die sich aus solchen Situationen ergeben, sind nicht nur grotesk, sondern auch belastend. Ein zweifelhafter Rechtsanspruch führt dazu, dass sachliche Argumentationsketten nichtig werden und man sich einer wahren Beschwerdeflut erwehren muss. Selbstverständlich fährt Sie kein Rettungswagen für ein gebrochenes Bein von Düsseldorf nach München. Das Unverständnis der Patienten und die daraus resultierenden Beschwerden beschäftigen in vielen Städten mittlerweile jedoch eigene Sachbearbeiter.

Abteilungen kompromissverliebter berufsbedingter Patientenversteher, die um jeden Preis Klagen und Beschwerden abwenden und dafür Dinge wie Konsequenz und gesunden Menschenverstand auf dem Altar der Selbstaufgabe bereitwillig opfern. Diese Mitarbeiter haben die Personalnummer auf der Fußsohle tätowiert, damit man weiß, mit wem man es zu tun hat, wenn der Kopf noch im A…äähhmmm, in den Akten eines »Kunden« steckt.

Vielleicht ist diese Darstellung der Dinge geringfügig übertrieben, aber mitten in der Nacht oder bei einem bevorstehenden Frühstück bringen mich diese Krankenhausdiskussionen schon mal an den Rand des Wahnsinns, dann sind die mit sinnloser Konversation verschwendete Zeit und ein Umweg von nur drei Kilometern schon kriegsentscheidend. Fragen wie »Komme ich heute noch mal zur Ruhe?« oder »Werde ich heute satt oder nicht?« sind elementar – Schlafentzug und Hunger machen aggressiv; von jemandem, der darunter leidet, möchten Sie bestimmt nicht gerettet werden.

Zurück zu Klara. »Im St. Maria Hilf ist mein Mann vor zwei Jahren verstorben, ach, was sag ich, krepiert ist er. Anonymer Bettenbunker, da ist man nur eine Nummer – keine persönliche Betreuung, der Zimmernachbar meines Mannes ist zweimal aus dem Bett gefallen und hat auf dem Fußboden übernachtet. Außerdem muss ich in ein paar Tagen nach Kanada. St. Maria Hilf und dann noch so lange – nur über meine Leiche.«

»Das mit Ihrer Leiche kriegen wir hin«, sagte Dr. Lehenbrink, im Glauben, er sei witzig. Nachdem niemand über seinen verbalen Ausrutscher gelacht hatte, ergänzte er möglichst sachlich: »Jedenfalls wenn Sie sich unkooperativ verhalten. Sie müssen mit ins Krankenhaus, Sie schweben in akuter Lebensgefahr.«

»Ich muss nach Kanada, sonst überhaupt nix. Sie haben Ihr Bestes getan. Das war nicht viel, aber immerhin – ich habe die Medikamente, die ich brauche, bekommen, mehr tun die im Krankenhaus auch nicht. Ich bleibe hier, schließlich bin ich nicht entmündigt.«

Die Hautfarbe des Notfallmediziners wechselte ins Rötliche, seine Stimme wurde schrill.

»Das grenzt ja an Altersstarrsinn! Können Sie die Folgen für sich selbst überhaupt einschätzen? Wenn Sie hierbleiben, dann nur auf Ihre eigene Verantwortung, das werden Sie mir unterschreiben müssen.«

Frau Hansen antwortete bewusst ruhig: »Ihnen unterschreibe ich noch ganz andere Sachen.«

Rhetorisch war Klara unserem Notarzt überlegen, doch das brachte mich nicht an den ersehnten Frühstückstisch. Die Auseinandersetzung der beiden kostete nur wertvolle Zeit, eine Lösung war nicht in Sicht, es wurde Zeit für eine Alternative.

»Ähhmmm, Entschuldigung«, schaltete ich mich vorsichtig in das Gespräch ein. »Frau Hansen, Klara, wie wäre es denn, wenn wir in ein anderes Krankenhaus fahren und Sie holen sich quasi eine zweite fachärztliche Meinung?«

»Nein und nochmals nein«, antwortete mir Klara höflich, aber bestimmt.

»Klara«, holte ich erneut aus, »Sie sind wirklich schwer krank und sollten sich in ärztliche Behandlung begeben. Ich bleibe auch während der Fahrt zum Krankenhaus bei Ihnen«, versuchte ich mich einzuschleimen.

»Das ist sehr freundlich, aber ich muss zu meinem Enkelkind, wir sprachen bereits darüber – Sie erinnern mich wirklich sehr an meinen Ulrich, ich muss nach Kanada.«

Ich gab nicht auf: »Aber Sie wollen doch gesund zu Ihrem Enkelkind! Stellen Sie sich vor, in Kanada wird Ihre gesundheitliche Lage schlechter, das würde doch nur die anstehende Geburt überschatten! Welches Krankenhaus kommt denn für Sie überhaupt in Frage? Ich versuchte, gleichzeitig ein schlechtes Gewissen zu erzeugen und Frau Hansen eigene Entscheidungskompetenz zu suggerieren. Die Antwort kam prompt: »Uniklinik in Toronto.«

Nun begann ich zu betteln: »Frau Hansen! Ich bitte Sie, denken Sie an Ihre Gesundheit, bitte begleiten Sie uns ins Krankenhaus, kommen Sie mit uns, bitte.«

»Nein«, sagte Klara mit leicht dominantem Unterton.

»Das ist aber nicht die Art, wie Frauen in Ihrem Alter normalerweise auf mich reagieren!«, kokettierte ich. Damit setzte ich alles auf eine Karte. Entweder ich verspielte meinen Sympathiebonus komplett, oder ich würde einen triumphalen Sieg erringen. Die Replik erfolgte in rheinischem Dialekt: »Hür jot zo, du Playboy ohne Jeld, wo du hinjes is mich ejal, ever ich blief he.«

Stille – Klara und ich schauten uns an, unsere Blicke hafteten einen Augenblick aneinander, dann brachen wir beide in schallendes Gelächter aus. Das Eis war nun endgültig gebrochen, ich hatte schon immer ein Faible für ältere Damen.

»Na jot, wenn ich üch ne jefalle don, ich komm mit üch, ever nur für hück, is och ejal, afhaue kann ich och us et Krankehus, wenn et sin mot.« Mit diesen Worten gab Klara ihren Widerstand auf. Die Nachbarin, die dieser Vorstellung wortlos beigewohnt hatte, wurde gebeten, sich nützlich zu machen und für Frau Hansen eine Tasche zu packen. »Zahnbürste, Schlüpfer, Nachthemd, Zähne, Brillen, Waschlappen usw. Sie wissen schon«, erläuterte ich kurz, was gebraucht wurde. Sie verließ uns nickend mit einem Gesichtsausdruck wie eine 14-jährige Violinenschülerin nach einem Punkkonzert in der Autonomenszene. Endlich war alles so weit – Abfahrt.

Im Krankenhaus lief alles glatt, zu glatt für meinen Geschmack. Aber da holte Klara auch schon Luft: »Ähhmmm Dr. ... Wie war Ihr Name, ähm, Lehenbrink – das wollte ich Ihnen noch sagen, von Frauen verstehen Sie auch nichts, im Gegensatz zu dem jungen Mann hier – leben Sie wohl!«

Ob mir Klara mit diesem Schlusssatz einen Gefallen tun wollte, weiß ich nicht, ich weiß auch nicht, ob sie wie geplant nach Kanada geflogen ist, ich weiß nur, dass nach über zwei Stunden Einsatzdauer vom Frühstücksbuffet so gut wie nichts mehr übrig war.

14. NOTFALL

Unsportliches Verhalten

EM 2008

Mische ein bisschen Torheit in
dein ernsthaftes Tun und Trachten!
Albernheiten im rechten Moment
sind etwas ganz Köstliches.
HORAZ

Ich weiß, was Sie als Leser bei dieser Überschrift von mir erwarten. EM 2008, Fußball und Rettungsdienst, da kann es nur um Ausschreitungen, Schlägereien und Besoffene gehen. Sie erwarten Erbrochenes, Blut, Gewalt, die ungebändigte Brutalität einer Hooliganhorde, die marodierend und brandschatzend durch die Stadt zieht. Fanblocks, die sich gegenüberstehen und grölend mit der Bestuhlung eines geplünderten Eiscafés bewerfen. Durchgeknallte Fahnenschwenker, die lauthals androhen, allen Franzosen den Kopf abzureißen und ebendiesen die frisch verdaute Bouillabaisse in den Hals zu scheißen. Polizisten, gepolstert wie Footballspieler, die zu fünft einen harmlosen, schmächtigen Jugendlichen in Gewahrsam nehmen. Der arme Kerl war nur zur falschen Zeit am falschen Ort – schließlich hatte er sich nur verteidigt, als er auf dem Rücken eines anderen Fußballfans saß und dessen obere Zahnreihe am Bordstein abwetzte. Solche Ausschreitungen finden in der Regel nach dem Spiel statt. Abpfiff und dann, warum auch immer, ruckzuck Fresse dick.

Doch was Hooligans als gesunde Härte bezeichnen, wird nicht Thema dieser Geschichte sein, vielmehr werde ich berichten, wie unterschwellige subtile Gewalt ein Fußballfest zerstören kann. Sie fragen sich: Wer sind diese Menschen, die danach trachten, hinterlistig und perfide die Freude und Anteilnahme am sportlichen Wettkampf zu zerstören? Wer ist es, der ein Sommermärchen raffiniert geplant in einen Albtraum verwandelt? Ich sage es Ihnen. Sie stehen im Supermarkt vor Ihnen an der Kasse, sie wohnen im Appartement über Ihnen, sie sind überall, eiskalt und unberechenbar – Patienten!

Wir schrieben den 29. Juni im Jahr des Herrn 2008, Tag des Endspiels der Fußballeuropameisterschaft. Für eine größere Feuerwehr ist ein solcher Tag kein gewöhnliches Ereignis. Zusätzliche Rettungswagen müssen mit Personal besetzt, Fanmeilen müssen gesichert werden, und auch der Alltag auf den Feuer- und Rettungswachen verändert sich. An normalen Tagen wechseln sich Dienst- und Bereitschaftszeiten ab: Es werden Fahrzeuge und Geräte gepflegt, Unterricht erteilt und Übungen durchgeführt; es werden Dienstpläne geschrieben und Einsatzberichte verfasst; kurz gesagt, die Dienstgeschäfte nehmen ihren Lauf. Die Beteiligung der deutschen Fußballnationalmannschaft am Endspiel der EM 2008 veränderte einiges. Das Büro des Dienststellenleiters glich einem Wettbüro englischer Buchmacher; die Kleiderordnung war aufgehoben, wer kein Trikot trug, sah aus wie ein Aussätziger; kleine Deutschlandflaggen zierten nicht nur Fahrzeuge, sondern auch Kühlschränke, Fernseher und Feuerwehrhelme, mit einem Wort – Ausnahmezustand.

Feuerwachen sind ein extrem sensibles soziales Gefüge. Sie müssen immer daran denken, dass Sie es mit einer Bande großer Kinder zu tun haben, die sich zwar ihren kindlichen Berufswunsch erfüllt, sich aber ansonsten nicht großartig weiterentwickelt haben. Hier spielen sich erwachsene Männer alberne Streiche und werfen im Unterricht mit Papierkügelchen. Stellen

Sie sich nun folgende Situation vor: Sie sind stolzer Vater von zwei Jungen im wilden Alter von neun und zehn Jahren. Es ist Weihnachten, und Sie schenken den beiden einen Fernseher. »Da könnt ihr dann schön zusammen fernsehen«, das waren Ihre harmonischen Worte am Heiligen Abend. Ich gebe Ihnen zwei Wochen, dann kaufen Sie einen zweiten Fernseher. Dieses Prinzip gilt auch auf Feuerwachen. Eigentlich bräuchte jeder Kollege im Dienst seinen eigenen Fernseher, die Programmwünsche variieren halt zwischen volkstümlichen Musiksendungen und leicht bekleideten Damen in Pumps, die sich mit einem Jeep in einem Schlammloch festgefahren haben.

Private Fernsehgeräte sind auf meiner Wache jedoch verboten, erstens, damit die Nachtruhe eingehalten wird, und zweitens, damit die GEZ nicht alle paar Monate zum Hausbesuch erscheint. Dieses Verbot hat dazu geführt, dass es zumindest mehrere Fernsehräume gibt, doch damit sind die Probleme nicht aus der Welt. Was trennt unsere Gesellschaft am meisten? Raucher oder Nichtraucher – ergo, es gibt einen Raucherfernsehraum und einen Nichtraucherfernsehraum. Die Einrichtung der Fernsehräume unterscheidet sich leider dramatisch. Der Nichtraucherfernsehraum ist groß, bietet allen Kollegen ausreichend Platz, hat aber den Charme eines Schlachthofs. Funktionale Tische und Stühle, karge Wände, alles erinnert ein wenig an ein Verhörzimmer der Stasi. Das völlige Gegenteil ist der Raucherfernsehraum. Der Raucher an sich stirbt ja früher, hat aber einfach mehr Sinn für Gemütlichkeit und geselliges Beisammensein. Niemand weiß mehr, woher die Möbel stammen, vielleicht will sich auch niemand daran erinnern, aber ein Couchtisch, ein mit Fernbedienung elektrisch verstellbarer Sessel sowie zwei Dreisitzer sorgen für angenehmen Sitzkomfort. Angeblich ist der Sessel ein Mitbringsel eines Kollegen. Geschichten erzählen davon, dass seine Mutter – Gott hab sie selig – in diesem Sessel verstorben sei ... es beschleicht einen schon ein komisches Gefühl, wenn

Kollegen, die schon mal in dem Sessel eingeschlafen sind, davon berichten, dass sie von einer älteren Dame geträumt haben. Alles ist ein wenig knüselig, die konservierende Patina aus Nikotin und Kaffeeflecken schützt die empfindlichen Oberflächen. Die Couchen sind durch jahrelange Behandlung mit Kollegenschweiß so speckig geworden, dass Flüssigkeiten restlos davon abperlen, quasi ein durch Dreck erzeugter Lotusblumeneffekt. Um die vom Rauch geröteten Augen nicht zusätzlich zu strapazieren, ist die Beleuchtung im Raum grundsätzlich auf ein Minimum reduziert. Kurz, man fühlt sich wie in einem illegalen Spielcasino, in dem die Sauerstoffkonzentration niemals über 16 Vol.-% ansteigt.

Der aufmerksame Leser hat mitgezählt: Wie viele Sitzplätze hat dieses kleine Refugium, in dem Raucher noch Raucher sein dürfen? Richtig, es sind sieben – unter guten Freunden auch mal neun, dann wird der Drei- zum Viersitzer. Kommen wir nun zum Kern des Problems. Auch bei der Feuerwehr gibt es Spalter und Spielverderber. Von 21 Kollegen im Dienst pochten vier auf ihre Bürgerrechte: Man könne niemanden zwingen, das Endspiel der EM 2008 im Fernsehen zu verfolgen. Unnötig zu erwähnen, dass die vier auch noch Nichtraucher waren und auf der Nutzung ihres Fernsehraumes bestanden. 21 – 4 = 17.

Um 20:45 Uhr spitzte sich die Lage zu. Verteilen Sie mal 17 Mann auf bestenfalls neun Sitzplätze. Längst nicht alle Zuschauer waren Raucher, im Gegenteil: Militante Nichtraucher prostituierten sich durch das Paffen von R6-Zigaretten, nur um in den Genuss eines Sitzplatzes zu kommen. »Im Herzen hab ich immer geraucht«, brachte Franz, der sich nach Jahren der Abstinenz fast übergab, hustend hervor. Mit Sprechchören wie »Nichtraucher raus« begann die erste Halbzeit im Spiel Spanien vs. Deutschland.

Den Spielverlauf mit allen Höhen und Tiefen will ich hier nicht wieder in das leidende Gedächtnis rufen, wir alle kennen das Ergebnis dieses tragischen Abends. Mein persönliches Schicksal nahm noch in der ersten Halbzeit eine unheilvolle Wendung. Wie sollte es anders sein, wer besetzte zur besten Sendezeit am Finaltag der EM 2008 den Rettungswagen? Richtig: Hein und ich. Aber wir hatten Grund zur Hoffnung, denn während sportlicher Großereignisse wie einem Europameisterschaftsfinale tendiert die Einsatzfrequenz gegen null. Wer will schon mit einem Herzinfarkt während der Halbzeitpause in die Klinik? Erstens wird es garantiert nicht so schlimm sein, da kann man auch nach Abpfiff gerettet werden, und zweitens wird man vermutlich eh nicht sofort behandelt, weil der Halbgott in Weiß auch erst das Ergebnis abwartet, bevor er sich zum kranken Pöbel in die Ambulanz begibt. Verkehrs- und Arbeitsunfälle gibt es auch keine, da die sonst so hektische Stadt für mindestens neunzig Minuten zur Ruhe kommt.

Natürlich hatten Hein und ich Pech. Die Hoffnung, das Spiel vollständig verfolgen zu können, wurde jäh in der 25. Spielminute zerstört. Der akustische Alarm ertönte, und mir war klar, dass mein Sitzplatz im Raucherstadion Vergangenheit war. »Einsatz für den Rettungswagen, internistischer Notfall, Am Heidefeld 11 auf den Namen Conelli«, sprach es aus dem Lautsprecher in der Wand. Sofort brauste Hein auf: »Egal wer es ist, egal was er hat – auf jeden Fall ein Blödmannsgehilfe! Am Heidefeld, das ist zwei Straßen vom Krankenhaus entfernt, wenn der Heini nix an den Füßen hat, dann lass ich den zum Krankenhaus laufen!« Es half kein Fluchen – wir mussten los, Jogi und seine Mannen mussten ab jetzt ohne uns zurechtkommen. Auf dem Weg zum Rettungswagen hatte ich eine merkwürdige Fantasie: Hein hatte einen Patienten mit Herzrhythmusstörungen mit Mullbinden an den RTW gebunden; jetzt schleifte er den armen Kerl mit zügiger Schrittgeschwindigkeit hinter sich her und rief wiederholt: »Wer unverletzte Füße hat, der kann auch laufen!« Der Patient versuchte, Schritt zu halten, stolperte aber immer wieder – ein bisschen erinnerte das Bild in meinem Kopf an Westernszenen, wenn der Viehdieb an ein Pferd gebunden durch die Stadt gezogen wird und der Sheriff zufrieden seinen Whiskey trinkt.

»Ankommen, einpacken, wegfahren, zurück zur Wache, zweite Halbzeit gucken!«, formulierte Hein seine Regieanweisung, wie der uns bevorstehende Einsatz abzulaufen hatte. Nach kurzer Anfahrt erreichten wir die Einsatzstelle. Im zweiten Obergeschoss stand eine dunkelhaarige Frau am Fenster, wild gestikulierend schrie sie: »Hier oben! Kommen Sie schnell!« Als wir die Tür erreichten, surrte bereits der Türöffner, es schien wirklich dramatisch zu sein. Wir hetzten samt medizinischem Equipment die Treppe hoch und betraten eine völlig überfüllte 2-Zimmer-Wohnung. Dort hielten sich ungefähr 15 Personen auf, alle sahen südländisch aus und jammerten und zeterten. Ich brauchte einen Moment, um zu begreifen, was hier gerade geschah – wir waren in eine südeuropäische Großfamilie geraten, von der ein Familienmitglied anscheinend schwer erkrankt war.

»Wer ist hier der Patient?«, rief ich gegen den Geräuschpegel von circa 110 Dezibel.

»Unser Sohn ist krank«, erwiderte die Frau, die wir bereits im Fenster gesehen hatten, in jammerndem Tonfall.

»Wer ist Ihr Sohn, und wo ist Ihr Sohn?«

»Mein Sohn ist im Badezimmer, im Badezimmer«, antwortete die Dame klagend. Also auf ins Badezimmer. Dort angekommen, fanden wir unseren Patienten. Sohnemann, circa zwanzig Jahre alt, saß auf dem geschlossenen Toilettensitz und umarmte würgend einen Putzeimer.

»Rettungsdienst, schönen guten Tag«, stellte ich mich vor. Nickend hob sich der Kopf, um sofort wieder würgend im Eimer zu verschwinden.

»Lassen Sie mich bitte einmal in den Eimer schauen.«

Er hielt mir den Eimer hin, sodass ich einen Blick hineinwerfen konnte. Ich war enttäuscht. Der Eimer war so gut wie leer, kein buntes Potpourri der letzten Speisen, nur ein paar Milliliter farbloser Speichel hatte sich am Boden gesammelt. Die gesamte Familie war Hein und mir ins Badezimmer gefolgt, es war ähnlich eng wie in unserem Raucherfernsehraum.

So ist das in südländischen Familien, alle nehmen am Schicksal des Einzelnen teil. Wenn ein Mitglied der Familie auch nur einen eingewachsenen Fußnagel hat, trifft sich der gesamte Clan, um gemeinsam zu klagen. Es wird festgestellt, dass eingewachsene Nägel schon seit sieben Generationen immer wieder vorkommen, man fragt sich, welcher Urahn diesen Fluch wohl über die Familie gebracht hat und was man dagegen tun kann. Dabei wird gemeinsam Tee getrunken, geweint, gebetet und der Neuwagenkauf des Onkels diskutiert – kurz gesagt, ein familiäres Happening. So gesehen haben Südländer, und damit meine ich alle Völker unterhalb von Österreich und der Schweiz, öfter Weihnachten. Eine solche Familienzusammenkunft gibt es in Familien in meinem Umfeld nur zum Jahrestag von Christi Geburt. Ich glaube nicht, dass, wenn ich kotzend auf der Toilette säße, meine Tanten und Verwandten alles stehen und liegen lassen würden, um diesem Ereignis beizuwohnen. Rettungsdienstlich betrachtet, hat dieser Zusammenhalt aber auch Nachteile. Es gibt einfach zu viele gute Ratschläge.

»Es ist eine Grippe, so was mit Viren, man muss Wadenwickel machen, um das Fieber zu senken«, sagte eine Stimme aus dem Flur.

»Ich kenne jemanden, der einen blutigen Aderlass machen könnte, allerdings sitzt der gerade im Gefängnis.«

»Er soll warmes Bier trinken!«

»Nein, Salzwasser!«

»Es wird wohl eine harmlose Lebensmittelvergiftung sein.«

»Ich hab homöopathische Salze dabei!«

»Bloß nicht, meine Mutter musste danach an die Dialyse!«

»Zwieback und Cola!«

»Erst mal Natron, wegen der Säure, der holt sich sonst ein Geschwür.«

»Vielleicht ist er ja von irgendwas gestochen worden?«

»Womöglich Tigermücke, die überträgt sogar Denguefieber.«

»Nein, er hat sich den Magen verdorben!«

»Ja, aber woran?«

»Die Hühnersuppe von gestern!«

»Nein, nicht meine Hühnersuppe, die war ganz frisch!«

»Ich bleib dabei, er muss warmes Bier trinken, zwei Liter.«

»Es könnte auch psychisch sein.«

»Vielleicht ist er ja gefallen, ich hab nach einer Gehirnerschütterung auch mal gebrochen!«

»Warmes Bier …«

An dieser Stelle platzte Hein der Kragen: »Ruhe jetzt hier, und zwar die ganze Mannschaft!«

Die Familiendiskussion hatte einen Grad medizinischen Schwachsinns erreicht, den Hein nicht länger ertragen konnte. Die Zeit drängte schließlich, die erste Halbzeit müsste gleich zu Ende sein.

»Alle raus hier, bis auf den Patienten und die Mutter«, befahl Hein im Tonfall eines Hauptfeldwebels.

Ein junger Typ mit viel zu kleiner Baseballmütze auf dem Kopf fragte: »Eh, kann ich auch hier bleiben, eh, ich bin der beste Kumpel und so, weißt du?«

»Von mir aus, du auch, aber der Rest geht jetzt bitte nach draußen, damit wir in Ruhe arbeiten können.«

Die Menge folgte brav den Anweisungen. Jetzt konnten wir uns endlich um unseren Patienten kümmern. Denkste. Der beste Kumpel war noch besser als gedacht. »Eh, kannst du dem nicht einfach ne Spritze geben, eh?«

»Nein, können wir nicht, ich weiß ja nicht mal, gegen was oder wofür«, stellte ich fest. Hein befragte mittlerweile abwechselnd Mutter und Patient nach der möglichen Ursache für das

Erbrechen, während ich Blutzucker, Blutdruck, Herzfrequenz und Temperatur ermittelte. Wie erwartet war alles im grünen Bereich, keiner der Parameter gab Anlass zur Sorge. »Sie haben also keine Idee, woher die Beschwerden kommen? Waren Sie mal beim Hausarzt, oder haben Sie den ärztlichen Notdienst angerufen?«, fragte Hein.

»Wir haben vor einer Stunde angerufen, aber der Notdienst hat gesagt, sein Dienst beginnt erst nach dem Fußballspiel. Zum Hausarzt wollte ich morgen. Als das gestern anfing mit dem Erbrechen, wusste ich ja nicht, wie schlimm das wird.«

Die Gesichtsfarbe von Hein wechselte in Bruchteilen einer Sekunde, von Rosig über Rot und dann ins Dunkelrot. Hein stand kurz vor seinem ersten Patientenmord: »Gestern fängt bei Ihnen die Kotzerei an, und ausgerechnet jetzt fällt Ihnen ein, den Rettungsdienst zu rufen – mitten im Spiel!« Der Typ mit der Baseballmütze wollte etwas sagen, holte Luft, hatte aber keine Chance. Noch bevor das erste Wort seinen Mund verlassen konnte, brüllte Hein ihn an: »In geschlossenen Räumen wird keine Kopfbedeckung getragen! Ruhe jetzt, wir fahren deinen Kumpel ins Krankenhaus, sollen die sich um die Kotze kümmern!«

»Eh, wieso Krankenhaus? Eh, kannst du dem hier keine Spritze geben, die hilft?«

Heins Blick wurde leer. »Nein!«, schrie er nach einem Moment der inneren Sammlung: »Nein und nochmals nein!«

In diesem Augenblick wurde ich von einer höheren Macht beseelt, die durch mich sprach: »Doch«, sagte ich mit fester Stimme. Hein starrte mich fassungslos an. »Doch, Sie haben recht, wir versuchen das jetzt mal mit dem Spritzegeben«, stimmte ich dem Mützenmann zu, der daraufhin ein sehr zufriedenes Gesicht machte. Ganz im Gegensatz zu Hein, dem vor Staunen fast der Speichel aus dem Mundwinkel lief. Ich öffnete unseren Notfallrucksack und entnahm eine steril verpackte 20-ml-Spritze. Im eingepackten Zustand hielt ich die Spritze unserem Patienten unter die Nase. »Was soll ich damit?«, fragte er berechtigt.

»Nicht fragen, in die Hand nehmen und festhalten.«

Widerwillig befolgte unser Patient meine Anweisung. Die Sekunden vergingen wie in Zeitlupe, nach circa zehn Sekunden fragte ich: »Und?«

»Was, und?«, kam prompt die Gegenfrage.

»Hilft es?«, fragte ich erneut.

»Was hilft?«

»Na die Spritze, hilft die Spritze?« Diesmal erfolgte keine Replik. »Sehen Sie, Spritze geben hilft nix!«, sagte ich süffisant, an den Mützenmann gerichtet, der sich offenbar leicht verarscht vorkam und von nun an den Mund hielt. Der Gesichtsausdruck von Hein war immer noch ziemlich verkniffen, jetzt aber, um nicht lauthals zu lachen.

Die Stimmung an der Einsatzstelle war nach der Nummer mit der Spritze im Arsch, der Patient wurde, wie von Hein angekündigt, »eingepackt« und zur weiteren Abklärung ins Krankenhaus gebracht. Auf dem Weg zum Rettungswagen sagte der Mützenmann hämisch: »0:1 für Spanien.« Wozu sind Menschen eigentlich fähig? Nicht nur, dass man aus einer Sternstunde des Fußballs herausgerissen wird, nein, man bekommt zum Dank für seine Hilfe auch noch hinterrücks ein rostiges Messer ins Herz gerammt.

Hein ist seit diesem Einsatz begeisterter Anhänger abstruser Verschwörungstheorien. Zuweilen behauptet er sogar, dass gegnerische Fans Notrufe fingiert hätten, um uns das Endspiel zu versauen. Wie dem auch sei, ich freue mich schon auf die nächste EM. Natürlich im Dienst.

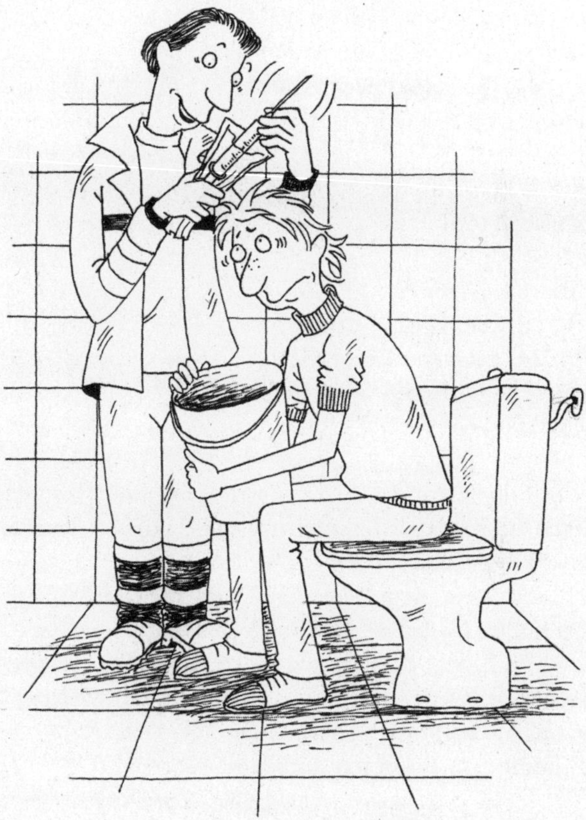

Ich öffnete unseren Notfallrucksack und entnahm eine steril verpackte 20-ml-Spritze. Im eingepackten Zustand hielt ich die Spritze unserem Patienten unter die Nase. »Was soll ich damit?«, fragte er berechtigt.

15. NOTFALL

Von Schwerkraft, Kunst und einem Rendezvous

Ein gefallenes Mädchen

Erst wenn es um unbedeutenden Kleinkram geht,
werden Auseinandersetzungen wirklich bitter.
HENRY KISSINGER

Stuhlgang ist meiner Meinung nach ein ganz entscheidender Teil von Lebensqualität. In was für missmutige Gesichter muss man schauen, wenn die notwendige Defäkation nicht zufriedenstellend verläuft. Womit wir schon am entscheidenden Punkt sind. Wenn es verläuft, war die ganze Sache zu flüssig, wenn es zu hart ist, müssen Sie pressen und drücken wie bei einer Drillingsgeburt. Wer von uns hat nicht schon Stunden auf dem Klo verbracht und um eine besondere Form der Erlösung gebeten. Wie so oft im Leben, scheint die goldene Mitte das Maß aller Dinge zu sein. Der Alltag im Rettungsdienst erfordert es, sich den Gang zur Toilette von Zeit zu Zeit zu verkneifen. Als Patient würden Sie es kaum gutheißen, wenn ich zu Ihnen sage: »Wir unterbrechen kurz die medizinische Versorgung – ich muss mal austreten!« Außerdem ist der zeitliche Verlauf solcher Dinge im Vorfeld kaum planbar, der eine verrichtet schnell, der andere langsam. Ein Verwandter meinerseits pflegt zu sagen: »Ich bin nur mal kurz zur Toilette.« Kurz ist in diesem Zusammenhang sicherlich ein relativer Begriff, aber vor einer halben Stunde ist mit dem Mann nicht mehr zu rechnen. Das Problem an der Sache ist: Haben Sie sich ein- oder mehrmals am Tag die Notdurft verweigert, können Sie irgendwann gar nicht mehr. Ein nicht enden wollender Teufelskreis beginnt, der in Blähungen, Verstopfungen oder Schlimmerem tragisch endet.

Umso glücklicher schätzte ich mich nach einem frühmorgendlichen Einsatz, die Wache zu erreichen, um das erste Geschäft des Tages in Ruhe zu erledigen. Hein schien ganz ähnliche Gedanken zu hegen, jedenfalls folgte er mir auf dem Fuße in Richtung Toilette und verschwand in der Kabine neben mir. Denken Sie einfach an den Charme einer Toilettenanlage auf einem einsamen Campingplatz an der Mosel in den achtziger Jahren. Mit diesem Bild vor Augen haben Sie eine realistische Vorstellung von den zweckgebundenen Sitzgelegenheiten auf unserer Rettungswache. Da saßen wir nun, nur durch eine zwei Zentimeter dicke, matt lackierte Sperrholzplatte voneinander getrennt. Die ansonsten offene Bauweise machte zwar Konversation problemlos möglich, hatte aber den entscheidenden Nachteil, dass die gesamte Raumluft beiden Besuchern zur Verfügung stand.

»Bei Keramikmöbeln bevorzuge ich ja eher Flachspüler«, warf ich in die beengte Weite des Raumes.

»Warum in aller Welt das denn?«

»Man sieht, was man getan hat. Man kann Farbe, Konsistenz und krankhafte Veränderungen viel besser beurteilen. Manchmal kann man lustige Figuren erkennen. Es glaubt mir ja keiner, aber ich hab mal ne Sieben gekackt – mit Querstrich!«, antwortete ich mit Stolz in der Stimme.

Hein war völlig anderer Ansicht: »Nee, nee, fetten Respekt für die Sieben, aber von Flachspülern halte ich gar nix. Tiefspüler, mein Freund! Tiefspüler sind das Nonplusultra. Man ist einfach weiter weg vom Gefahrenschwerpunkt. Du verstehst, was ich meine, es spritzt nichts hoch, rein ins Wasser, sauber und aus.«

»Mag sein, aber es gibt keine lustigen Figuren zu begutachten!«

»Stimmt nicht«, widersprach Hein und fuhr fort: »Stell dir vor, es ist Silvesterabend. Bleigießen – verstehst du? Ich hab mal nen Drachen geschissen! Glaubt mir auch keiner, war aber so.« Beide lachten wir herzhaft. Die anschließende lebhafte Diskussion über die Vor- und Nachteile von mehrlagigen Hygienepapieren verlor sich ins Philosophische.

Den Rest des Tages beschäftigten uns ein kettenrauchender Asthmatiker und ein Patient mit Kopfplatzwunde nach unsachgemäßen Heimwerkerarbeiten. Hein und ich plauderten während der Rückfahrt zur Wache über belangloses Zeug und freuten uns auf den bevorstehenden Feierabend.

Hein erklärte mit einem Anflug von Romantik: »Nachher hab ich ein Rendezvous mit Carmen, der neuen Röntgenschwester! Spazieren am Fluss, lecker Essen, und dann schauen wir mal ...«

»Glückwunsch, hoffentlich durchschaut sie dich nicht sofort, du alter Schürzenjäger. Der Teil mit ›und dann schauen wir mal ...‹ dürfte dich wohl am meisten interessieren. Braucht ihr noch ne Anstandsdame? Wann und wo trefft ihr euch denn?«

Nach dem Motto »Hätte er geschwiegen, man hätte ihn für klug gehalten« sagte Hein kein Wort mehr, sondern grinste nur süffisant in sich hinein.

Plötzlich quäkte es aus dem Funkgerät: »04-83-01, habt ihr schon abgelöst?«

»Mist, die Leitstelle, 50-50-Chance auf pünktlichen Feierabend oder den nächsten Einsatz«, jammerte Hein, an mich gewandt. Dann antwortete er bewusst freundlich: »Wir sind noch die alte Besatzung, müde und auf dem Weg zur Ablösung.«

»Tut mir auch leid, Jungs, aber ich kann es nicht ändern. Sturz aus großer Höhe. Da müsst ihr noch mal ran. Einsatzstelle ist die Parkanlage neben der Kunstakademie, ihr werdet eingewiesen!«, funkte der Disponent.

»Verstanden!«, quetschte Hein verbissen freundlich heraus und gab Gas. Hein machte mir ein wenig Sorgen. Normalerweise würde jetzt ein Redefluss über persönliches Pech, Ungerechtigkeit und empfundenen Weltschmerz losbrechen, der bis zum Erreichen der Einsatzstelle nicht abreißen würde. Heute aber blieb Hein ruhig.

»Alles klar, Hein?«

»Jaja, es fällt mir zwar schwer, und ich bin auch ein wenig vom Schicksal enttäuscht, aber ich werde keine negative Energie zulassen – das überträgt sich nachher nur auf mein Treffen mit Carmen.« Hein wusste genau, worauf ich hinauswollte. »Heute Abend werde ich mich verspäten, aber alles ist für irgendwas gut! Man begreift halt nur selten direkt die Zusammenhänge.«

Jetzt machte ich mir wirklich Sorgen. »Normalerweise würdest du ausflippen, fluchen oder Schlimmeres veranstalten. Woher diese Ruhe? Du bist doch nicht irgendeinem esoterischen Meditationszirkel beigetreten – oder?«

Hein konzentrierte sich auf das Überqueren einer Kreuzung, bevor er antwortete: »Und wenn es so wäre? Was würde sich ändern? Du kannst mich beleidigen, bezweifeln oder verleugnen – du bist und bleibst mein spiritueller Lehrer, so wie alle anderen Menschen und Wesen auch.« Mein Gesicht machte wohl einen wenig erleuchteten Eindruck, jedenfalls ergänzte Hein noch mit einem breiten Grinsen im Gesicht: »Mach dir keine Gedanken, ich lese zurzeit Bücher vom Dalai Lama, so mit Liebe und Frieden und so. Carmen ist Buddhistin, da will man ja mitreden können. Aber wenn du Wert darauf legst, kann ich dich auch weiterhin zusammenscheißen.«

Hein war also noch der Alte, und mir war wieder wohl ums Herz, als wir die Einfahrt zur Kunstakademie erreichten. Wie versprochen, stand ein Passant bereit, um uns den Weg durch die Parkanlage zu zeigen. Nach kurzer Fahrt über mit Buchsbaumhecken gefasste Kieswege entdeckten wir den Ort des Geschehens.

Auch nach über zehn Jahren Rettungsdienst fasziniert mich der Moment, in dem eine Einsatzstelle sich offenbart. Der Moment, in dem niemand etwas erklären muss und trotzdem jedem Beteiligten klar wird, was sich in den letzten Minuten abgespielt hat. Hein und ich hatten unseren Rettungswagen verlassen und waren an den Rand einer Hecke getreten. Das leise Knirschen unserer Sicherheitsschuhe auf den weißen Kieselsteinen wurde unsanft durch das Geschrei einer weiblichen Stimme überlagert. Noch konnten wir das Opfer nicht sehen, dennoch wussten wir anhand der raschelnden Bewegungen von Pflanzen, wo wir suchen mussten. Gut drei Meter oberhalb dieser Stelle verlief waagerecht ein starker Ast, der zu einem mächtigen Laubbaum gehörte. Hein schaute verdattert drein. »Runtergefallen ist klar. Aber warum überhaupt raufgeklettert?« Seine Frage war berechtigt, weder trug der Baum Früchte, noch hatte man eine nennenswerte Aussicht von dort oben.

»Ich hab meine Muse gemalt und dann verloren!«, sprach eine Stimme zu uns, die wir nicht direkt zuordnen konnten. Kennen Sie das? Menschen, die quasi neben Ihnen stehen, die Sie aber erst wahrnehmen, wenn diese sich aktiv bemerkbar machen. Langsam begann es zu dämmern, und aus der heraufziehenden Dunkelheit trat ein schmächtiger junger Mann auf uns zu.

»Sie haben was?«

»Ich habe für meine Semesterarbeit einen Akt in der Natur geschaffen«, erläuterte der kunstbegeisterte Student und hielt uns eine halbfertige Proportionsstudie unter die Nase.

Ich fragte ungläubig: »Sie haben also eine junge Dame gemalt, und die ist dann vom Ast gefallen?«

»Eine nackte junge Dame!«, präzisierte er.

»Und warum stehen Sie dann neben uns, statt Ihrer Muse zu helfen?«

»Da sind Brennnesseln«, murmelte unser Künstler beinahe unverständlich. Hein und ich marschierten los, um uns ein ge-

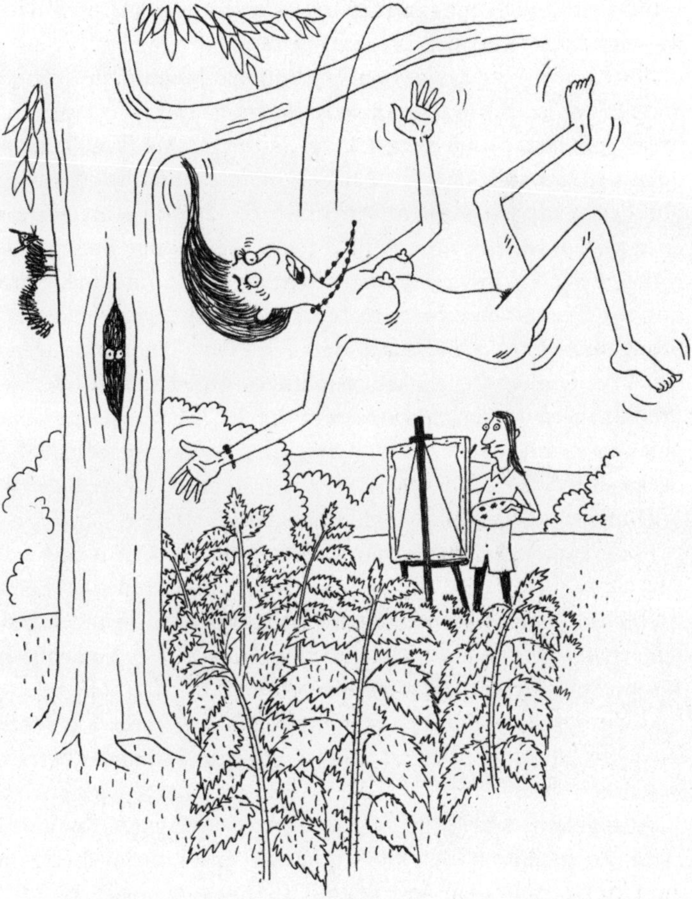

»Ich hab meine Muse gemalt und dann verloren!«,
sprach eine Stimme zu uns, die wir nicht direkt zuordnen konnten.

naueres Bild von der Situation zu machen. An unseren Möchtegern-Picasso gewandt rief Hein: »Sie bleiben schön, wo Sie sind, wir brauchen Sie vielleicht noch!«

Nach wenigen Metern war das ganze Ausmaß des Dramas erkennbar. In einem Bett aus geplätteten Pflanzen wand sich unter Schmerzen eine nackte junge Rubensdame. Eine bequeme Lage war für die Ärmste wahrlich nicht zu finden. Nach ihrer Huldigung der Schwerkraft war unsere Patientin in ein etwa zehn Quadratmeter großes Feld beachtlich hoher Brennnesseln gefallen. Sich selbst zu helfen, war ihr fast unmöglich. Schon aus der Ferne betrachtet, wies das linke Bein eine eindeutige Fehlstellung am Unterschenkel auf. Wahrscheinlich Schienbein- Wadenbein-Bruch, selbstständiges Aufstehen – undenkbar. Eine Schneise in den Brennnesseln verriet, dass unser gefallenes Mädchen zunächst versucht hatte, sich aus der misslichen Lage herauszurobben. Dabei hatte sie ihren nackten Körper aber nur noch mehr den geißelnden Pflanzen dargeboten.

Hein fackelte nicht lange, er nutzte ein Bein quasi als Sense und schlug so einen Weg zu unserer Patientin. Er schaute in dankbare Augen, als er das Aktmodell erreichte. Sekundenbruchteile später verwandelte sich das Gesicht jedoch in eine wütende Visage: »Wo ist das Schwein? Mich erst auf den Baum hetzen und dann in der Brennnesselscheiße liegen lassen. Ich schneid dem Arschloch ein Ohr ab! Dann kann der Versager ja einen auf van Gogh machen!«

Aus gebührender Entfernung erklang der zaghafte Versuch einer Verteidigung: »Ich kann doch nix dafür, wenn du da oben einschläfst. Außerdem hab ich ne Brennnesselphobie …«

»Wie dem auch sei. Sie bleiben bitte noch einen Augenblick hier liegen. Ihr Bein ist vermutlich gebrochen, wir holen Material, um Sie schonend aus Ihrer Lage zu befreien«, bestimmte Hein. Am Rettungswagen angekommen, sprach uns der Pinselschwinger zaghaft an: »Mich brauchen Sie hier doch nicht mehr, oder?«

»Und ob, Freundchen, hier gibt es noch ein wenig Suppe auszulöffeln!«, negierte Hein den offensichtlichen Fluchtversuch. Meinen schelmischen Blick kommentierte er anschließend nur achselzuckend: »Was guckst du so? Die Kunst lebt doch erst durch Konflikte.« Sprach es, griff die Schaufeltrage und marschierte wieder Richtung Rubensdame. Unsere Patientin wurde sach- und fachgerecht auf die Trage gelagert, mit einer Decke vor neugierigen Blicken geschützt und anschließend von Hein und mir Richtung Rettungswagen getragen. »Können Sie so bitte zwei bis drei Minuten stehen bleiben? Die Szene ist gerade sehr ausdrucksstark«, tönte die Stimme des Kunststudenten, als wir die Hecke fast erreicht hatten. Der Kerl hatte tatsächlich seine Staffelei hinter unserem RTW aufgebaut und schwang wild mehrere Pinsel gleichzeitig.

»Ich kann mit dir mal zwei bis drei Minuten zu den Brennnesseln gehen!«, erwiderte ich ungehalten.

»Genau, schnappen Sie sich diesen farbharmonischen Vollidioten und prügeln Sie ihm sein eingebildetes Kunstverständnis aus dem Arsch. Ich würde es ja gern selbst machen, aber Sie sehen ja ...!«, hetzte unsere Patientin. »Seit zwei Jahren verschwende ich mich jetzt an diesen debilen Versager, der Typ malt mich in jeder Lebenslage. Und heute kommt der mir wieder mit so einer bescheuerten Idee, irgendwas mit Kunst an ungewöhnlichen Orten. Ich mach den Schwachsinn auch noch mit, und dann lässt der Kerl mich wegen seiner Brennnesselallergie im Stich«, setzte sich das Gezeter weiter fort.

»Phobie, ich habe eine Brennnesselphobie, nicht Allergie!«, entgegnete der junge Mann schüchtern.

»Angeboren oder erworben?«, fragte Hein trocken.

»Als Kind hab ich Flügelhorn im Musikverein gespielt, ich war erst 13 Jahre alt und in meiner Altersgruppe der Jüngste und Kleinste. Es war beim Zeltlager unter der Dusche. Mit gespreizten Beinen und Seife in den Augen stand ich da. Von hinten haben sich drei ältere Mädchen angeschlichen und mir lange Brennnesseln zwischen die Beine gepeitscht. Aus Reflex habe ich die Beine zusammengeschlagen. Dann haben diese Weiber die Stängel nach hinten gerissen, sodass die ganzen Blätter zwischen meinem Hodensack und meinen Beinen hingen«, schilderte unser Freund der schönen Künste sein jugendliches Martyrium.

Aufgrund der erschütternden Schilderung entwickelte sich nun eine gewisse Solidarisierung mit dem geschundenen Künstler. Hein meinte sinngemäß, er könne jetzt in Anbetracht der Zusammenhänge eine gewisse Zurückhaltung in der Gesamtsituation nachvollziehen. Wortreich ergänzte ich aus meinen Erfahrungen mit drei älteren Schwestern: »... pubertierende Mädchen können grausam sein, eine vorgezogene Rache für die unterdrückte Rolle der Frau in unserer technisierten Gesellschaft«, schloss ich unter zustimmendem Nicken der männlichen Anwesenden.

Unsere Patientin zeigte weniger Anteilnahme: »Was soll der Schmusekurs mit dem Scheißkerl, ich denke über eine Anzeige wegen unterlassener Hilfeleistung nach, und die Herren Sanitäter machen hier einen auf Kumpel. Ich glaub, ich bin im falschen Film!«, ereiferte sie sich, während sie an unangenehm juckenden Quaddeln kratzte.

»Beruhigen Sie sich! Unruhe tut Ihnen im Augenblick gar nicht gut«, erklärte Hein. »Wahrscheinlich haben Sie außer dem gebrochenen Bein auch eine schwere Gehirnerschütterung. Da treten gerne Erinnerungslücken auf – vielleicht hat der junge Mann sogar versucht, Ihnen zu helfen, und Sie können sich nur nicht mehr daran erinnern. Wir fahren Sie jetzt erst einmal ins Krankenhaus!« Hein schob die Trage in den Rettungswagen und schloss die Türen, ohne eine weitere Antwort abzuwarten.

Unvermittelt ertönte die Titelmelodie der *Benny Hill Show* als Klingelton. Peinlich berührt griff Hein in seine Hosentasche. Als er die Nummer auf dem Display seines Mobiltelefons sah, lächelte er. »Carmen!«, sagte er mit vielsagendem Blick und trat einen Meter zur Seite. Es hätten auch zehn Meter sein können, man hätte trotzdem genug verstanden, um der Syntax des Gesprächs zu folgen: »Was glaubst du, wer du bist ... du glaubst wohl, die Sonne scheint aus deinem Arsch. Kein Respekt ... Unverschämtheit ... noch nie versetzt worden ... arrogantes Sanitätergesocks ...« Hein ließ den Arm sinken, das lärmende Telefon noch in der Hand, erschien sein Blick traurig, ja fast aussichtslos verloren.

»Buddhistin?«, fragte ich zweifelnd.

Hein nickte.

»Die sind doch sonst eher friedliebend, verständnisvoll und zur Vergebung bereit?«, vergewisserte ich mich.

Hein stellte resigniert fest: »Da gibt es wohl verschiedene Schulen!«

»Bierchen heute Abend?«

»Ja, auch zwei oder drei!«, stimmte Hein lächelnd zu.

»Ähh, kann ich, ähh, darf ich auch mitkommen?«, formulierte unser Kunststudent unsicher.

»Ja sicher. Warum nicht, du bist schließlich die Quelle allen Übels, Ursache und Wirkung, Anfang und Ende, Alpha und Omega. Alles ist für irgendwas gut ...! – So ne gequirlte Scheiße, geh mir bloß aus den Augen, sonst schieb ich dir deine Staffelei in den Arsch.« Wissend, dass Hein keine Witze machte, ergriff unser abstrakter Freund mit Leinwand und Pinsel unterm Arm die Flucht.

»Dann sind wir uns ja einig, Männer«, sagte Hein resigniert, »vor dem Bierchen gibt es aber noch Arbeit. Die Muse muss ins Krankenhaus!«

16. NOTFALL

Rettungsdienst in einem Käfig voller Narren

Bilder im Kopf

Mit dem Geist ist es wie mit dem Magen:
Man kann ihm nur Dinge zumuten,
die er verdauen kann.
WINSTON CHURCHILL

Im Gespräch mit Freunden und Bekannten versuche ich grundsätzlich, den Rettungsdienst möglichst realistisch darzustellen. Das ist nicht immer einfach, man kämpft manchmal erbittert gegen falsche Vorstellungen. Sie werden es nicht glauben, aber ich rette nicht jeden verdammten Tag irgendein Menschenleben, nein, ich schwebe auch nicht jeden Tag in Lebensgefahr, und ich muss auch nicht ständig irgendwelche Unfallopfer von der Straße kratzen. Natürlich sind diese Dinge Bestandteil meines Berufes, aber eben nicht jeden Tag. Derartige Ereignisse kommen immer wieder vor, sind aber Gott sei Dank auch auf viele Schultern verteilt. Persönlich kenne ich keinen einzigen Rettungsassistenten, der schon einmal ein kleines Kind aus einem verunfallten, noch brennenden Auto gezogen hat, was Sekundenbruchteile später explodierte. In Gesprächen wird man aber allen Ernstes gefragt, wie oft man so was denn schon selbst erlebt habe. Merkwürdigerweise fragt niemand, wie oft ich schon einen grippalen Infekt oder das heimtückische »plötzliche Unwohlsein« ins Krankenhaus gefahren habe. In der Bevölkerung herrscht ein merkwürdig romantisch-dramatisches Bild vom Rettungsdienst. Häufig höre ich Sätze wie den folgenden: »Nein, deinen Beruf, das könnte ich nicht! Immer dieses Leid, ich hätte immer die grausamen Bilder vor Augen und würde keine Nacht mehr schlafen und nur noch schlecht träumen.«

Nun ja, das mit dem Leid ist Ansichtssache. Lassen Sie mich von »Fabulous Wanda« erzählen, denn da fragt man sich dann schon, wie viel Leid man ertragen kann.

Meine erste Begegnung mit Wanda liegt etwa vier Jahre zurück. Ein Routineeinsatz mit einer kollabierten Person. Nach einem gemeinsamen Brunch mit Freunden war ein circa 35-jähriger Mann zusammengebrochen. Auffallend waren nur die sehr femininen Gesichtszüge unseres Patienten, der auch sonst ein eher affektiertes Verhalten an den Tag legte. Auf die Frage nach seinem Geburtsdatum antwortete unser Patient empört: »Unverschämtheit, Sie Schnösel glauben doch nicht etwa, dass ich Ihnen sage, wie alt ich bin? Derartiges fragt man eine Dame nicht.«

Leicht verwirrt dachte ich mir, okay, wir haben es mit einem Teekännchen zu tun, das auf Grande Dame macht. »Kann ich denn einmal Ihre Versicherungskarte sehen?«, startete ich einen neuen Versuch. Unwissend, dass Geburtsdaten auch auf der Krankenversicherungskarte gespeichert sind, hielt das Mimöschen uns die Chipkarte mit einer gewissen Arroganz, aber weichen zarten Fingern mit perfekt polierten Nägeln entgegen. Sein Name war: René van Helden.

Zeitsprung – ein Jahr später.

In einer lauen Sommernacht, sonntagnachts auf der Rückfahrt von einem Einsatz, sprach uns die Leitstelle über Funk an: »04-83-01, Frage: Standort?«

»Valkenburger Weg, auf dem Weg zur Wache«, antwortete Hein.

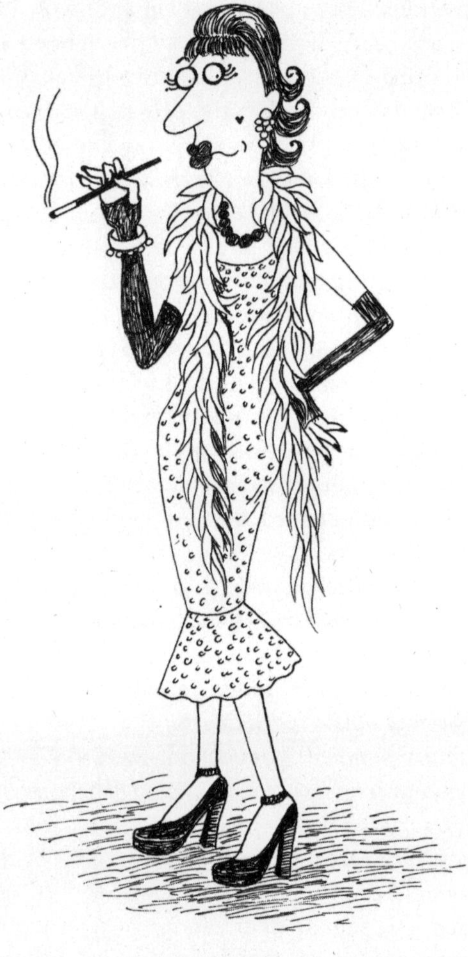

»Ich verrücktes Huhn hab dann noch die Feuerwehr gerufen, damit mich ein paar starke Männer retten. Ist aber keiner gekommen.«

»Dann fahrt mal bitte zur Baustelle an der Bastionsstraße. Wir hatten einen Anruf von jemandem, der angab, er sei auf der Baustelle in einen Schacht gestürzt. Der Kerl soll schon vier Stunden in dem Loch sitzen, irgendwann ist es ihm dann wohl gelungen, uns per Mobiltelefon zu erreichen, die Verbindung brach aber sehr schnell wieder ab, klingt alles etwas merkwürdig. Die Polizei kommt ebenfalls zur Unterstützung, schaut euch die Sache mal an.«

An der nächsten Kreuzung wendete ich unseren Rettungswagen und fuhr Richtung Einsatzstelle. Hein mag diese Art von Einsätzen. Durch das Suchen des Patienten bekommt das Ganze so einen netten Schnitzeljagdcharakter. Bewaffnet mit Bolzenschneider, Handscheinwerfer und dreißig Meter Feuerwehrsicherheitsleine sprang mein »Spürhund« aus dem Rettungswagen. Nach einer halben Stunde war die Enttäuschung groß. Nicht nur, dass wir keinen Patienten gefunden hatten, es gab nicht mal einen Schacht, in den man hätte stürzen können. Einer der Polizisten brachte es auf den Punkt: »Da sind wir wohl alle schön verarscht worden. Irgendein Heini sitzt irgendwo hinterm Fenster, schaut uns zu und lacht sich über uns kaputt. Wir brechen den Einsatz ab und fahren nach Hause.«

Im Konvoi brachen wir auf, unser Rettungswagen bildete die Spitze, und drei Streifenwagen folgten uns. An der nächsten Ampel sollten sich unsere Wege eigentlich trennen, doch dazu kam es nicht. Noch während wir auf die Ampel zurollten, bemerkte ich einen jungen Mann, der am Boden sitzend, anscheinend schlafend, einen Ampelmast umarmte. »Da müssen wir wohl mal nachschauen«, sagte ich, an Hein gewandt, und deutete mit der Hand auf meine Entdeckung.

»Jaja, ist zwar nur ein besoffenes Mahnmal der letzten Partynacht, aber nachschauen müssen wir wohl. Sieht schlecht aus, wenn wir vorbeifahren und die Bullen hinter uns feststellen, dass jemand eine Lichtzeichenanlage für seine neue Freundin hält.«

Wir stiegen aus und gingen auf den Ampelmast zu, Hein rief: »Hallo, guten Morgen, aufwachen, alles in Ordnung mit Ihnen?«

Der Kopf hob sich, und ich blickte in ein Gesicht, das mir bekannt vorkam. Aus dem Gesicht wurde eine Fratze wie aus einem Horror-B-Movie. Strähnige, fettige Haare, ein aufgemalter Schönheitsfleck über der Oberlippe und Reste von Schminkpuder erweckten den Eindruck einer hässlich geratenen Porzellanpuppe. Leider brüllte die missratene Porzellanpuppe jetzt auch noch aus Leibeskräften: »Hilfe, Hilfe, Hilfe, so helft mir doch!«

Vom Geschrei angelockt, gesellte sich auch die Polizei zu uns. »Was ist denn hier passiert? Warum schreien Sie um Hilfe? Beruhigen Sie sich doch erst mal!«

»Ich soll mich beruhigen? Das sagen Sie so einfach, ich hab gerade stundenlang in diesem Loch gesessen, war ganz alleine, und keiner hat mir was zu trinken spendiert«, sagte das noch immer die Ampel umarmende Häufchen Elend in schrillem Tonfall.

Der Teil mit dem »stundenlang in einem Loch sitzen« kam uns allen irgendwie bekannt vor. Hein bohrte nach: »Erklären Sie uns das mit dem Loch doch mal bitte genauer. Wo ist dieses Loch, in dem Sie gesessen haben?«

»Die Kneipe gegenüber der Baustelle, wie heißt das Drecksloch doch gleich, ähm, ›Stiefellecker‹, ich sollte da auftreten, hatte aber nicht mal ne eigene Garderobe – können Sie sich das vorstellen?! Ich hab dann nur zwei Lieder gesungen und bin danach mit Gin-Tonic abgestürzt. Ich verrücktes Huhn hab dann noch die Feuerwehr gerufen, damit mich ein paar starke Männer retten. Ist aber keiner gekommen.« Die Schilderung hatte einen Rosa-Wattebausch-Tonfall, der Hein zur Weißglut brachte: »Du bist also die schwule Hupe, mit der ich hier fast eine Stunde Verstecken gespielt habe?«

Ein gesäuseltes »Sei nicht böse, wenn du mich nicht gefunden hast, Schnucki« machte Hein sprachlos.

Wir hatten unseren Mann aus dem Schacht gefunden. Nun übernahm die Polizei das Ruder: »Sehr schön, das gibt ne fette Anzeige wegen Notrufmissbrauchs. Wie ist Ihr Name?«, fragte einer der Polizisten. Meine Erinnerung kehrte zurück, das Gesicht, die Stimme. »René van Helden«, sagte ich viel zu laut.

Entzückt, dass jemand seinen Namen kannte, schaute mich der junge Mann verliebt an. Mir wurde klar: Ich hatte einen neuen Freund.

»Sehr richtig: René van Helden, ich bin adeliger Abstammung, meine Fans nennen mich aber ›Fabulous Wanda‹, ich bin Travestiekünstler«, antwortete er, sie, es dem Polizisten, ohne den Blick von mir zu wenden.

Auf unsere nächste Begegnung brauchte ich nur zwei Tage zu warten. Als »Milva« verkleidet, hatte mein neuer Freund die Notbremse einer Straßenbahn gezogen. »Milva« oder das, was so aussah, hatte den Fahrersitz erobert und stand nun den verdutzten Fahrgästen und einem völlig hilflosen, überforderten Fahrer lauthals zeternd gegenüber: »Es lebe die monarchische Republik, ich rufe hier in dieser Straßenbahn und dort, wo sie steht und fährt, die neue Republik aus! Ich muss um meine Gesundheit und mein Leben fürchten. Letzte Nacht tauchten um 1:20 Uhr vier Bankangestellte vor meiner Wohnung auf, hielten den Türspion zu und gaben sich als Pizzadienst aus. Sogar vor Frauen machen die nicht halt! Was soll ich nur tun? Sollte mir etwas zustoßen: Ich bin keines natürlichen Todes gestorben! Bitte helfen Sie mir. Man ist ja als Staatsopfer für jedes nette Wort dankbar. Natürlich dürfen Sie alles veröffentlichen. Unsere Familien haben nicht das Wirtschaftswunder vollbracht, damit man uns so behandelt. Republik, Republik, Monarchie, Monarchie, monarchische Republik. Ich freue mich, dass es Menschen wie Sie gibt, die nicht wegschauen. Ich habe die ganze Nacht geweint. Vielen Dank für Ihre Hilfe. Morgen nagel ich meine Thesen an die Rathaustür. Da werde ich dann auch auf unsere Bewegung hinweisen. Und wenn es ›nur‹ am Schwarzen Brett ist. Ich wünsche Ihnen einen schönen Tag – Monarchie, Monarchie!«

Es dauerte einen Moment, bis ich unseren Kunden, Patienten – nennen Sie es, wie Sie wollen – wiedererkannte. »Milva« sah täuschend echt aus, aber bei genauerem Hinsehen war klar, dass es sich erneut um René van Helden alias »Fabulous Wanda« handelte. Es war heller Tag, mitten in der Woche, die meisten Menschen machten sich zu dieser Tageszeit in irgendeiner Form nützlich, aber vor mir stand ein Kerl in roter Kunsthaarperücke, schwarzem Paillettenkleid mit Federboa und ungefähr viereinhalb Kilo Schminke im Gesicht. Als Hein und ich die Straßenbahn betraten, schaute der Fahrer in seiner grauen Uniform, als würde er gerade von GSG9-Beamten aus seiner Geiselhaft befreit. Hein, der mit »Wanda« ja noch eine kleine Rechnung offen hatte, handelte sofort, er legte unsanft seinen Arm um ihre/seine Hüfte und verließ mit der Milva-Transe, die weiter politischen Schwachsinn von sich gab, wortlos die Straßenbahn. Die Fahrgäste applaudierten. Mir ist bis heute nicht klar, ob sie Hein für sein entschlossenes Handeln Beifall spendeten oder ob der Mob mit dem Applaus den politischen Inhalt von »Milvas« Rede würdigte.

Sie fragen sich jetzt sicher: Was macht man nun mit einem solchen Patienten? Guter Punkt. »Milva« war nicht krank genug fürs Krankenhaus – körperlich war der Mann schließlich gesund –, aber auch nicht irre genug für die geschlossene Anstalt. Wenn jeder Bescheuerte dort untergebracht wäre, müssten wir Großstädte überdachen. Mit nach Hause nehmen will man »Milva« aber auch nicht, also ist guter Rat tatsächlich teuer. Tatsache ist, für ein bisschen bescheuert gibt es im Akutfall kaum geeignete Unterbringungsmöglichkeiten. Hein übergab »Fabulous Wanda« alias »Milva« der Polizei, die unser Schätzchen aber auch nicht dauerhaft betreuen konnte.

In den nächsten Wochen wurden wir, d.h. Rettungsdienst und Polizei, ordentlich auf Trab gehalten. Einmal besetzte »Fabulous Wanda« das Haus, in dem er zur Miete wohnte, und sperrte alle anderen Mitbewohner aus. Als Begründung verkündete er über ein Megaphon: »Das ganze Rattenpack spioniert für den Ostblock!«

Straßenkreuzungen wurden regelmäßig zur Republik erklärt, wofür Sitzblockaden als probates Mittel dienten. Nach Eintreffen von Staatsbediensteten verhielt sich »Fabulous Wanda« aber grundsätzlich friedlich. Zwar wurde immer wild krakeelt, aber wirklicher Widerstand wurde nicht geleistet. Man hatte den Eindruck, er, sie, es genoss die Gesellschaft von Polizei und Rettungsdienst.

»Fabulous Wanda« hatte durch das Provozieren von Einsätzen einen Weg gefunden, Aufmerksamkeit zu erregen; vielleicht eine Art Kompensation für eine erfolglose Travestiekünstlerkarriere. Nachdem man sich besser kennengelernt hatte, entwickelte sich so etwas wie eine genervte Freundschaft. Man kannte mittlerweile die verschiedenen Kostüme und Rollen, die »Fabulous Wanda« darbot. Mein persönlicher Favorit blieb »Milva«, aber auch »Inge Meysel« und »eine der Jakob Sisters« hatten Fans. Kennen Sie das alte Lied von Mike Krüger: »Wenn du das bist, dann macht das nichts, du kannst ja nichts dafür …«? Unter diesem Motto wurden Einsätze mit René van Helden abgearbeitet. Man war zwar genervt, aber wirklich böse konnte man diesem Mann im falschen Körper auch nicht sein.

Es herrschte eine Weile Ruhe. Seit Wochen hatten wir keinen Einsatz mit unserer Stammtranse. Wir waren der Künstlerdiva wohl zu langweilig geworden. Vielleicht hatte »Milva« aber auch irgendwo den Durchbruch geschafft – wir hofften in Übersee – und einfach keine Zeit mehr, uns zu belästigen. Doch wie das mit Hoffnungen nun mal ist, allzu oft werden sie enttäuscht.

Die Polizei wurde zur Ruhestörung alarmiert, der Rettungsdienst zur unklaren Lage – Schreie in einer Wohnung. An zwei

Orten in der Stadt folgte nun beim Betrachten der Adressdaten ein vollkommen identischer Ausspruch: Örtlich getrennt, aber wie aus einem Mund sagten Polizeihauptkommissar Schnelle und Rettungsassistent Hein: »Scheiße, es geht wieder los – ›Fabulous Wanda‹ is back in town!« Wir trafen zeitgleich an der Wohnung von Wanda ein. Schon auf der Straße hörten wir aus dem zweiten Obergeschoss ohrenbetäubenden Lärm. PHK Schnelle klingelte bei einem Nachbarn, um uns Zutritt zum Haus zu verschaffen. Sofort nachdem ein Sssrrriiinnngggg zu hören war, öffnete sich die Haustür, und eine ganze Nachbarschaftsarmee empfing uns. Im Hausflur war der Lärm als Musik zu identifizieren; begleitet von Death-Metal-Klängen und gelegentlichen schrillen Schreien, versuchte die gutbürgerliche Nachbarschaft, ihr Anliegen vorzutragen: »Schaffen Sie uns das perverse Schwein vom Hals. So was hätte es vor 1945 nicht gegeben. Meine Frau nimmt schon Medikamente wegen dem Arsch. Abschieben, den schwulen Kommunisten, abschieben, sag ich!«

Durch die extrem laute Musik war selbst im Flur das empörte Geschrei der Nachbarn kaum zu verstehen. Während die Polizei versuchte, den Mob zu beruhigen und Selbstjustiz zu verhindern, kämpften Hein und ich uns ins zweite Obergeschoss zur Quelle des akustischen Overkills vor. An der Wohnungstür von René van Helden angelangt, klopften und klingelten wir, was das Zeug hielt. Wir hämmerten mit Fäusten gegen die Tür und schrien alle Pseudonyme, die wir kannten: »Wanda, Inge, mach die Tür auf. Rettungsdienst, Polizei. Herr van Helden, seien Sie doch vernünftig. Wanda, Milva, Inge, sofort die Tür aufmachen!«

Unsere Bemühungen hatten keinen Erfolg, die Musik, oder was man so bezeichnet, blieb unverändert laut und wurde hier und da von einem Schreien oder Stöhnen durchdrungen. Verstärkung traf ein, die Polizeibeamten hatten die Nachbarn überzeugen können, dass Teeren und Federn auch keine Lösung darstelle und dass die gute alte Tradition des Vierteilens in Westeuropa mittlerweile eine Straftat sei.

PHK Schnelle war wütend: »Jetzt übertreibt er es aber, keine Faxen hier, wer auf Klingeln und Klopfen nicht reagiert, der kriegt die Tür eingetreten!« Es wurde nicht lange gefackelt, die Nachbarn standen als Zuschauer im rückwärtigen Treppenraum, Hein und ich mit Blick zur Tür neben PHK Schnelle. »Los, eintreten!«, sagte er, an seinen Kollegen gewandt.

»Fabulous Wanda« verfügte nicht über eine besonders stabile Tür. Mit dem ersten Tritt flogen die dünne Holztür und Teile der Türzarge in die Wohnung. Die Musik dröhnte ohrenbetäubend weiter, und das Bild, das unsere Netzhaut traf und in unseren Gehirnen verarbeitet wurde, löste verschiedene Reaktionen aus: Ein Teil der Nachbarn lief weg, andere standen fassungslos glotzend da, einer übergab sich spontan im Treppenhaus. »Fabulous Wanda« kniete gebückt im Milva-Kostüm, mit Lederriemen ans Bett gefesselt. In ihrem Mund steckte ein Gummiball, ebenfalls durch Lederriemen fixiert. Der Rock des Kleides war bis zur Hüfte hochgeschoben.

Hinter »Milva« stand ein behaarter Typ in Angler-Schaftstiefeln aus olivgrünem Gummi, die bis zur Oberschenkelmitte reichten. Der Kopf steckte in einer Ledermaske, die nur die Augen aussparte und am Mund einen Reißverschluss aufwies. In mehr oder weniger rhythmischer Bewegung fickte der Typ unsere arme Wanda nach allen Regeln der Kunst in den haarigen Arsch. Man hatte uns wegen der lauten Musik und der Aufmerksamkeit fordernden Tätigkeit bislang nicht bemerkt. Das rote Kunsthaar der Milva-Perücke wippte im Anschlag jeder penetrierenden Bewegung.

Wenn Sie sich also einmal fragen, welche Bilder mich in meinen Träumen verfolgen, dann denken Sie bitte nicht an tragische Herzinfarkte oder offene Beinfrakturen. Wie unsere Wanda ne neue Muffe verpasst bekam, daran denke ich von Zeit zu Zeit bis heute. Für den Rettungsdienst war hier nichts zu tun, die Polizei beendete das Schauspiel. »Fabulous Wanda« war wohl jung und brauchte das Geld. Sie hat die Stadt verlassen – war ihr vielleicht zu spießig.

17. NOTFALL

Ein unsympathischer Zeitgenosse

Eile mit Weile – ein rüstiger älterer Herr

Manche Hähne glauben,
dass die Sonne ihretwegen aufgeht.

THEODOR FONTANE

Das Licht blendete meine Augen, dem akustischen Alarm schenkte ich kaum Gehör. »Irgendetwas mit internistischem Notfall«, faselte es aus dem Lautsprecher in der Wand, steht eh alles noch mal auf dem Einsatzprotokoll, das zeitgleich mit dem Alarm aus dem Drucker in der Fahrzeughalle jagt. 4:37 Uhr – es gibt keine unchristlichere Uhrzeit für Notfälle. Schlafen ist im Dienst verboten, intensiv Ruhen dagegen erlaubt. Erklär das mal bitte jemand meinem vegetativen Nervensystem. Um diese Uhrzeit gibt es nur zwei Möglichkeiten: Entweder es wird akut gestorben, oder irgendein hypochondrisch veranlagter Stadtneurotiker hat nen Furz quer sitzen. »Wohnpark zur Kletterrose« war der Einsatzort, las ich mit verquollenen Augen. Eigentlich eine gute Adresse mit buntem Mix aus verschiedenen Generationen und Nationen mit eher überdurchschnittlichem Einkommen. Untypisch für unnötige nächtliche Alarmierungen, aber es gibt ja für alles ein erstes Mal. Hein rauschte an der Rutschstange durch den Gleitschacht, der die Ruheräume mit der Fahrzeughalle verbindet, und huldigte etwas unsanft der Schwerkraft. »Schon vier nach zwölf«, motzte er vor sich hin. Damit war keine Uhrzeit gemeint, sondern die Anzahl der Einsätze nach 00:00 Uhr. Man muss wissen, Hein ist kein Nachtmensch und nach Einbruch der Dunkelheit immer etwas übellaunig. Deshalb ignorierte ich auch völlig, dass Hein sein T-Shirt in dieser Nacht auf links trug. Wir stiegen ins Auto, und los ging die Fahrt.

Der Spaß- oder auch Stressfaktor bei nächtlichen Alarmfahrten ist umstritten. Die einen sagen: »Schön, man kann ungehindert mit 80 km/h durch die Stadt brettern, kein Mensch auf der Straße«, die anderen sagen: »Mist, man kann sich nicht über die Hilflosigkeit anderer Verkehrsteilnehmer amüsieren.« Tja, ich schätze, da ist jeder Jeck wohl anders, ich zum Beispiel bin immer wieder von den nächtlichen Reflexionen des Blaulichts in allerlei Glasflächen völlig hingerissen, eine blaue Illuminierung der Stadt, komponiert durch die Notrufe der Bürger – wenn dann noch das Martinshorn dazu spielt, kommt jedes Symphonieorchester mit Lightshow vom Unterhaltungswert her in Schwulitäten.

Wir erreichten den Wohnpark nach circa sechs Minuten Alarmfahrt, was für diese Uhrzeit eine eher nur durchschnittliche Zeit darstellte. Nur böse Zungen behaupten, dass unter Feuerwehr, Rettungsdienst und Polizei inoffizielle Wettbewerbe stattfinden, in denen Anfahrtszeiten gestoppt und verglichen werden.

Wie dem auch sei, der Wohnpark bestand aus fünf Gebäuden, deren Aufteilung ein wenig an das amerikanische Pentagon erinnerte. Jedes Gebäude hatte jeweils sechs Etagen, die wiederum von Wandelgängen umgeben waren, man konnte quasi auf jeder Etage im Kreis laufen. Eine hübsch gepflegte Grünanlage mit Akazienbäumen, Buchsbaumhecken und natürlich Kletterrosen rundete das Gesamtbild harmonisch ab. Hier ist die Welt noch in Ordnung, dachte ich, die Feuerwehrzufahrt war nicht mit parkenden Autos blockiert, die Hydranten waren korrekt beschildert, die Mülleimer nicht überfüllt, und es befanden sich keine besoffenen, mit Grillkohle und Schweinefleisch experimentierenden Studenten auf dem Rasen.

Meine Augen konnten wieder lesen, und so beschäftigte ich mich mit den relevanten Informationen aus dem Einsatzprotokoll: »Wohnpark zur Kletterrose«, Birkenweg 5–7, Gebäude C, Ebene 4, Wohneinheit (WE) 14, bei Schwarz. Als wir vor der Einfahrt des Wohnparks standen und auf das Öffnen der Schranke warteten, las ich Hein die Details unseres Einsatzortes noch einmal laut vor, aber ich erntete nur ein schlecht gelauntes »Kutscher kennt den Weg«. Das sind die Momente, in denen verdammte Klugscheißer wie ich besser einfach mal die Schnauze halten.

Mich beschäftigte aber auch schon das nächste Problem: »Ebene 4«! Heißt Ebene 4 etwa vierte Etage, oder ist das vierte Obergeschoss gemeint? Als Leser werden Sie sagen: Mein Gott, was für ein pedantischer Haarspalter! Ich aber sage Ihnen: Dieser kleine Unterschied zwischen Etage und Obergeschoss hat schon Menschenleben gekostet. Rettungsteams haben nach Stunden der Patientensuche zwischen Ebene, Etage, Stockwerk und Geschoss verzweifelt aufgegeben. Bei der Polizei sollen Einsatzkommandos aufgrund dieser Umstände gar schon den Falschen erschossen haben.

Die Krux dabei ist folgende: Bei Etagen wird das Erdgeschoss häufig mitgezählt, bei Obergeschossen beginnt das Zählen erst oberhalb des Erdgeschosses. Die Verwirrung wird komplett, wenn der Keller Ebene 0 ist und somit das Erdgeschoss Ebene 1, dann befinden Sie sich auf Ebene 4 in der dritten Etage, aber erst im zweiten Obergeschoss. Sie werden sagen: Reg dich nicht auf – in Deutschland ist alles beschildert. Ich aber sage Ihnen: Seien Sie froh, wenn Sie die Schilder auf den ersten Blick verstehen. Es gibt Feuerwehrleute, die nach dem Versuch, einen beschilderten Fluchtweg zu erkennen, in psychotherapeutische Behandlung mussten. Lassen Sie es mich schmeichelhaft formulieren: Nicht jeder für die Beschilderung Zuständige hat auch einen Schulabschluss. Beim Betreten des behindertengerecht gestalteten Eingangsbereichs mit neunzig Briefkästen und genauso vielen Klingeln verschwanden alle meine Sorgen. In diesem Wohnpark war alles picobello, leuchtende Notausgangsbeleuchtung, Rauchabzug im Treppenhaus und logische Beschilderung beziehungsweise Beschriftung der Etagen. Ein wenig stutzig machte mich nur der Hinweis auf einem Infobrett der Hausverwaltung. Dort stand zu lesen: »Das Entsorgen von Bürostühlen im hausinternen Müllschlucker ist wegen Verstopfungsgefahr untersagt!« Solche Sätze lösen in mir eine tiefe Nachdenklichkeit aus, aber ich möchte Sie als Leser nicht mit meinem kranken Kopfkino belästigen.

Kommen wir zurück zu den Fakten und machen uns auf den Weg zum Patienten. Herr Schwarz wohnte Ebene 4, was in diesem Haus drittes Obergeschoss bedeutete, ein Lageplan verriet, dass man WE 14 erreichte, wenn man den Aufzug beziehungsweise das Treppenhaus nach rechts verließ – alles schien bestens, keine Probleme auf dem Weg zum Patienten. Nun ja, vielleicht ein kleines bisschen zu früh gefreut – der Aufzug war wegen eines Wartungsintervalls außer Betrieb, quasi Inspektion, selbstverständlich hatten wir für derartige Arbeiten vollstes Verständnis und machten uns nun leise fluchend an den Aufstieg durchs Treppenhaus. In der richtigen Ebene angelangt, verließen wir das Treppenhaus nach rechts. Vorbei an einer Sammlung mehr oder weniger hübscher Fußmatten gingen wir Richtung WE 14. Durch die Krümmung des Wandelgangs hatte man keine gute Fernsicht, WE 10 Völler, WE 11 Schmitz, WE 12 Labber, zwei Türen weiter, und wir waren am Ziel. Schon beim Näherkommen erkannte ich eine Person vor der Tür von WE 14. Aus dieser Person dröhnte einen Augenblick später folgender verheißungsvoller Satz: »Wir können!«

Eigentlich war das ja kein richtiger Satz, dazu bedurfte es schließlich Subjekt, Prädikat und Objekt, aber als imperative

Aussage taugte es allemal. Es dauerte einen Moment, bis mein Verstand alle Eindrücke, die gerade auf mich einwirkten, zu einem Gesamtbild zusammengesetzt hatte. Ich stand bei sternenklarer Nacht auf einem Wandelgang im dritten Obergeschoss eines Wohnhauses im Birkenweg 5–7, neben mir stand mit fassungslosem Gesichtsausdruck und leicht verschwitzt mein Kollege Hein, und vor mir stand Herr Schwarz. Herr Schwarz war circa 165 Zentimeter groß, circa 110 Kilogramm schwer, trug einen schmalen Oberlippenbart und ansonsten Hut und Lodenmantel, farblich aufeinander abgestimmt. Braune Schnürschuhe und ein Herrenledertäschchen rundeten das Gesamtbild ab. Vor mir befand sich ein viel zu fetter Hitler, der im Begriff war, auf die Jagd zu gehen. Ich dachte noch darüber nach, ob wir seine nächtliche Beute werden würden, als seine Stimme sich erneut erhob: »Meine Herren, wir können!« Dabei hatte die Stimme etwas von der Unerbittlichkeit eines Pausengongs in der Schulzeit, dröhnte und röhrte, aber gleichzeitig erinnerte sie an den löchrigen Auspuff eines alten Mercedes 200d. Der nun folgende Dialog spielte sich leider fast wörtlich so ab.

Hein: »Was können wir?«

Herr Schwarz: »Wir können fahren.«

Ich: »Wohin?«

Herr Schwarz: »Ins Krankenhaus.«

Ich: »Warum?«

Herr Schwarz: »Einweisung vom Hausarzt.«

Ich: »Weshalb?«

Wortlos zog Herr Schwarz den rosafarbenen Einweisungsvordruck aus der Manteltasche und hielt mir den Zettel vor die Nase, wohlgemerkt, ohne die Einweisung aus der Hand zu geben. Eine leichte Unruhe in der Hand von Herrn Schwarz, gepaart mit der krakeligen Schrift des Hausarztes, machte das Entziffern nicht gerade einfach. Ich glaube ja, dass Mediziner absichtlich besonders unleserlich schreiben, um psychisch labile

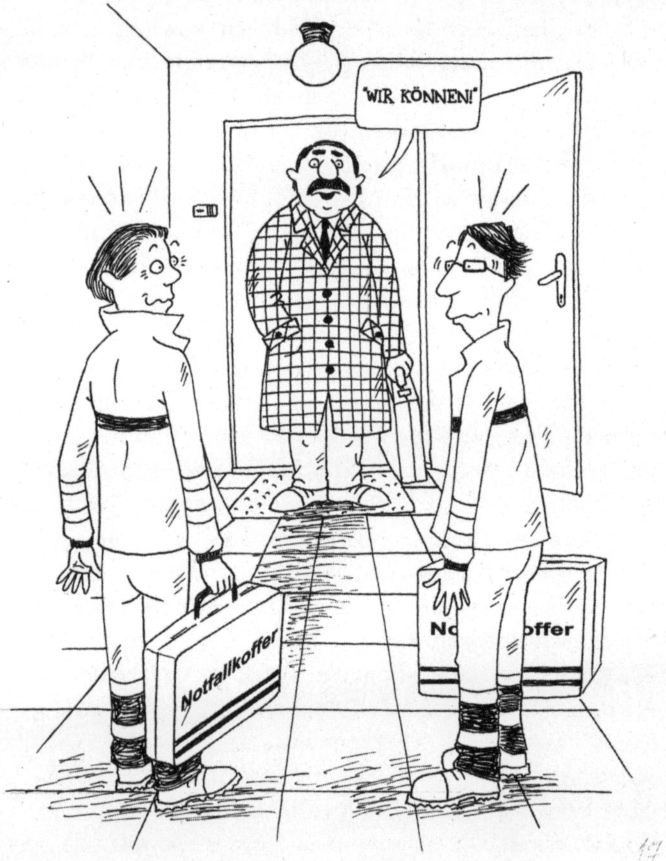

Heins Gemütszustand wechselte sichtbar zwischen dem Pflichtbewusstsein, diesen Einsatz irgendwie professionell abzuwickeln, und dem Wunsch, Herrn Schwarz die Scheiße buchstäblich aus dem Arsch zu prügeln.

Patienten und Hypochonder nicht durch gut lesbare Diagnosen zu verunsichern oder gar in den sicheren Suizid zu treiben. Ein kaum hörbares – prrrööööött – durchschnitt leise die momentane Stille.

Ich hätte es ja zugegeben, war mir aber meiner eigenen Unschuld gewiss, mit anderen Worten: Hein oder Herr Schwarz hatten den Enddarm nicht mehr ganz unter Kontrolle. Da weder meine Augen brannten, noch meine Nase Alarm schlug, konnte es nicht so dramatisch sein – ich las weiter die Einweisung und entzifferte: »V.a. Kolondivertikulose«.

Ich möchte den Leser nicht mit medizinischen Fachbegriffen langweilen, den Text der Einweisung aber dennoch kurz erläutern: »V.a.« heißt »Verdacht auf ...« und meint, der Hausarzt hat keinen blassen Schimmer und will sich in seiner Diagnose nicht festlegen. »Kolon« ist lateinisch oder griechisch und heißt »Dickdarm«. »Divertikulose« ist eine Vielzahl von sackförmigen Wandausstülpungen in einem Hohlorgan.

Hat man diese Ausstülpungen wie in diesem Fall im Dickdarm, sammelt sich dort gerne Kot, der nicht weitertransportiert wird. Die Scheiße wird knüppelhart, fault dann lustig vor sich hin und wird irgendwann entzündliche Reaktionen hervorrufen. Wieder war ein leises – prrrööööött – wahrzunehmen. Symptome, also Anzeichen für diese Erkrankung, sind diffuse dumpfe Schmerzen im linken Unterbauch, häufiges Völlegefühl und Meteorismus – nein, es fliegen keine Kotsteine mit Lichtgeschwindigkeit aus dem Enddarm, es handelt sich bei Meteorismus um relativ harmlose Blähungen.

Meine Fantasie ging wieder mit mir durch, und ich dachte darüber nach, ob unser Patient vielleicht einen Bürostuhl statt über den Müllschlucker über den Magen-Darm-Trakt entsorgen wollte. Ich konzentrierte mich und formulierte folgende Frage: »Sie haben also Probleme mit der Verdauung?«

Herr Schwarz dröhnend: »Das können Sie laut sagen!«

Prrröööööött – dröhnte es mittlerweile schon etwas lauter – ebenfalls aus Herrn Schwarz.

Hein: »Wann fingen die Probleme denn an?«

Herr Schwarz: »Vor sechs Tagen.«

Ich: »Und wann waren Sie beim Hausarzt?«

Herr Schwarz: »Vor fünf Tagen.«

Hein: »Und warum rufen Sie dann ausgerechnet heute, nach fünf Tagen, mitten in der Nacht den Rettungsdienst?«

Ich schaute nochmals auf die Einweisung, und tatsächlich lag das Ausstellungsdatum fünf Tage zurück. Heins Frage war aus meiner Sicht völlig berechtigt, auch wenn ich keine befriedigende Antwort erwartete. Natürlich bedurfte die Verdachtsdiagnose der klinischen Abklärung und gegebenenfalls fachärztlicher Behandlung – aber dann doch bitte auch zeitnah und nicht nach fast einer Woche. Und musste Herr Schwarz wirklich mit dem Rettungswagen in ein Krankenhaus? Vielleicht hätte es auch ein Krankenwagen oder gar ein Taxi getan.

Nach Heins Frage war die zwischenmenschliche Ebene leicht gestört. Herr Schwarz empörte sich lautstark darüber, dass wir schließlich dafür bezahlt würden, *ihn* ins Krankenhaus zu fahren. Er spende jeden Monat für das DRK, und was uns Zivischnöseln im Übrigen überhaupt einfallen würde. Heins Gemütszustand wechselte sichtbar zwischen dem Pflichtbewusstsein, diesen Einsatz irgendwie professionell abzuwickeln, und dem Wunsch, Herrn Schwarz die Scheiße buchstäblich aus dem Arsch zu prügeln.

Prrröööööött – jetzt wurde es dramatisch, das Fassungsvermögen des Lodenmantels war erschöpft. Mir wurde übel. Ich möchte damit sagen, langsam, aber sicher wurde die Luft im Eingangsbereich von WE 14 unerträglich, ein pelziger Belag legte sich auf meine Geschmacksknospen.

Genauso unerträglich wie der Geruch derartiger Blähungen ist das Anspruchsdenken einzelner Mitmenschen. Wegen einer

Reihe störender Blähungen war nach fünf Tagen Latenzzeit ein Rettungswagen mit Blaulicht und Martinshorn mitten in der Nacht durch die halbe Stadt gefahren. Dass Herrn Schwarz die Nachtruhe von Rettungsdienstmitarbeitern wenig interessierte, war nach kurzem Kennenlernen geklärt, aber denken Sie als Leser doch mal an sich selbst – wer wird denn wach, wenn der Rettungsdienst mit Tatütata durch die Nacht kutschiert?

Oder wie wäre es mit folgendem Gedankenexperiment: Sie fassen sich in Todesangst an die Brust und denken: Scheiße, Herzinfarkt, rufen in der Hoffnung auf schnelle Hilfe den Rettungsdienst, der auch nach circa neunzig Minuten eintrifft und Ihnen erklärt, wir wären gerne schneller gekommen, aber heute hatten wir viele Patienten mit Blähungen. Da hätten Sie doch sicher Verständnis. Patienten wie unser Herr Schwarz führen die Leistungsfähigkeit von Rettungsdienstsystemen an ihre Grenzen – hier wird zu jeder Tages- und Nachtzeit eine extrem teure Dienstleistung für Belanglosigkeiten in Anspruch genommen, die andere Mitmenschen dringender brauchen. Machen Sie sich doch mal schlau, wie viele Rettungswagen Ihre Stadt oder Ihr Kreis zur Verfügung stellt – aber erschrecken Sie nicht …

Um den Einsatz voranzutreiben, fragte ich unseren liebenswürdigen Patienten, was denn in den vergangenen fünf Tagen im Sinne der Genesung unternommen worden war. Eine detailreiche Schilderung von der Einnahme bis zur Wirkung verschiedener Abführmittel rundete meine Übelkeit ab. Der Schlusssatz war besonders nett. Nicht ohne Stolz erwähnte Herr Schwarz: »Ich hab in einer Nacht drei Laken vollgeschissen!«

Hein stand mit offenem Mund da, entweder, um nicht durch die Nase atmen zu müssen, oder immer noch fassungslos, im Angesicht der Unverfrorenheit unseres Patienten. Ich wollte nur noch weg. Schnell. Die Lösung: Patient einpacken und fahren. Nix mit Patientenbefragung, Krankengeschichte oder Untersuchung der Kreislaufsituation – einfach weg. Da die Verdachtsdiagnose nur klinisch bestätigt werden konnte, mussten wir unser olfaktorisches Schätzchen auf jeden Fall ins Krankenhaus transportieren – den Transport ablehnen durften wir aufgrund der Einweisung sowieso nicht. Was mich aber tröstete: Bis zum Schichtwechsel im Krankenhaus würde Herr Schwarz erst mal tatenlos auf dem Flur der Notaufnahme sitzen. Da konnte er dann darüber nachdenken, ob er nicht schon zwölf Stunden früher hätte anrufen sollen.

»Tja, Herr Schwarz, bevor Sie mir hier mit Darmverschluss unter den Händen wegsterben, machen wir uns lieber sofort auf den Weg«, unterbrach ich die Stille.

Herr Schwarz antwortete: »Ich sag doch, wir können!« – Prrröööööött.

Hein murmelte leise: »Ich glaube sogar, wir müssen …« Seinem Wunsch, den bereits gepackten Koffer für ihn zu tragen, knapp kaschiert in der Aussage »Der Koffer steht in der Diele«, entsprachen wir nicht. Hein und ich waren beschäftigt, per Münzwurf zu entscheiden, wer fährt und wer bei unserem Hauptgewinn hinten im Patientenraum sitzt. In dieser Nacht hatte ich kein Glück …

18. NOTFALL

Sinnlose Diskussion mit einer Schwangeren

Stressiges Fruchtwasser

Wenn eine verzweifelte Situation
ein besonderes Können erfordert,
dann bringt man dieses Können auch auf,
obwohl man vorher keine Ahnung davon hatte.

NAPOLEON I. BONAPARTE

Es gibt keine hässlichen Schwangeren. In dem Moment, wenn der lustige süße Kugelbauch für die Umwelt erkennbar wird, ist auch der letzte weibliche Trostpreis von einer Aura aus Schönheit und Fruchtbarkeit umgeben. Das hat die Evolution clever gelöst, selbst in Umstandskleidern ohne Form und Schnitt erscheint die Tragende attraktiv. Der Mann ist hilflos. Zur Fortpflanzung verdammt, steht Arterhaltung im Vordergrund, die persönlichen Befindlichkeiten des Mannes müssen zurückstehen. Auch wenn rudimentär erhaltene Schutzreflexe dem Manne sagen: »Du bist in Zukunft nur noch die Nummer zwei, musst aber arbeiten für drei, also hau besser ab!«, so bleibt das Männchen doch beim Weibchen und schaut seiner kommenden Diaspora entgegen. Mann tröstet sich dann mit Sätzen wie dem folgenden: »Kinder sind ja so was Schönes, die geben einem so viel!«

Ein Kollege hat diesen Schwachsinn mal auf den Punkt gebracht: »Beim nächsten Mal hol ich mir ne Katze! Die frisst, schläft, schreit und scheißt auch. Zugegeben, für ne Katze bekommst du kein Kindergeld, aber die will später auch nicht Kunstgeschichte oder Sinologie studieren!«

Es mag der Eindruck entstehen, ich hätte etwas gegen Schwangere oder Kinder. Das ist falsch, ich besitze lediglich nicht die Arroganz zu glauben, dass ausgerechnet ich mich auf einem völlig überbevölkerten Planeten fortpflanzen muss.

Eine gewisse negative Grundhaltung der Thematik gegenüber will ich nicht leugnen, jedoch beruht diese auf negativen Erfahrungen und nicht auf Intoleranz. Lassen Sie mich kurz beschreiben, wie Schwangere mich bereits zu Beginn meiner Ausbildung gedemütigt haben. Die Sanitäterausbildung in Deutschland ist kein Kindergeburtstag. In der Regel hat man keine medizinischen Vorkenntnisse und muss in kurzer Zeit viel Lehrinhalt verarbeiten. Da muss man hier und da auch schon mal auf Lücke lernen.

Wir schrieben das Jahr 1995, mündliche Prüfung. »Prüfling, erklären Sie uns den Begriff ›Extrauterine Gravidität‹«, tönte der Prüfungsvorsitzende. Wahrheitsgemäß antwortete ich: »Joker! Keine Ahnung. Bitte die nächste Frage!«

»So schnell geben wir nicht auf! Ist der Patient männlich oder weiblich?«, fragte ein anderer Prüfer.

»Keine Ahnung – vielleicht männlich?«, war meine hilflos fragende Antwort. Ich wusste es wirklich nicht. Das schallende Gelächter des gesamten Prüfungsausschusses höre ich noch bis heute. Nur der Vollständigkeit halber: Es handelt sich um jede mögliche Schwangerschaft außerhalb der Gebärmutter, zum Beispiel eine Eileiterschwangerschaft.

Zu gynäkologischen Notfällen fehlte mir damals schon jeglicher Zugang. Daran hat sich zwar bis heute nichts geändert, aber das nötige Fachwissen habe ich mir in der Zwischenzeit angeeignet. Gynäkologische Notfälle sind in aller Regel Routine.

Hat man erst mal begriffen, dass Schwangerschaft ein Umstand und keine Erkrankung ist, dann ist der Rest kinderleicht. Mit Problemen während der Tragzeit kennen sich die werdenden Mütter eh besser aus, für viele ist es nicht das erste Mal, und so steht der Transport in einen ausgesuchten Kreißsaal meist im Vordergrund.

Früher gebaren Frauen die Kinder noch bei der Feldarbeit während eines Hagelschauers, heute gibt es Wassergeburten in temperierten Bassins, bei klassischer Musik und Duftaromatherapie. Die ersten Eindrücke sind ja so wichtig! Klar, dass der Weg ins Krankenhaus dann auch standesgemäß in einem Rettungswagen zurückgelegt werden muss.

Jaqueline, 23 Jahre alt, erwartete ihr drittes Kind. Björn, der werdende Vater, hatte leider kein Auto, konnte also den Transport nicht selbst durchführen. Begleiten wollte er den Transport auch nicht, schließlich montierte sich die Wandhalterung des 60-Zoll-Flachbildfernsehers nicht von allein, und außerdem war er auch schon zweimal dabei gewesen. Man könnte jetzt ein Taxi rufen – Quatsch. Besser den Rettungswagen alarmieren, der würde sofort kommen, und blaue Lampen hatte er auch noch auf dem Dach.

Für Hein und mich war es ein guter Tag, wir durften einen Praktikanten anlernen. Mit anderen Worten: Schlepperei und andere unangenehme Aufgaben konnten pädagogisch wertvoll delegiert werden. Zu dritt betraten wir die Wohnung von Jaqueline und Björn. »Guten Abend, Rettungsdienst, wie können wir Ihnen helfen?«, rezitierte Lars, unser Praktikant, die auswendig gelernte Begrüßungsfloskel.

»Eh Mann, ich muss ins Krankenhaus, eh, 40. Woche und so, voll die Wehen, Alter!«, antwortete Jaqueline.

Lars' Gesichtsausdruck machte sofort einen leicht überforderten Eindruck, und so übernahm Hein die weitere Befragung: »In welchen Abständen treten die Wehen denn auf?«

»Eh Scheiße, Mann, alle paar Minuten, ich mach es mir doch nicht mit der Stoppuhr, keine Ahnung!«, war die patzige Antwort. Schwangere sind zum Ende der Tragzeit häufig schlecht gelaunt, und so darf man ein gewisses Maß schlechten Benehmens nicht überbewerten. Die ganze Zeit außer Atem, Übergewicht, monatelang schlabberige Klamotten tragen und die Aussicht auf hängende Brüste nach der Stillzeit – das kann einem schon mal den Tag versauen. Hein wies unseren Praktikanten in die erweiterte Fragestellung bei Schwangeren ein: Mutterpass, mögliche Probleme während der Geburt und aufnehmender Kreißsaal wurden gemeinsam erörtert und Unklarheiten beseitigt. Der Junge sollte ja schließlich was lernen.

Nach Aussage der Mutter war während der Schwangerschaft alles in bester Ordnung. Seit unserer Ankunft waren keine starken Wehen mehr aufgetreten, so eilig konnte die Ankunft des neuen Menschenkindes also nicht sein. Wir waren entspannt, gemeinsam entschieden wir, Jaqueline ohne Arztbegleitung in ihr Wunschkrankenhaus zu transportieren. Warum sollte es Probleme geben – schließlich hatten Hein und ich schon hunderte, ach, was sage ich, tausende Beinahgebärende ins Krankenhaus gebracht.

Nachdem ein Koffer gepackt und romantische Verabschiedungsrituale erledigt waren, machten wir uns auf den Weg. Jaqueline wollte selbst laufen, das Angebot, sie zu tragen, lehnte sie kategorisch ab. Auch als Hein sanft ihren Arm stützte, wehrte sie sich mit den charmanten Worten: »Eh Alter, lass mich los, eh, pass lieber auf deinen Kollegen auf.«

Das war auch dringend nötig, denn Lars hatte die Arschkarte gezogen und stolperte, bepackt mit Koffer, Schwangerschaftstasche und einer riesigen Stoffrobbe, ungeschickt durchs Treppenhaus. Am Rettungswagen angelangt, wurde das Gepäck verladen und die Trage mit einem sauberen Einmallaken für den Transport vorbereitet.

Jaqueline stand vor der geöffneten Schiebetür und schwang ungeduldig ihr linkes Bein hin und her. »Eh, dauert das hier noch lange oder was?«, fragte sie fordernd.

»Nur noch eine kleine Sekunde Geduld, so, schon fertig, steigen Sie doch bitte ein, und legen Sie sich dann ganz entspannt auf die Trage«, antwortete Lars bewusst freundlich mit einer einladenden Handbewegung.

Der nächste Schritt veränderte die Situation. Jaqueline stand bereits mit dem linken Bein im Patientenraum, als ihr plötzlich ein spitzer Schrei entfuhr. »Iiiiiihhhhhh«, brachte sie noch hervor, als im selben Moment eine große Menge Fruchtwasser die Schwangere verließ und sich in den Rettungswagen und über Heins Hose ergoss. Hein stand etwas unterhalb hinter Jaqueline auf der Straße und fluchte aus Leibeskräften: »Verdammte Scheiße, schon zum zweiten Mal heute den Frack versaut, ich glaub es ja nicht.« Hein hatte aber auch Pech. Drei Stunden zuvor hatte ihm ein Kleinkind mit Verdacht auf Gehirnerschütterung liebevoll in den Schoß gekotzt.

Zurück zu unserer Einsatzsituation. Das Platzen der Fruchtblase sollte einen nicht nervös machen. So was überträgt sich nur auf die Tragende und führt zu unnötiger Hektik und Unruhe. Jaqueline war Gott sei Dank erprobt in diesen Dingen. Als Mehrfachgebärende wusste sie so gut wie ich, dass keine besondere Eile geboten war, solange keine erneuten Wehen auftraten. Lars hielt das Fruchtwasser jedoch für eine Art Startschuss und kramte schweißgebadet nach Nabelklemmen und Silberwindeln in den Schubladen, bis Hein ihn beruhigte: »Lass gut sein, Junge, die restliche Schweinerei findet im Kreißsaal statt.«

Jaqueline wurde gebeten, sich auf die Trage zu legen, und los ging die Fahrt durchs halbe Stadtgebiet. Man hätte natürlich auch das nächstgelegene Krankenhaus wählen können, aber unsere werdende Mutter legte großen Wert auf ein ansprechendes Ambiente im Kreißsaal, und daher hatte sie schon zu Beginn der

Gravidität das »Storchennest« im Kinderkrankenhaus als Ort der Niederkunft erwählt. Unsere innerstädtische Route führte an mindestens drei weiteren geeigneten Kliniken vorbei. In einem Moment geistiger Umnachtung hatte Hein jedoch entschieden, uns den Stadtverkehr zu ersparen und einen kleinen Umweg in Kauf zu nehmen. Statt der ursprünglich geplanten Fahrstrecke wählte er den Autobahnring.

Sie ahnen es schon. Das war eine Scheißidee.

Es kam, wie es kommen musste, wir waren noch keine zwei Minuten auf der Autobahn, als die Wehen erneut begannen. »Scheiße, tut das weh, aaahhhhh«, stöhnte Jaqueline.

Lars brach der Angstschweiß aus. »Was muss ich tun, was muss ich tun?«

»Nix, außer ruhig bleiben und auf keinen Fall hektisch werden«, antwortete ich. An Jaqueline gewandt, gab ich mein Bestes: »Ruhig atmen, ganz ruhig, langsam und entspannt atmen.«

»Versuch ich ja, du Klugscheißer, aber mach das mal bei den Schmerzen«, war die genervte Antwort. Ich konnte es mir nicht verkneifen: »Ja, ja, Kinder machen ist einfach – Kinder kriegen schon schwieriger, aber so ist das …«

»Ich muss pressen!«, schrie Jaqueline dazwischen. Um unsere werdende Mutter zu beruhigen, erklärte ich: »Nein, du musst nicht pressen, du musst langsam und ruhig atmen!«

»Vollidiot! Ich muss pressen!«, schrie Jaqueline mit hochrotem Kopf. Die Situation entspannte sich zu meinem Leidwesen kein bisschen. Jaqueline lag mit schmerzverzerrtem Gesicht auf der Trage, Schweißperlen auf der Stirn, eine äußerst angestrengte Atmung und erste geplatzte Äderchen im Weiß ihrer Augen zeigten ihre Anstrengung. »Ich muss pressen!«, schrie sie wieder aus Leibeskräften.

»Nein, nicht pressen, langsam und ruhig atmen!«, wiederholte ich mich. Haben Sie mal mit einer Schwangeren während der Niederkunft diskutiert, ob jetzt gepresst wird oder nicht?

Ich kam mir ziemlich bescheuert vor. Genauso gut hätte ich die Sonne bitten können, an dem Abend ausnahmsweise mal nicht unterzugehen.

Hein fuhr derweil wie ein Bankräuber auf der Flucht. Ich fragte mich, ob sich die Fahrweise beschleunigend auf die Geburt auswirkte. Andererseits wollte ich so schnell wie möglich im Krankenhaus ankommen. Mittlerweile konnte ich nämlich nicht mehr ausschließen, dass bei unserem neuen Erdenbürger »Bundesautobahn« als Geburtsort im Personalausweis eingetragen werden müsste. Alle möglichen Komplikationen gingen mir durch den Kopf: Nabelschnurvorfall, eingeatmetes Fruchtwasser in der Lunge und vieles mehr, mit meiner Ruhe war es nun vorbei. Schweißgebadet meldete ich uns über Funk im Zielkrankenhaus an: »Beginnende Geburt, Kreißsaalteam bitte zur Notfallambulanz, Eintreffzeit circa sechs Minuten.«

»Ruhig Blut, Junge, raus kommen sie alle!«, antwortete krächzend der Lautsprecher in der Wand des Rettungswagens. »Dämlicher Klugscheißer!«, wollte ich gerade in den Funkhörer brüllen, als Jaqueline besonders kraftvoll schrie: »Ich muss pressen!«

»Ja, ich weiß!«, brüllte ich genauso kraftvoll zurück. Man konnte die Gesamtsituation mittlerweile durchaus als angespannt bezeichnen. Hein verließ endlich die Autobahn. Noch ungefähr zwei Minuten bis zum Krankenhaus, dachte ich mir und schickte ein Stoßgebet gen Himmel – bitte, bitte, lass uns noch rechtzeitig im Kreißsaal ankommen.

»Es kommt, es kommt!«, unterbrach Jaqueline mich fast flüsternd. Ich schlug das Laken zurück, das bisher pietätvoll ihre Scham bedeckt hatte, und sah Haare. Nicht die Haare, die man dort erwarten würde, sondern feine, dünne Härchen, nicht mit Schamhaaren zu verwechseln. Das Köpfchen hatte beschlossen, nicht mehr länger zu warten. »Schnell, gib mir ein steriles Betttuch und eine Silberwindel, pack das Abnabelset aus und schalt die Absaugung ein!«, schnauzte ich unseren Praktikanten an. Jaqueline presste tapfer weiter, und das Köpfchen schob sich ein weiteres Stückchen in die Welt. Lars fand die Silberwindeln nicht und verwandelte bei der Suche nach ihnen unseren Rettungswagen in ein Schlachtfeld. Kennen Sie noch den verrückten Koch aus der *Muppet Show*? Zwischen der Stoffpuppe und unserem Praktikanten gab es gewisse Parallelen. Doch statt Küchenmesser und Holzlöffel flogen Dreiecktücher und Mullbinden durch unseren Rettungswagen. Der Kerl leerte jede Schublade auf der Suche nach den geforderten Silberwindeln. »Aufhören, aufhören!«, rief ich.

»Ich kann nicht aufhören, ich muss pressen!«, schrie Jaqueline verzweifelt.

»Dich meine ich gar nicht, press weiter, ich meine Lars, diesen Blödmannsgehilfen.« Für einen Moment verließ ich Jaquelines Seite, griff in dem Chaos eine sterile Auflage und platzierte sie zwischen den Beinen der werdenden Mutter. »Das Kind soll ja schließlich weich und sauber landen«, erklärte ich mein Handeln. Das Kind würde das Licht der Welt in meinem Rettungswagen erblicken, diese Tatsache war nicht mehr anzuzweifeln. Ich wurde leicht nervös. Für einen Moment schoss es mir durch den Kopf: Einfach wieder reindrücken! Noch während dieses schwachsinnigen Gedankens holte Jaqueline ein letztes Mal tief Luft, schrie, presste, das Köpfchen war draußen, presste noch mal, und in einem Rutsch kam der restliche Körper, von Käseschmiere bedeckt, herausgeflutscht. Ein Augenblick der Ruhe. »Wäääääähhhhhhhhh!« Es war ein Junge, er schrie, und alles war gut. Wer schreit, atmet. Zwei Arme, zwei Beine, alles dran – Gott sei Dank!

Da stand ich nun, der supercoole Rettungsassistent, der schon alles gesehen hat und den nichts mehr schocken kann. In mir breiteten sich Wellen eines Gefühlschaos aus, ein Tsunami aus Rührung und Erleichterung, ich lachte und weinte gleichzeitig.

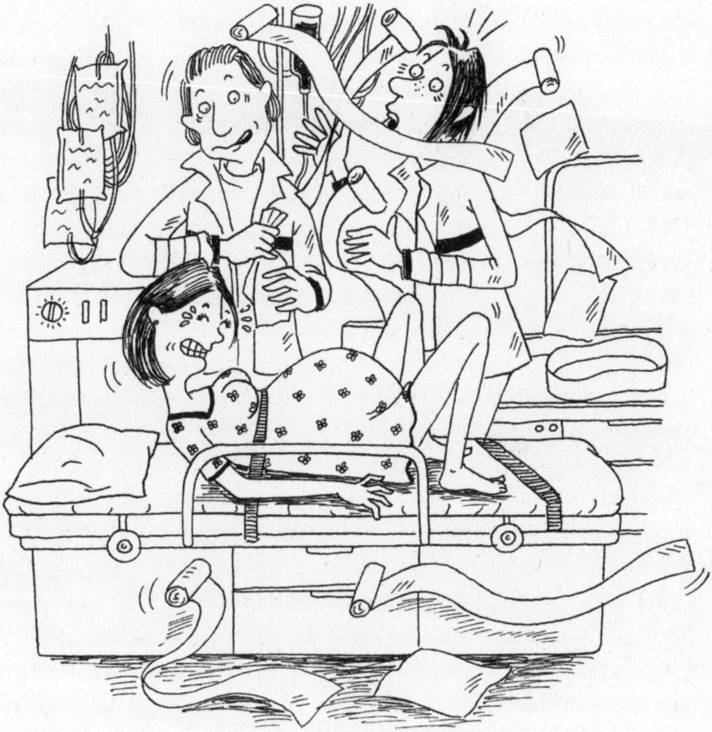

Lars fand die Silberwindeln nicht und verwandelte bei der Suche nach ihnen unseren Rettungswagen in ein Schlachtfeld.

Tränen liefen mir über die Wangen, meine erste Geburt im Rettungswagen! Tage zuvor hatte ich noch als Dozent in einem Sanitäterkurs locker und entspannt über dieses Thema gesprochen. Mein Schlusssatz hatte gelautet: »Lernen Sie das für die Prüfung, im echten Leben wird kaum jemand von Ihnen dieses Szenario tatsächlich erleben!« Da hatte mir mein Rettungsdienstkarma wohl ein Schnippchen geschlagen.

Hein fuhr durch die Einfahrt zur Notfallambulanz, wir hatten das Krankenhaus erreicht. Während ich noch die Nabelklemmen setzte, erklärte ich Jaqueline, dass augenscheinlich alles in bester Ordnung sei. Die frischgebackene Mama lehnte sich erleichtert zurück und bat Lars, ihr die Schwangerschaftstasche zu reichen. Im Chaos, das im Rettungswagen entstanden war, griff ich eine Silberwindel und begann, das Kind darin einzupacken. »Damit der Kleine es lecker, lecker schön warm hat, tuzi tuzi tuzi!«, erklärte ich Jaqueline mit völlig alberner Kinderstimme und legte ihr das Kind auf die Brust.

»Danke schön!«, sagte Jaqueline gar nicht mehr patzig, mit einem seligen Gesichtsausdruck. Die Seitentür des RTW flog auf, Hein und das Kreißsaalteam stürmten herein. Kurz wurde es noch einmal hektisch, bis klar war, dass wirklich alles in Ordnung war und Jaqueline samt Sohnemann an das Klinikpersonal übergeben werden konnten. Wir beseitigten das Schlachtfeld im Patientenraum und machten uns auf den Heimweg. Hein dankte ich für seine vorausschauende Fahrweise und Übersicht im Straßenverkehr, beim Praktikanten entschuldigte ich mich für die zeitweise unsanfte Ansprache während des Lernprozesses, und mir selbst gestand ich ein, dass ich die Hosen voll gehabt hatte. Noch Stunden später empfand ich die Leichtigkeit des Seins und philosophierte über das Wunder der Geburt und das Geschenk des Lebens.

Es gab vielleicht einen Punkt, an dem ich meine Umwelt mit dem Thema nervte, aber da kann ich mich auch irren. Mittlerweile ist ein Jahr vergangen, Kinder will ich immer noch keine, aber wie sagte doch die Witwe von Elvis, Priscilla Presley, in einem Werbespot so passend: »A single moment can change your life!«

19. NOTFALL

Gesundheitsrisiken im Rotlichtmilljöh

Bewusstlos im Puff

Humor ist die Fähigkeit, an den Auswüchsen der menschlichen Natur Gefallen zu finden.
WILLIAM SOMERSET MAUGHAM

Es war 21:02 Uhr, als der akustische Alarm ertönte, zeitgleich das Licht im Raum automatisch eingeschaltet wurde und anschließend die nuschelnde Stimme eines Leitstellendisponenten aus dem Lautsprecher in der Wand folgenden Text von sich gab: »Einsatz für den Rettungswagen – hilflose Person in der Wohnung – Hochstraße 471, ohne Namen.«

Damit auch keine Information verloren ging, wurde diese Ansage wiederholt, und für mich als Besatzungsmitglied dieses Rettungswagens stand fest: Mit der abendlichen Ruhe war es nun vorbei. Auf dem Weg von meinem Ruheraum zum Fahrzeug begann das gewohnte Kopfkino: Hinter dem schmeichelhaften Begriff »hilflose Person« verbirgt sich ein breites Spektrum an Unappetitlichkeiten. Da wäre der alkoholisierte Mitbürger ohne festen Wohnsitz, der seinerseits wiederum zum Wohnsitz für allerlei tierische Lebensformen geworden ist und nun plötzlich und völlig ohne eigenes Zutun das Mitleid eines wohlsituierten Städters erregt. Der hilflose Städter ruft den Rettungsdienst.

Mir stellt sich in diesen Situationen immer die Frage, wer hier eigentlich die hilflosere Person ist. Der Obdachlose, der nur in Ruhe sein Nickerchen auf der öffentlichen Parkbank machen möchte, der Städter, der mit der Situation, einem leibhaftigen Obdachlosen zu begegnen, völlig überfordert ist, oder ich, der ich keine Wahl habe und nach erfolgter Alarmierung erst mal zu dieser absolut unnötigen Einsatzstelle eilen muss.

»Hilflose Person« kann aber auch die hysterische alleinerziehende Mutter sein, die soeben die schrecklich diabolische Nachricht erhalten hat, dass der Babysitter heute nicht erscheint. Oder die liebestolle Hypochonderin, die alle zwei Tage wegen akuten Asthmas den Rettungsdienst ruft, nicht, weil sie schlecht Luft bekommt, sondern, um sich die Sanitäter vom Tage mal genauer anzuschauen.

Während ich noch meinen Gedanken nachhing, erreichte ich den Rettungswagen. Als ich das Tor der Fahrzeughalle öffnete, sagte Hein folgenden denkwürdigen Satz: »Ich glaube, die Adresse ist ein privates Bordell!« Sofort änderte sich meine Sichtweise auf diesen Einsatz um 180 Grad. Von einem wahrscheinlich langweiligen Routineeinsatz hin zu einem aufregenden Abenteuer mit sexueller Thematik. Wichtige Fragen schossen mir durch den Kopf. Nein, nichts Medizinisches, was Sie sich vielleicht denken können – vielmehr die Frage, ob es außer privaten auch öffentlich-rechtliche Bordelle gab. Und was war die korrekte Anrede für eine Dame, die sich diesem Gewerbe verschrieben hatte? Alles Fragen, auf die man in der Schule und in der Ausbildung keine befriedigenden Antworten bekommt. Aber jetzt war auch nicht der Zeitpunkt, um diese Fragen zu klären, schließlich fuhr Hein mit leicht überhöhter Geschwindigkeit inklusive Blaulicht und Martinshorn durch den Stadtverkehr, und es waren nur noch wenige Minuten, bis wir das heilige Schatzamt des Lasters erreichen würden. Aber ich hatte noch mehr Fragen: Wer war eigentlich der Patient? Ein Freier? Lieber nicht. Oder eine der Liebesdamen? Hoffentlich! Aber: Man weiß es nie. Die Spannung stieg, und immer noch raste Hein durch die Straßen.

Was hatte Hein noch gesagt? »Ich *glaube,* die Adresse ist ein privates Bordell!« Hoffentlich hatte Hein sich nicht geirrt, glauben ist schließlich nicht wissen. Meine Enttäuschung wäre grenzenlos. Wie konnte Hein auch derart leichtfertig eine solche Erwartungshaltung in mir aufbauen?! Bremsen. Stillstand. Wir waren da. Die nächsten zwanzig Sekunden geschahen wie immer völlig automatisiert: aussteigen, Seitentür öffnen, Notfallkoffer, Beatmungsgerät, Defibrillator und Absaugung entnehmen und – wichtig – einen selbstbewussten Gesichtsausdruck aufsetzen.

Hein und ich schritten gemeinsam zur Haustür, und mindestens ich wurde skeptisch. Keines der Klingelschilder enthielt einen eindeutigen Anhaltspunkt auf unseren Einsatzort. Statt Puff, Freudenhaus oder Bordell fanden sich alltägliche Namen wie Breuer, Hansen, Schmitz oder Classen neben den Klingelknöpfen wieder. Wurden wir doch nicht in ein Bordell gerufen? In der Alarmierung hieß es »Ohne Namen«. Das kommt häufig vor, wenn den Menschen die Einsatzsituation peinlich ist. Nun ja, das Finden der Einsatzstelle macht es nicht gerade einfacher. Noch während Hein nach sinnvollen Hinweisen suchte und ich darüber nachdachte, ob wir gleich ein Bordell betreten würden oder nicht, surrte plötzlich der Türöffner. Unsere Ankunft wurde also zweifelsohne beobachtet. Hein drückte kraftvoll die Haustür auf und rief lauthals: »Hallo, Rettungsdienst!« Im gleichen Augenblick rief gedämpft durch mehrere Stockwerke eine weibliche Stimme zurück: »Ja, ja, hier oben!« Wir wurden also erwartet.

Wenn es ein Grundgesetz in meinem Beruf gibt, dann dass die Einsatzstelle immer im obersten Stockwerk liegt. Der Weg dorthin führte uns in diesem Fall über eine Holztreppe, die so steil war, dass man Lust hatte, Sicherungsmaßnahmen wie bei einem Klettersteig zu ergreifen. Vorbei an kleinen Beistelltischen voller fürchterlich geschmackloser Blumenbuketts auf jedem Treppenabsatz und geblendet durch eine bunte Tapete aus den Siebzigerjahren mit psychedelischem Muster erreichten wir das vierte Obergeschoss. Noch auf der Treppe erkannte ich die Silhouette einer leicht bekleideten Dame. Halleluja – Hurra – Heureka – Wir waren tatsächlich in einem Puff. Alles andere hätte für den Patienten auch fatale Folgen gehabt. Wären wir in einer gewöhnlichen Einsatzstelle gelandet, wäre dem Patienten nach einem Vortrag über Kosten im Gesundheitswesen und Simulanten schnell klar geworden, dass ich seinem Krankheitsbild – ganz egal welchem – völlig unmotiviert gegenüberstand. So ist das mit enttäuschten Erwartungen.

Spaß beiseite, hier war ja alles gut, wir waren in einem Puff! Wir wussten nur noch nicht, wer unser Patient sein würde. Doch zunächst betraten wir das Etablissement. Ich erwartete eine Mischung aus *Moulin Rouge* und futuristischem Sexspielzeug, also Kabarettromantik gepaart mit Dildos, Fesselutensilien und Nylonstrapsen. Weit gefehlt. In der Wohnung sah es aus wie bei Lieschen Müller. Ein Eingangsbereich wie in einer verarmten Rechtsanwaltskanzlei mit Designerlederstühlen aus den frühen Neunzigern, ein kleiner Flur, gefliest, mit geschwungenen Spiegeln von IKEA – mehr war zunächst nicht zu erkennen.

Es tut mir leid, dieses Klischee bedienen zu müssen, aber uns begrüßte »Chantal«. Ich glaube, dass nahezu alle Prostituierten Decknamen benutzen, was ich auch für sinnvoll halte – welche junge Dame möchte schon beim Metzger angesprochen werden: »Ach, dass wir uns hier wiedertreffen, Frau Schmitz, was haben wir zwei gestern noch nett kostenpflichtig miteinander gefickt, vielleicht noch ne Fleischpeitsche gefällig?«

Nein, Decknamen sorgen für Distanz und sind sinnvoll, aber ein bisschen mehr Kreativität darf wohl erwartet werden. Es kann doch nicht sein, dass neunzig Prozent aller Nutten »Chantal« oder »Madeleine« heißen. Na ja, wie dem auch sei, Chantal trug ein kurzes hellblaues Negligé, war geschätzte 27 Jahre alt, hatte gelockte braune Haare, leichte Bindegewebsschwächen im Oberschenkelbereich und einen offensichtlich suboptimalen Body-Mass-Index. »Wir haben im Spiegelzimmer ein kleines Problem mit einem Kunden«, eröffnete uns Chantal mit bronchial belegtem Tonfall. »Bitte folgen Sie mir.« Gesagt, getan. Durch den Flur vorbei an einem durchschnittlich unhygienischen Badezimmer näherten wir uns einer schweren Holztür.

Wieder begann mein Kopfkino. Was mochte sich hinter der Tür an sexuellen Tragödien abgespielt haben, die am Ende sogar in einem medizinischen Notfall gegipfelt hatten? Schwellkörperruptur, Hodentorsion, Scheidenkrampf oder ein ausgerissenes Brustwarzenpiercing, Schlaganfall während des Aktes – alles hässliche Dinge, aber für die moderne Medizin behandelbar.

Chantal öffnete, ohne sich der Brisanz ihres Handelns bewusst zu sein, wortlos die Tür. Jäh wurde ich aus meinen Gedanken gerissen und erblickte – eine fast nackte eurasische Sexbombe. Wer je an der Existenz des Göttlichen gezweifelt hat, der wäre in diesem Augenblick bekehrt gewesen. Haar, das den Kopf umschmeichelte wie Wind ein Weizenfeld, Haut, so weich wie das Fell von indischen Langohrziegen, Augen wie blaue Bergseen und ein Körper, den da Vincis Pinsel vor Scham sich geweigert hätte zu malen, bekleidet mit einem Hauch von Nichts eines namhaften Herstellers. Ihr Name ist »Vanessa«. Es war Hein, der mich darauf aufmerksam machte, dass sich außer Vanessa und mir noch eine weitere Person im Raum aufhielt.

Der Patient. Aus meiner durch den Anblick von Vanessa ausgelösten Paralyse befreit, versuchte ich, gewohnte Einsatzabläufe zu reproduzieren. Ich stammelte: »Was ist denn hier passiert?« Die Frage war berechtigt, schließlich war unser Patient, nennen wir ihn »Klaus«, absolut bewusstlos. Klaus reagierte weder auf unser Erscheinen noch auf meine Frage, was denn passiert sei. Ganz im Gegenteil, Klaus lag etwas unaufgeräumt in demütiger

Haltung mit leicht angezogenen Knien auf dem Bauch in einer Spielwiese aus Stofftieren und unzähligen Satinkissen. Klaus war nicht hässlich, aber auch keine Schönheit – Geheimratsecken, leicht hängende Schultern, Bauchansatz und viel zu dünne behaarte Beine waren die offensichtlichen Makel. Hein wiederholte meine Fragestellung: »Was ist denn hier passiert?« Chantal und Vanessa waren sich in ihrer Antwort völlig einig. »Nix«, sagten beide wie aus einem Mund. Hein fragte: »Seit wann liegt der Mann hier so?« Keine Antwort.

Sobald man die ausgetretenen Pfade der »normalen« Patienten verlässt, werden die Menschen sehr einsilbig. Fragen Sie doch mal einen stadtbekannten Partylöwen, ob er zwischen seinen Herzschmerzen und dem Kokain in seiner Nase irgendeinen Zusammenhang herstellen kann. Bei Nutten, Zuhältern, Kleinkriminellen, Schwarzfahrern, Drogenhändlern und Aktienanalysten dürfen Sie auf investigative Fragen nun mal keine vernünftige Antwort erwarten. Manchmal hilft es, dem Gegenüber zu erklären, dass sinnvolle Antworten hilfreich für die erfolgreiche Behandlung des Patienten wären und dass man als Sanitäter nicht für die Polizei arbeite. Was dem aufmerksamen Beobachter aber schon an der Farbe der Hose auffällt, war für Chantal und Vanessa keineswegs klar. Auch auf mehrfaches Nachfragen blieben die Damen bei nichtssagenden Antworten, als hätten sie Angst vor unangenehmen Konsequenzen.

Nun, die moderne Notfallmedizin steht solchen Situationen gottlob nicht hilflos gegenüber. Die Kontrolle der lebenswichtigen Vitalfunktionen bedarf nicht des gesprochenen Wortes. Also ran an den Patienten. Blutdruckmessung wie im Bilderbuch: 133/84 mm HG, Herzfrequenz 69/min, das EKG zeigte einen herrlichen Sinusrhythmus, Atemfrequenz circa 8–10/min ausreichend tief, Sauerstoffsättigung 98%, so wie es sein soll, Pupillenkontrolle auch in Ordnung – vielleicht eine leicht verlangsamte Reaktion auf Licht, Blutzuckermessung ergab 87 mg/dl. Kurzum, der Kerl im Bett namens Klaus war auf den ersten Blick kerngesund. Blöd nur, dass er während der ganzen Prozedur nicht einmal gezuckt hatte. Klaus war offensichtlich bewusstlos. Hein, der in solchen Dingen immer sehr genau ist, interessierte sich für die Tiefe der Bewusstlosigkeit und traktierte Klaus mit gezielten Schmerzreizen. Aber weder das Reiben der Handknöchel auf dem Brustbein noch dezentes Kneifen in die Nasenscheidewand ließen Klaus irgendeine Regung zeigen.

Parallel zu Heins ausgefeilten, wenn auch geringfügig sadistischen Untersuchungsmethoden verwickelte ich Chantal und Vanessa in ein Gespräch, um mehr über den Hergang des Unglücks zu erfahren. »So, meine Mädels«, begann ich in kumpelhaftem Tonfall, »was ist denn hier gelaufen?«

»Nichts Besonderes, und wir sind nicht ›deine Mädels‹«, zischte Chantal ärgerlich zurück. Die Eigentumsverhältnisse beziehungsweise Zugehörigkeiten von Prostituierten durch sprachlichen Leichtsinn in Frage zu stellen, konnte gefährlich werden. Also versuchte ich, meine Fragen sachlicher zu formulieren: »Habt ihr Klaus gewürgt, oder wurden Drogen konsumiert?«

Jetzt explodierte Chantal. In einem wahren Redeschwall waren nur Wortfetzen zu verstehen: »ehrliche Nutte«, »zahle eine Steuern«, »blöder Wichser«, »Dienstleistung an der Gesellschaft«, »noch nie K.o.-Tropfen«, »Freier abziehen«. Da unterbrach Vanessa mit violinengleicher Stimme die Hasstirade: »Klaus ist Stammkunde.«

Ach so, dachte ich, der Glückspilz ließ sich hier also regelmäßig die schwarze Seele aus dem Leib vögeln. Aber ich hatte noch nie von Bewusstlosigkeit im Zusammenhang mit häufigem Geschlechtsverkehr im Puff gehört. Ich erklärte Vanessa, dass ich nicht davon ausging, dass die Besuchsfrequenz eines zufriedenen Kunden im Zusammenhang mit seiner Bewusstlosigkeit stehen könne. »Bitte, bitte, bitte«, sagte ich, »jetzt mal Butter bei die

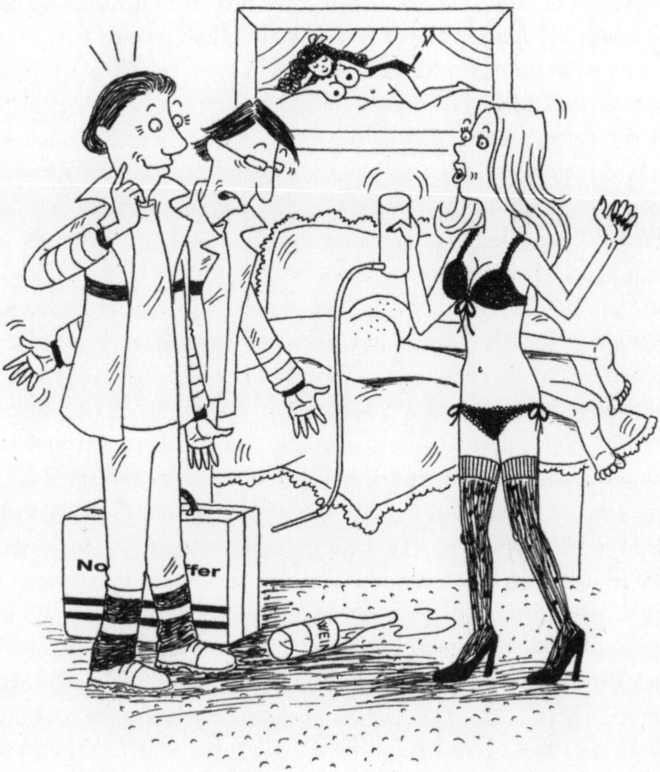

»Einlauf – so mit Klistier oder Schlauch im Arsch und dann lauwarmes Wasser …?«

Fische. Was habt ihr gemeinsam mit Klaus veranstaltet? Der Mann kommt nicht zu euch, weil zu Hause die Matratze zu hart ist. Und wird dann auch noch spontan völlig komatös!«

Hein war mittlerweile dazu übergegangen, ein Stück Fleisch aus Klaus' Schulter so weit im Uhrzeigersinn zu drehen, dass sich die Form eines Strudels bildete, aber auch das beeindruckte Klaus nur geringfügig. Ein paar völlig unkoordinierte Abwehrbewegungen waren das Äußerste, was Klaus zustande brachte. Vanessa flüsterte: »Klaus steht drauf, wenn er Einläufe bekommt.«

Habe ich das gerade richtig verstanden? Einläufe? Innerlich peitschte mich der Ekel. Abgesehen von ein paar Zäpfchen im frühen Kindesalter konnte mein Enddarm von sich behaupten, noch Jungfrau zu sein. Ich fragte nach: »Einlauf – so mit Klistier oder Schlauch im Arsch und dann lauwarmes Wasser ...?« Vanessa nickte. »Aber von Einläufen wird man sicherlich nicht bewusstlos«, stellte ich mit Bestimmtheit fest. »Wir fassen das Ganze mal zusammen: Klaus ist Stammkunde, er hat euch heute besucht, es ist nichts Besonderes passiert, ihr habt keine Spielchen unter Sauerstoffmangel veranstaltet, keine Drogen konsumiert, sondern Klaus lauwarmes Wasser in den Arsch laufen lassen, woraufhin dieser tief bewusstlos wird, ihr Angst bekommt, den Rettungsdienst ruft und euch anschließend doof stellt – stimmt das so in etwa?«

»Wein«, sagte Chantal trotzig.

»Wieso Wein?«, fragte ich.

»Kein Wasser, sondern Wein. Ich war zu faul aufzustehen, um warmes Wasser zu besorgen. Der Rotwein im Spiegelzimmer hat ja auch Raumtemperatur, dachte ich. Wir haben den Einlauf mit Rotwein gemacht«, antwortete Chantal.

Hein, dessen Repertoire an verschiedenen Schmerzreizen zur Neige ging, brach in schallendes Gelächter aus. Ich brauchte einen Moment länger, um die Lage zu begreifen. Klaus hatte eine dicke, fette Alkoholvergiftung. Dazu muss man wissen, dass der menschliche Körper Alkohol ganz hervorragend über die Darmschleimhaut aufnimmt. Klaus war voll wie tausend Russen, ohne einen Schluck getrunken zu haben. Daher kam wohl die Redensart, den »Arsch voll haben«.

Der Einsatz endete damit, dass wir Klaus möglichst diskret ins Krankenhaus brachten, wo er seinen Rausch ausschlafen konnte. Die Damen wurden aufgeklärt, dass Einläufe eine medizinische Maßnahme sind und nicht durch die zarten Hände von Freizeitdamen durchgeführt werden sollten. Hein und ich fuhren nach ausgiebiger Berichterstattung im Krankenhaus zurück zur Wache – bereit, den nächsten Wahnsinn zu ertragen.

20. NOTFALL

Lena ist in Schwierigkeiten

Man ist so alt, wie man sich fühlt

Die Menschen werden alt, aber selten reif.
ALPHONSE DAUDET

Auch wenn böse Zungen behaupten, dass man so alt sei, wie man sich anfühlt – das persönliche Empfinden des eigenen Alters macht schon einen Unterschied zwischen einer nackten Zahl und der subjektiven Reflexion vergangener Lebensjahre. Mit ein wenig Glück oder Pech – das liegt im Auge des Betrachters – landet man im Herbst des Lebens in einem Altenheim oder in einer Seniorenresidenz. Der Unterschied besteht darin, dass in einer Seniorenresidenz von Gästen und nicht von Bewohnern oder Patienten gesprochen wird. Natürlich ist diese etwas noblere Betrachtungsweise nicht ganz billig, aber dem steht selbstverständlich auch ein ganz anderer Service gegenüber.

Vor Jahren durfte ich einen gestürzten Gast einer Seniorenresidenz versorgen. Die Frage an einen Mitarbeiter, ob ein Rollstuhl zur Verfügung stünde, wurde mit dem äußerst sensiblen Satz »So etwas haben wir hier nicht, wir haben hier ja keine kranken Omas und Opas!« beantwortet. Meine Antwort »Ja, ja, und deshalb bin ich jetzt auch gerade hier!« wurde überheblich souverän überhört. Man steht wohl irgendwann vor der Wahl, ob man nobel verarscht werden möchte, oder ob man altersentsprechend versorgt wird.

Hein und ich waren wieder einmal unterwegs zu einem Altenheim einer privaten Trägergemeinschaft. Meine Erwartungshaltungen, den Notfall betreffend, waren zwiespältig. Im Protokoll der Alarmierung stand zu lesen: Kopfverletzung nach Sturz. Die Möglichkeiten, die sich hinter einer solchen Formulierung verbergen, würden umfänglich den Rahmen dieses Buches sprengen. Von Beule über Platzwunde bis hin zu einem schweren Schädel-Hirn-Trauma war jedenfalls alles denkbar.

Hein lenkte unseren Rettungswagen in Richtung einer überdachten Zufahrt, um kurz darauf eine hochgelassene Schranke zu passieren. »Die scheinen es ja eilig zu haben, wenn die uns hier noch nicht mal warten lassen«, stellte Hein trocken fest, dann fuhr er weiter Richtung Hauptgebäude und schaltete unser Blaulicht aus. Ein leichter Nieselregen versaute den Tag, wir verließen den RTW, packten unsere Ausrüstung und betraten das Gebäude.

Hinter uns schloss sich dumpf eine elektrische Schiebetür, als rechts von mir eine gewaltige Pinnwand meinen Blick fesselte. Neben allerlei Veranstaltungshinweisen und allgemeinen Bekanntmachungen hing dort ein Schild, das Hein und mich schmunzeln ließ: »Im gesamten Gelände gilt eine Geschwindigkeitsbegrenzung für elektrische Rollstühle von 5 km/h.« »Ja klar, und am Sonntag ist das ¼-Meilen-Rennen der 75- bis 85-Jährigen auf Station drei im langen Flur«, frotzelte Hein lachend.

Während Hein sich noch amüsierte, versuchte ich, Kontakt zum Pförtner aufzunehmen, der durch eine Glasscheibe von uns getrennt in einem kleinen Raum links von uns saß. Der Kerl war eine Zierde seiner Zunft. Auf den ersten Blick erkannte ich, dass es sich um einen Zivildienstleistenden handelte, schließlich war ich selbst mal einer gewesen. Ein pickeliges, gelangweiltes Gesicht thronte auf dem Kragen eines norwegischen Rollkragenpullovers. Der restliche Körper war mit einem überdimensionalen Bürostuhl verwachsen, und staksige Beine lagerten auf einer

Schreibtischkante. Er schlief tief und fest. Monitore, die Zufahrts- und Eingangsbereich darstellten, wurden sonor schnarchend ignoriert, stattdessen galt die ungeteilte Aufmerksamkeit süßen Träumen, untermalt durch das Nachmittagsprogramm eines Musiksenders.

Unsanft klopfte ich gegen die Glasscheibe, um Aufmerksamkeit zu erregen. In Zeitlupe hob und drehte sich der Kopf des jungen Mannes in meine Richtung, ein wenig erinnerte mich der Bewegungsablauf an eine ferngesteuerte Überwachungskamera. Als sein Gehirn alle Informationen verarbeitet hatte, durchzuckte den Zivi-Pförtner ein gewisser Aktionismus. »Ja, geil, dass ihr da seid!«, rief er euphorisch. Ihr seid die Troubleshooter, nicht wahr?«

Mit diesen Worten schwang er sich aus dem Stuhl, verließ durch eine Seitentür die Pförtnerloge und trat zu uns in den Eingangsbereich. »Da oben muss die Hölle los sein! Ich wäre ja selbst hochgelaufen, um zu helfen, aber ich hab hier ja Sitzzwang, einer muss die Monitore im Auge behalten«, faselte er wichtigtuerisch, während er uns eilig in Richtung Personenaufzug dirigierte.

»Ruhig Blut, Junge. Was ist denn überhaupt los? Und wo müssen wir eigentlich hin?«, fragte Hein berechtigterweise.

»Ebene zwei, Station Hildegard«, antwortete der Zivi, während er den Aufzug per Knopfdruck orderte.

»Ja, aber was ist passiert?« Die Türen des Aufzugs öffneten sich, und Hein und ich betraten die Kabine.

»Wenn ihr ankommt, ist alles selbsterklärend.« Mit diesem Satz ließ uns der mutmaßliche Wehrdienstverweigerer allein. Die Türen des Aufzugs schlossen sich, und Hein und ich schauten uns verdutzt an.

»Dafür, dass der Kerl am Anfang einen ziemlich verpennten Eindruck gemacht hat, hat der uns ganz lässig abserviert«, bemerkte ich trocken. Hein ging nicht darauf ein. Stattdessen warf er eine interessante Frage auf: »Warum benennen Krankenhäuser und Altenheime eigentlich ihre Pflegestationen häufig mit weiblichen Vornamen?«

»Keine Ahnung, vielleicht gibt es Parallelen zu meteorologischen Tiefdruckgebieten. Erinnere dich an das Sturmtief ›Wibke‹, oder letzten Winter, da hab ich in ›Daisy‹ festgesteckt.«

»Willst du mich verarschen?«, fragte Hein zweifelnd.

Ich entgegnete künstlich erbost: »Wer hat denn damit angefangen?«

Gerade wollte Hein kontern, aber die sich öffnenden Türen des Aufzugs signalisierten, dass wir unser Ziel erreicht hatten. Die nicht ganz ernst gemeinte Streiterei würde warten müssen.

Wir traten auf den Flur der Station Hildegard. Auch hier fiel mein Blick zunächst auf eine Pinnwand mit Veranstaltungshinweisen.

Neben den Anfangszeiten der hauseigenen Gottesdienste hingen das Angebot zu einer Seniorendisco und die Teilnehmerliste für den diesjährigen Ausflug zur Loreley am Rhein. »Scheiße, nix dabei für mich! Aus der Kirche bin ich ausgetreten, mit Disco konnte ich noch nie was anfangen, und am Rhein war ich auch schon fünfmal«, meinte Hein trocken.

»Wäre das nichts für dich?«, ich wies auf den Handarbeitsabend am Donnertag unter dem schönen Motto »Stricken, Häkeln, Plaudern«.

»Lass gut sein, in der Grundschule musste ich aus Häkelwerk und Bierdeckeln mal eine Katze basteln – war am Ende die Note ›mangelhaft‹, ich bin ja eher grobmotorisch veranlagt. Gibt es keinen Töpferkurs?«

»Nö, Töpferkurs sehe ich keinen, aber am nächsten Dienstag ist ein gemischter Puzzleabend, was immer das sein mag.«

»Das Beschäftigungsprogramm ist schon Wahnsinn, hat irgendwie Ähnlichkeit mit der fremdbestimmten Freizeitgestaltung eines Vorschulkindes«, meinte Hein nachdenklich. Belehrend setzte ich noch eins drauf: »Und der Herr sprach: Wenn ihr nicht werdet wie die Kinder …« Aber Spaß beiseite, als Kind und im hohen Alter sind die meisten von uns auf fremde Hilfe angewiesen: Waschen, Füttern, Beschäftigen, Ins-Bett-Bringen – die kurze Phase der Unabhängigkeit dazwischen sollte man genießen.

Es wurde Zeit, unseren Patienten zu suchen, die Schilderungen des Zivi-Pförtners ließen uns nichts Gutes ahnen. Links von uns befand sich das sogenannte »Schwesternzimmer«, quasi die Schaltzentrale der Station. Hein klopfte an, trat ein, musste dann aber feststellen, dass der Raum verwaist war. Der grafische Notfallplan im Flur verriet, dass die Station wie eine liegende Acht aufgebaut war. Hein und ich entschlossen uns, die gesamte Station Hildegard zu begehen, um unsere Einsatzstelle möglichst schnell zu finden. Start und Ziel sollte das Schwesternzimmer sein: »Wie rum gehen wir denn?«, fragte Hein.

»Ist bei einer Acht ziemlich egal, oder?« Ich wandte mich nach links in den hellgelb gestrichenen Flur.

Bis jetzt herrschte Totenstille, ein Umstand, der so gar nicht zur Beschreibung des Pförtners passte. Wir bogen nach rechts um eine Ecke und sahen endlich den ersten Bewohner. Ein Mann saß mit dem Rücken zu uns gewandt in circa zehn Meter Entfernung an einem Tisch. Sein Oberkörper war merkwürdig nach vorn gebeugt, und eine insgesamt kraftlose Körperhaltung ließ uns stutzig werden. Hein trat besorgt auf den Mann zu. »Das darf doch nicht wahr sein!«, entfuhr es ihm. Der Mann war lediglich eingeschlafen, ein beruhigendes und regelmäßiges Atemgeräusch war zu hören. Leider lag er mit seiner Stirn samt Haaransatz in einem tiefen Teller Haferschleimsuppe. Sanft fasste ich den Mann an den Schultern. Schon die zweite Person, die ich in diesem Altenheim wecken musste. Der Kopf hob sich, und der Rücken streckte sich, dabei lief ihm ein wenig Suppe durchs Gesicht, was er mit einem übellaunigen »gruuu gruuu uuuhhh!« quittierte.

»Können Sie uns sagen, was hier passiert ist oder wo wir die Pflegekräfte finden können?«, versuchte Hein an Informationen zu gelangen. Ein erneutes »gruuu gruuu uuuhhh!« machte jede weitere Frage überflüssig.

»Na ja, wenigstens haben wir jemanden vor dem sicheren Ertrinkungstod bewahrt. Ich sehe schon die Schlagzeile: ›Mann in Suppenteller ertrunken, Todesursache: Haferschleim‹. Gott sei Dank waren wir rechtzeitig hier«, motzte Hein vor sich hin. Wir bogen rechts um die nächste Ecke und sahen in einiger Entfernung eine geschlossene gläserne Brandschutztür. Mein Bauchgefühl sagte mir: Hinter dieser Tür wird sich die Situation drastisch verändern. Mein Bauch sollte recht behalten.

Hein öffnete die Tür, und sofort änderte sich die Geräuschkulisse. Ein Gewirr aus Stimmen und Schreien lag in der Luft. Wir beschleunigten unsere Schritte und bogen erneut rechts um eine Ecke.

Was wir sahen, hatte Züge der Apokalypse. Ein Sozialbereich, bestehend aus Handarbeitsecke und Kaffeebar, war kaum noch als solcher wiederzuerkennen. Mehrere ältere Damen saßen, großflächig mit Kuchen beschmiert, weinend in einer Ecke. Ein Wärmebehälter für Kaffee oder Tee lag auf dem Boden und lief langsam aus.

Im gesamten Aufenthaltsbereich lag zerbrochenes Geschirr auf dem Boden verteilt, und die Vorhänge an einem Fenster waren halb abgerissen. Von einem Tulpenstrauß waren alle Blüten abgerissen und über den Boden verteilt worden. Dramatischer Gipfel des Ganzen war aber ein umgestürzter Rollstuhl, neben dem ein älterer Herr mit Glatze in einen Ringkampf mit einer Pflegerin verwickelt war. Kneifend und kratzend wälzten sich zwei Leiber auf dem Boden. Im Augenblick unseres Erscheinens gewann die Pflegekraft die Oberhand und nahm den haarlosen Bewohner in den Schwitzkasten. Hein griff sofort schlichtend ein und versuchte, die Kontrahenten zu trennen. »Jetzt seien

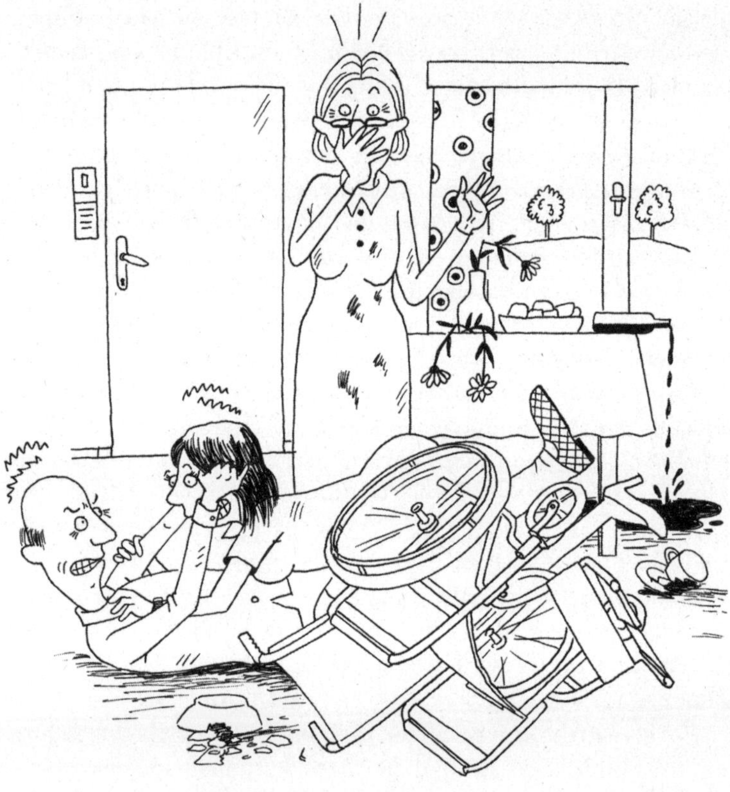

Was wir sahen, hatte Züge der Apokalypse.
Ein Sozialbereich, bestehend aus Handarbeitsecke und Kaffeebar,
war kaum noch als solcher wiederzuerkennen.

Sie doch vernünftig!«, brüllte Hein, als er die um den Hals des Senioren verschlossenen Arme der Pflegekraft gewaltsam löste.

Die Damen in der Ecke weinten immer noch, und ein verstörter Herr mit Hosenträgern und Urinbeutel am Hosenbund rief immer wieder lauthals: »Ja, ja, und dann kam die Räumung!« Nur langsam beruhigte sich die Situation. Hein hatte mittlerweile die Pflegekraft vom Bewohner getrennt, und ich versuchte, den Herrn wieder in seinen Rollstuhl zu setzen. Dies war leichter gesagt als getan, Freund und Feind wurde noch nicht unterschieden. Ein kraftloser Hagel aus Faustschlägen prasselte auf mich hernieder. Als dies keine Wirkung zeigte, wurde mir an den Haaren gezogen, und langsam fragte ich mich, wer sich hier gegen wen verteidigte. Außer Atem stand die Pflegerin an Hein gelehnt und schluchzte bitterlich: »Mein Name ist Lena, und ich möchte Ihnen von Herzen danken. Danke, dass Sie gekommen sind! Diese Monster hier wollen mich fertigmachen.«

Die immer wiederkehrende Frage »Was ist denn überhaupt passiert?« formulierte Hein in beruhigendem Tonfall.

Lena begann ihre Schilderung: »Es war Zeit für den Nachmittagskaffee. Ich hab alles vorbereitet. Ich bin doch ganz allein heute hier. Nur Urlauber und Kranke, die hier arbeiten. Alle Kollegen haben mich im Stich gelassen – ich bin doch ganz allein.«

»Lena, ich muss auf Toilette, Sie müssen mir helfen!«, unterbrach sie eine der Damen aus der Sitzecke.

»Ruhe jetzt! Den halben Tag arbeite ich an Körperöffnungen, das ist da, wo der Mensch aufhört, ich kann es nicht mehr sehen«, schrie Lena fast hysterisch. Die Gute war einem Nervenzusammenbruch nahe.

»Erzählen Sie weiter, darüber reden hilft!«, versuchte ich, ihr Mut zu machen.

Lena setzte erneut an: »Ich betreute gerade die Damenrunde beim Kaffeekränzchen, zwei der Damen brauchen Unterstützung.«

»Die muss uns füttern, weil wir uns sonst die Kuchengabeln sonst wohin stechen!«, lachte eine der Damen manisch dazwischen.

Lena fuhr fort: »Jedenfalls läutete die Klingel auf dem Flur, das heißt, ein anderer Bewohner brauchte ebenfalls meine Hilfe. Herr Dromsel, er wollte auf seinem Zimmer Kaffee trinken und Kuchen essen. Er ist neu und hat noch nicht viel Kontakt zu anderen Bewohnern. Er sitzt im Rollstuhl und hatte seine Gabel fallen gelassen, ich gab ihm eine neue Gabel und hielt das Problem für gelöst. Gerade war ich wieder bei den Damen angekommen, als Herr Dromsel erneut läutete. Die Gabel war wieder runtergefallen, oder er hat sie mit Absicht fallen gelassen, um Aufmerksamkeit zu bekommen, keine Ahnung. Mir kam eine Idee, wie sich herausstellte, eine verhängnisvolle.«

Hein und ich nickten zustimmend. »Und wie ging es dann weiter?«

»Warum die Damen und Herrn Dromsel nicht miteinander bekannt machen, dachte ich mir, quasi als Sozialisierungsmaßnahme.« Hein raunte mir hinter vorgehaltener Hand zu: »Ist wie im Zoo. Wenn neue Tiere kommen, werden die auch zunächst allein gehalten. Irgendwann bringt man die dann mit dem Rest der Herde zusammen und schaut, ob die Chemie stimmt.«

Lena hatte von Heins Kommentar Gott sei Dank nichts mitbekommen und erzählte weiter: »Ich hab Herrn Dromsel dann in seinem Rollstuhl hier zur Sitzecke gefahren und die Herrschaften vorgestellt. Frau Stetz, Frau Malzmüller, Frau Spier und Fräulein Frohnhof. Zunächst ist auch alles gut gegangen. Aber irgendwann fragte Herr Dromsel, ob Fräulein Frohnhof denn auch ein richtiges Fräulein sei, wenn Sie verstehen, was ich meine. Die Frohnhof war natürlich empört, und der Rest der Weiber echauffierte sich ebenfalls, aber Herr Dromsel steigerte sich noch. ›Mit Ihnen würde ich auch noch mal ein Apfelbäumchen pflanzen‹, bot er Frau Stetz an, und zu Frau Malzmüller sagte er: ›Komm, wir zwei, du bist lecker, altes Huhn gute Suppe!‹ Das hat das Fass dann zum Überlaufen gebracht. Frau Malzmüller hat nicht lange gefackelt und Herrn Dromsel ihren noch lauwarmen Pfefferminztee ins Gesicht geschleudert – mit Tasse. Dann ging es los.

Herr Dromsel konnte auf einmal wieder stehen, er hat sich den Kuchen geschnappt und dann die Damen damit eingeseift, und ich mittendrin, ich bin doch ganz allein, schauen Sie sich das Trümmerfeld hier mal an!«

»Stimmt alles gar nicht!«, krakeelte Herr Dromsel, der wieder halbwegs friedlich in seinem Rollstuhl saß.

»Und wie kommen wir ins Spiel? Wenn ich richtig sehe, gibt es keine Verletzten, oder?«, fragte Hein.

»Nein, wirklich verletzt ist keiner, zumindest hoffe ich das. Ich war doch ganz allein, ich brauchte doch Hilfe. Ich hab auf anderen Stationen angerufen, habe aber niemanden erreicht. Dann hab ich den Pförtner angerufen, aber der Zivi wollte nicht kommen, er sei schon mal von Senioren verprügelt worden, hat er gesagt.

Da fiel mir nichts Besseres ein, als den Rettungsdienst zu rufen, verstehen Sie – Rettungsdienst –, ich hab die Leitstelle angerufen und irgendwas von einer Kopfverletzung gefaselt. Ich konnte doch schlecht sagen, Altenpflegerin wird mit Seniorenschlägerei nicht fertig. Entschuldigt bitte, aber ohne euch läge ich jetzt noch mit Herrn Dromsel auf dem Boden und würde einen Ringkampf veranstalten.«

Wir fühlten uns ein wenig geschmeichelt. »Ja, so ist das. Wenn keiner mehr kommt, auf uns ist Verlass!«, formulierte Hein pathetisch. Verstärkung traf ein, Lenas Ablösung erschien. Eine burschikose Dame in gestärktem weißen Kittel schritt ehrfurchtgebietend über den Flur. Kein »Was ist denn hier passiert?«, sondern ein herrisches »Wer war das?« schallte über den Gang. Es wurde Zeit, sich zu verabschieden, um nicht unverschuldet Verantwortung übernehmen zu müssen.

»Lass uns verschwinden, bei dem Besen haben wir in zwei Minuten einen Putzeimer in der Hand!«, flüsterte Hein. Während Lena den Hergang der Ereignisse noch einmal schildern musste, verabschiedeten wir uns höflich: »Alles richtig gemacht, gern wieder, noch mal alles gutgegangen …«

Als wir den Eingangsbereich verließen, resümierte Hein: »Ich liebe meinen Job: dem Tod ins Auge geschaut, und durch bloße Anwesenheit wieder mal die Welt gerettet.«

21. NOTFALL

Nahrungskonkurrenz

Beim Essen hört der Spaß auf

Erst kommt das Fressen, dann die Moral.

Bertolt Brecht

Die allgemeine Landflucht führt ja zu einer Reihe erstaunlicher Phänomene. Während sich auf dem Land die Dörfer langsam zu bewohnten Heimatmuseen verwandeln, platzen Großstädte aus allen Nähten und wachsen und wuchern ins Umland. Dörfer sind im Gegensatz zu Städten ruhig, familiär und oft ein bisschen langweilig.

Man will nun mal dabei sein – Dörfer haben keine Universitäten. Dörfer haben kein Multiplex-Kino und sie besitzen auch keine rauschende Clubszene. Wen wundert es also, wenn immer mehr junge Menschen in die Städte drängen. Niemanden.

Natürlich bringt die Großstadt auch Nachteile mit sich. Drogenhandel und Prostitution florieren, kostenfreie Parkplätze gibt es nicht und die eigenen Nachbarn hat man noch nie gesehen. Dafür kann man aber zu Fuß zum Lebensmitteldiscounter gehen; außerdem gibt es McDonald's, Burger King und KFC – man muss halt Prioritäten setzen.

Aber auch die Menschen unterscheiden sich. Schalten Sie doch mal einem Städter und einem Dörfler für eine Woche den Strom ab. Die Reaktionen werden unterschiedliche sein. Als Städter wird man nun mal durch die Errungenschaften und

Annehmlichkeiten der Großstadt schnell bequem, ja geradezu hilflos.

Ein Beispiel dieser Hilflosigkeit beschäftigte gerade Hein und mich. Es brannte! Zunächst einmal ein beunruhigender Zustand, aber unser Feuer – oder sollte ich besser »Feuerchen« sagen? – fand in einem öffentlichen Mülleimer neben einer Bushaltestelle statt. Der Brand war auf das Innere des nach oben offenen Stahleimers beschränkt, und eine Ausbreitung des Feuers auf die Umgebung war mangels brennbarer Masse auszuschließen. Vermutlich ausgelöst durch eine achtlos weggeworfene Zigarettenkippe, gingen eine Zeitung und allerlei weiterer Unrat in Rauch auf.

»Schau dir das an. Am helllichten Tag. Imbissbuden, Schuhgeschäfte, eine Buchhandlung und jede Menge Laufkundschaft!«, schwadronierte Hein. »Wo ich herkomme, nimmt man sich nen Putzeimer voll Wasser, drübergekippt und die Sache ist erledigt, aber hier ruft der besorgte Bürger lieber die Feuerwehr.«

»Ja, ja, hast ja recht, aber wie hat ein Dozent in meiner Grundausbildung so schön gesagt: ›Meine Herren, wir sind der Hausmeister der Stadt! Wenn kein Notdienst mehr kommt, wenn alle weggelaufen sind – uns kannst du anrufen, wir kommen vorbei –, wir machen aus Scheiße wieder Gold!‹«, antwortete ich zitierend.

»Ist mir auch egal, dreh jetzt bitte kurz den B-Abgang vom Tank auf, einmal Wasser drüber und die Sache ist erledigt. Ich will zurück zur Wache, mein Essen wird kalt!«, mahnte Hein zwischen den Zeilen zur Eile.

Ich tat, wie mir geheißen, und Hein ließ circa dreißig Liter Wasser über den noch kokelnd rauchenden Abfalleimer plätschern. Eine ältere Dame auf der anderen Straßenseite beobachtete die Szene und schüttelte ungläubig den Kopf. Gern hätte ich erfahren, was ihre ablehnende Gestik mir sagen sollte, jedoch dröhnte mir Heins schlecht gelaunte, weil hungrige Stimme ins Ohr: »Fertig, Abgang zu, Pumpe aus, Abfahrt!«

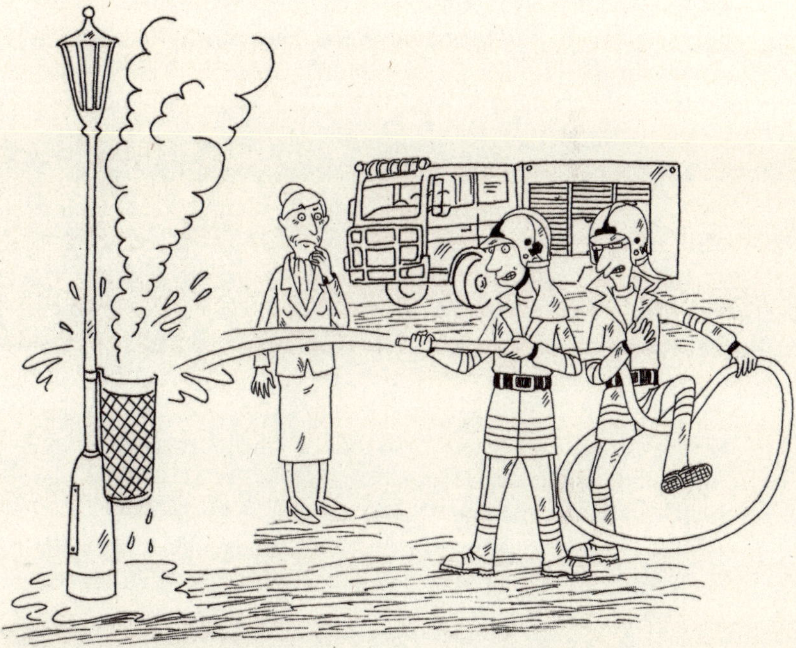

Ich tat, wie mir geheißen, und Hein ließ circa dreißig Liter Wasser über den noch kokelnd rauchenden Abfalleimer plätschern. Eine ältere Dame auf der anderen Straßenseite beobachtete die Szene und schüttelte ungläubig den Kopf.

Nach kurzer Rückfahrt erreichten wir die Feuerwache. Wir standen noch vor dem sich öffnenden Zufahrtstor, als Hein schon euphorisiert den bevorstehenden Gaumenschmaus beschrieb: »Lammfilet in einer scharfen Feigensoße mit in Butter und Knoblauch geschwenkten Kartöffelchen als Beilage, das Lamm war eben auf den Punkt gebraten, innen noch zartrosa, eigentlich eine Schande, so was jetzt aufwärmen zu müssen. Aber die Sauce, Junge, da legst du dich rein, die Sauce …«

Hein, der sich seit Kurzem dem Kochen verschrieben hatte, schwelgte weiter in der Beschreibung der kommenden kulinarischen Genüsse. Ich jedoch hörte schon nicht mehr zu, sondern parkte unser Tanklöschfahrzeug in der entsprechenden Fahrzeughalle. »Geh essen, ich kümmere mich um den Einsatzbericht und das Fahrtenbuch«, sprach ich, an Hein gewandt, um eine drohende Unterzuckerung seinerseits zu vermeiden. Das ließ sich Hein nicht zweimal sagen, drehte auf dem Absatz um und machte als Zeichen seiner Dankbarkeit einen lächerlichen kleinen Knicks. »Du alberne Figur, mach hier nicht auf Sissy und geh endlich essen«, schnauzte ich ihm lachend hinterher.

Zwei Minuten später sollte mir das Lachen wieder vergehen. Aus der albernen war eine wütende Figur geworden: Ein Gemisch aus »Der unglaubliche Hulk« und »Stephan Derrick« durchsuchte Küche und Aufenthaltsräume nach seinem Essen. Hein schaute in jeden Topf und in jeden Schrank, fluchte dabei und drohte dem Spaßvogel, der mutmaßlich sein Essen versteckt hatte, mit einem körperbetonten Vieraugengespräch.

Dass Kollegen sich gegenseitig zubereitete Nahrung verstecken, ist nichts Ungewöhnliches, aber normalerweise hat der sich amüsierende Kollegenmob nach zwei Minuten Mitleid und rückt das halbe Hähnchen mit Pommes oder das Rosenkohl-Kartoffelgratin wieder raus. Heins Lammgericht aber blieb verschwunden. Ein Oberbrandmeister, der zum Kreis der Verdächtigen gezählt wurde, beteuerte persönlich seine Unschuld:

»Kollegen mal nen Streich spielen – da bin ich dabei, aber ich hab dein Lamm mit Feigenkrimskrams nicht entsorgt, ich hab nix damit zu tun!«

Hein polterte los, seine Stimme überschlug sich: »Wer ... Wer ... Wer sich verteidigt, klagt sich an! Haben alle mal lecker probiert? Ja? Wo ist mein Lammfilet? Wenn bei drei mein Lamm nicht wieder da ist, dann ist hier gleich Gewitter über der Kinderkirmes!« Hein senkte abrupt seine Lautstärke, ohne dass seine Stimme an Intensität verlor. »Wenn du es nicht warst, wer dann? Es gibt sonst nur zwei Kollegen, die beim Essen Mein und Dein verwechseln, und die sind beide heute nicht im Dienst.«

»Ähm, das stimmt so nicht ganz«, rief Brandrat Schoppmann, der Leiter unserer Wache, der unfreiwillig zugehört hatte, aus dem Hintergrund. Normalerweise kümmerte er sich nicht um kleine Scharmützel im Kollegenkreis, aber vom Tumult angelockt, mischte er sich ein: »Einer von den beiden angesprochenen Kollegen ist doch mit Sicherheit der Hermann.« Hein nickte zustimmend. »Der hat zwar heute frei, war aber eben kurz auf der Wache. Meines Wissens hat er sein Postfach geleert und einen Dienstreiseantrag abgegeben. Ich hab mich noch gewundert, denn während ihr zum Kleinfeuer unterwegs wart und der Rest der Truppe vorm Fernseher hockte, saß Hermann mutterseelenallein im Aufenthaltsraum und aß. Tja, ein Schelm, wer Böses dabei denkt.« Grinsend beendete Brandrat Schoppmann seinen Beitrag zur Wahrheitsfindung und ging wieder in sein Büro.

Hermann war eine besondere Erscheinung, zumindest wenn es ums Essen ging. Jedem Kollegen stand ein kleiner Spind in der Gemeinschaftsküche zur Verfügung, um Teller, persönliches Besteck und Vorräte wie Nudeln, Gewürze etc. aufzubewahren. Fehlte nun eine Kleinigkeit bei der Zubereitung von Speisen, so konnte Hermann genau sagen, welcher Kollege unfreiwillig aushelfen konnte: »Dir fehlt Maggi? Kein Problem – Michael hat noch welches im Spind. Olivenöl? Findest du bei Hans, der hat noch eine halbe Flasche«, und so weiter. Hermann war, was Nahrung betraf, ein Jäger und Sammler.

Hein blieb nichts anderes übrig, als seine Notreserve anzugreifen. Während er Dosenravioli aufwärmte, sinnierte er wortlos über seine Vergeltung. »Was hast du vor? Ich kann dir förmlich ansehen, dass du etwas ausbrütest«, fragte ich bohrend. »Warte es einfach ab. Rache ist süß und wird in diesem Fall kalt serviert!«, stellte er knapp und mit einem fast bösartigen Grinsen fest. Der Rest der Schicht verlief in ruhigen Bahnen ohne besondere Vorkommnisse.

Drei Tage später hatten wir wieder gemeinsam Dienst, und auch Hermann war an jenem Tag anwesend. Ein verbales Feuerwerk zwischen Hein und dem Mundräuber hätte meine Erwartungen erfüllt, aber Hein blieb völlig friedlich und verhielt sich selbst Hermann gegenüber freundlich und zuvorkommend. Nur eines fiel mir auf: Hein tuschelte im Laufe des Tages kurz mit jedem einzelnen Kollegen außer mit Hermann. Zu mir sagte er nur knapp: »Du isst ja so gut wie nie Süßes, ich würde es heute an deiner Stelle auch dabei belassen.«

Für den Nachmittag hatte Brandrat Schoppmann zu einer zwanglosen Besprechung in den Aufenthaltsraum gebeten, Themen waren zukünftige Veränderungen im Dienstplanmodell und die Beschaffung neuer Feuerwehrfahrzeuge. Meinungsbildung bei einer leckeren Tasse Kaffee, dachte ich mir und setzte mich neben Hein. Erst jetzt bemerkte ich zwei kleine Glasschüsseln, gefüllt mit walnussgroßen Schokopralinen. Die sahen durchaus appetitlich aus. Eine glänzende dunkle Schokohülle verziert mit weißen Kokosraspeln lud zum zartschmelzenden Genuss ein. Unser Vorgesetzter sprach über gesetzliche Vorgaben und politische Zwänge, während die Kollegen hier und da an ihren Kaffeetassen nippten, die Schokopralinen jedoch konsequent mieden. Hermann, der Hein und mir schräg gegenübersaß, beobachtete abwechselnd die anderen Kollegen und die leckeren Süßigkeiten.

Über seinem Kopf erschien eine Gedankenblase: Warum isst hier niemand die Pralinen? Mal wieder alle zu schüchtern, nur weil der Alte spricht. Da will keiner als Erster zugegriffen haben. Das Zeug steht doch nicht umsonst da! – Solche oder ähnliche Argumente beschäftigten ihn wohl, als er sich zwei der Kugeln genüsslich auf einmal in den Mund schob. Für den Bruchteil einer Sekunde zuckte Heins ganzer Körper. Er lächelte und sein Gesichtsausdruck schrie ein einziges Wort in die Welt hinaus: »Sieg!«

Hein bebte innerlich vor Freude, versuchte aber, sich nichts anmerken zu lassen. Noch war mir nicht klar, was seine Gefühlsregung auslöste, bis ich in Hermanns Gesicht sah. Dessen Kiefer arbeiteten auf Hochtouren, bekamen aber das, was sie zermahlen und zerbeißen sollten, nicht verarbeitet. Sein Mund und seine Wangen schienen immer größer zu werden, ein schokoladenbrauner Speichelfaden tropfte über Unterlippe und Kinn hinunter auf sein Hemd, und er atmete schwer durch die Nase. Hermanns Kehlkopf zuckte nervös, bemüht, nicht zu schlucken. Mittlerweile hatte sein Gebaren die Aufmerksamkeit aller Kollegen auf sich gezogen. 15 Augenpaare beobachteten ihn zum Teil belustigt, zum Teil erstaunt. Er empfand wohl größten Ekel, jedenfalls sprang er, die Hand vor den Mund haltend, auf und spurtete Richtung Toiletten. Brandrat Schoppmann, der bis jetzt von alldem nichts bemerkt hatte, unterbrach verdutzt seinen Monolog, als auch Hein aufsprang. Hein griff die beiden Glasschüsseln, rannte in die Küche, um zwanzig Sekunden später zurückzukehren, die beiden Glasschüsseln wieder abzustellen und sich erneut in seinen Stuhl gleiten zu lassen. »So, die hier kann man sogar essen!«, sagte er nur knapp und schob sich fast zärtlich eine Praline in den Mund.

Brandrat Schoppmann blickte immer noch ein wenig fragend in die Runde, als Hermann wieder den Raum betrat und sich ein weiteres Mal angeekelt mit dem Ärmel seiner Oberbekleidung über den Mund wischte. Hermann schaute erbost in alle Gesichter, um festzustellen, wem er diesen Denkzettel zu verdanken hatte, sah aber nur Pralinen kauende Unschuldsmienen. Erst bei Heins breitem Grinsen wurde er fündig. Ihre Blicke duellierten sich einen Moment lang, bis Hermann einsah, wer hier und heute gewonnen hatte.

Die Besprechung war wenig später beendet und wir schlenderten in Richtung Küche, um noch eine Tasse Kaffee abzustauben. »Was hast du getan?«, fragte ich Hein lachend.

»Wie du weißt, hat mein Onkel eine Metzgerei. Ein Nachbar von mir ist Konditormeister. Bei meinem Onkel habe ich mir Schweinezitzen besorgt, die habe ich schön scharf gewürzt, und dann hat mein Nachbar die Dinger mit Schokoglasur überzogen und noch ein wenig verziert. Wenn du die anschließend im Mund hast, kannst du nur noch kauen, du weißt aber nicht, worauf du kaust; außerdem produzierst du Speichel wie ein Lama. Irgendwann hast du den Mund voll mit einer Mischung aus Speichel und einer völlig zähen undefinierbaren Fleischmasse, die auf keinen Fall zu Schokopralinen passt – da muss man dann schon mal zum Klo«, resümierte Hein mit einem Augenzwinkern.

Gerade wollte ich mir weitere Details erklären lassen, als eine Alarmierung aus dem Lautsprecher in der Wand ertönte: »Einsatz für das Tanklöschfahrzeug der Nordwache, Kleinfeuer, vermutlich brennender Mülleimer im Verlauf der Johannesstraße!« Die Ansage wurde wie immer noch einmal wiederholt, aber schon beim ersten Mal war Hein und mir klar, dass wir gemeint waren. Gemeinsam eilten wir zur Fahrzeughalle. Hein machte ein sorgenvolles Gesicht – er hatte gerade die tiefgefrorene Brust einer Barbarie-Ente zum Auftauen ins Wasserbad gelegt.

22. NOTFALL

Die Sonne scheint mir auf den Bauch – das soll sie auch …

Ein innovatives Hausmittel verursacht Probleme

Was hilft aller Sonnenaufgang,
wenn wir nicht aufstehen.
Georg Christoph Lichtenberg

Einsatzstelle: Europa-Hochhaus. Warum das Gebäude diesen Namen trägt, weiß in unserer Stadt eigentlich niemand. »Groß und hässlich« wäre ein passenderer Name gewesen.

Hein eilte vor mir durch das triste Treppenhaus. Auf den Aufzug zu warten käme der fahrlässigen Tötung unseres Patienten gleich. Es gab zwar zwei voneinander unabhängige Fahrkörbe, diese vollzogen ihre Aufgabe jedoch in einer Geschwindigkeit, die mit der Kontinentaldrift mithalten konnte. Bequemlichkeit stand hier in keinem Verhältnis zu einem möglichen Zeitverzug. Hausbewohner behaupten scherzhaft, der Garantieanspruch ihrer neuen Waschmaschine sei abgelaufen, bevor das Gerät mittels Aufzug in die Wohnung transportiert worden sei.

Auf einen Fahrstuhl zu verzichten war diesmal ohnehin leicht zu verschmerzen, Ort des Geschehens sollte das dritte Obergeschoss sein, sodass Hein und ich ausnahmsweise mal nicht bis in die letzte mögliche Etage vordringen mussten.

»Verbrennungen« lautete das Einsatzstichwort. Unklar blieben zunächst jedoch sowohl Ursache als auch Schweregrad der Verletzung. Der Notruf in der Leitstelle hatte nur minimale Angaben enthalten: Adresse, Art der Verletzung, männlicher Patient – das war alles, was an Informationen zur Verfügung stand. Meine Gedanken kreisten noch durch das Spektrum der Möglichkeiten, zwischen Herdplattenkontakt eines Kleinkindes bis hin zum Grillunfall in der Wohnung, als Hein durch eine Glastür in den Flur des dritten Obergeschosses trat.

Der bislang unscheinbare, ja fast gewöhnliche Gesamteindruck des Hauses änderte sich, als unser Blick auf eine Wohnungstür am Kopfende des Flurs fiel. Efeuranken aus Plastik umrahmten die Tür und eine eingeflochtene bunt blinkende Lichterkette gab dem Eingangsbereich eine gewisse Jahrmarktatmosphäre. Links und rechts der Tür hingen in ungefähr 170 Zentimetern Höhe zwei große Stoffgeier überdimensionalen Ausmaßes, die augenscheinlich über die Pforte wachten. Hier fehlte eigentlich nur ein Kleinwüchsiger, der mit Karoweste und Zylinder auf dem Kopf Lose verkaufte, und die Schaustellerromantik wäre perfekt gewesen.

Laut Angaben der Leitstelle war »Uhlens« der Nachname unseres Patienten. Hein überprüfte alle Klingelschilder in der Hoffnung, nicht bei der geschmückten Tür fündig zu werden, aber es kam, wie es kommen musste. »Das kann ja heiter werden!«, murmelte Hein, wohl von einer Vorahnung beseelt, dass wir wieder mal in den Abgrund des Unglaublichen schauen würden.

Nachdem ich geklingelt hatte, ertönte zunächst die bekannte Melodie »Probiers mal mit Gemütlichkeit …« aus dem *Dschungelbuch*. Nach drei Tonfolgen öffnete sich dann endlich die Tür. Im selben Moment bekam der Begriff »Reizüberflutung« für mich eine neue Bedeutung. Ich blickte in einen bunten Urwald. Der Flur bestand aus Tarnnetzen, Plastikblumen und Girlanden. Von der Decke hingen Stoffpapageien, die auf

Stangen saßen, und mehrere Stoffaffen klammerten sich an die Türzargen der angrenzenden Zimmer.

In der Tür stand ein braungebrannter Kerl mit ledriger Haut, der die besten Jahre offensichtlich schon hinter sich hatte. Um jugendliches Aussehen bemüht, hatte er sich in eine enge Röhrenjeans gezwängt und, jedes Klischee erfüllend, auch noch ein rotes Hemd angezogen. Die obligatorische Goldkette fehlte zwar, wurde aber durch eine Frisur aus Minilocken mehr als wettgemacht.

»Gut, dass Sie da sind, mein Lebensgefährte hat sich verbrannt, so was haben Sie noch nicht gesehen, kommen Sie doch mit mir«, säuselte der Kerl, während er mit einer Hand seinen Ellbogen abstützte und uns die andere Hand auffordernd zuwarf.

»Was für ein Teekännchen!«, flüsterte Hein mir mit bereits jetzt überfordertem Gesichtsausdruck zu, als wir in die Wohnung beziehungsweise in den Dschungel traten.

Bereits in der Diele war aus dem hinteren Bereich der Wohnung ein Stöhnen und Jammern zu hören, so laut, dass Hein sofort instinktiv den Geräuschen folgte. »Ja, ja, die Richtung stimmt. Immer dem Wehklagen nach, letzte Tür rechts«, trällerte unser Türöffner bestätigend, während wir uns durch Plastikefeuranken kämpften. Hein durchschritt die Schwelle zum genannten Zimmer und zuckte augenblicklich erschrocken zusammen. Er hatte auch allen Grund dazu, denn neben ihm schrie ein Gorilla aus Leibeskräften Tierlaute und schlug wie wahnsinnig auf eine Trommel. Ein Stofftier als Bewegungsmelder! Ein wenig war ich an Baumärkte erinnert, wo einem beim Betreten der Lampenabteilung erst einmal zehn 1000-Watt-Halogenstrahler auf Augenhöhe die Netzhaut neu formatieren.

Hein rang jedenfalls noch um Fassung und erholte sich von einem gefühlten Herzinfarkt, als auch ich in die Lichtschranke des Gorillas trat und das Geschrei und das Getrommel von Neuem starteten. Hein zuckte erneut kurz zusammen, ehe der

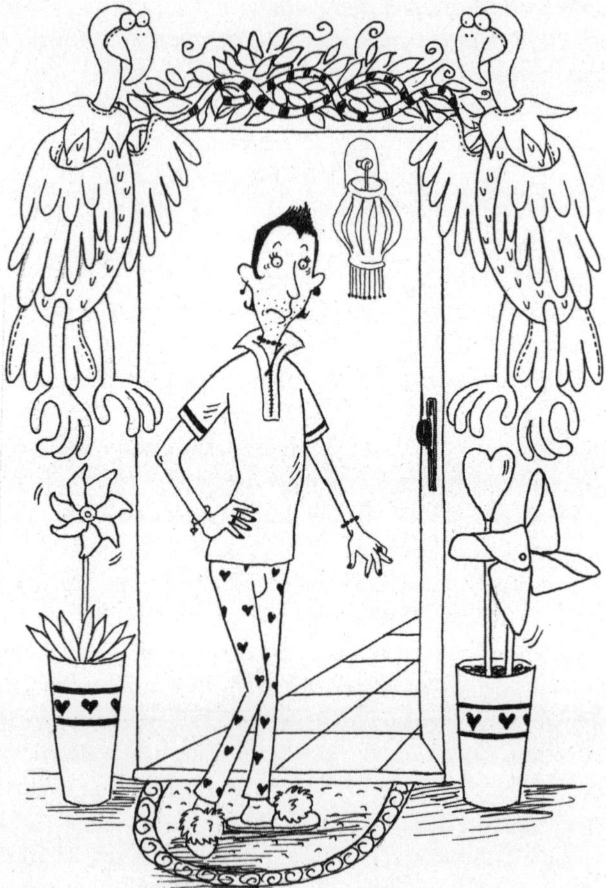

In der Tür stand ein braungebrannter Kerl mit ledriger Haut, der die besten Jahre offensichtlich schon hinter sich hatte.

Kerl in dem roten Hemd von hinten herantrat und dem Gorilla vorläufig den Garaus machte. »Entschuldigung«, murmelte er, während wir versuchten, die Eindrücke, die sich uns nun boten, zu verarbeiten.

Auf einer Couch saß ein Mann im Alter zwischen fünfzig und sechzig Jahren, schlank, mit schütterem grauen Haar. So weit nicht ungewöhnlich. Ungewöhnlich war die Tatsache, dass er nur mit einem sehr knappen neongrünen String-Tanga bekleidet war und dass seine Haut die Farbe eines gekochten Hummers angenommen hatte.

»Was um alles in der Welt hat man denn mit Ihnen angestellt?«, fragte Hein konsterniert.

»Sonnenbank!«, brachte der Ärmste gequält hervor, peinlich darauf achtend, mit seinem Rücken nicht die Couch zu berühren.

»Ganzkörperverbrennung ersten und zweiten Grades!«, diagnostizierte Hein treffend. »Ich ruf schon mal den Notarzt, das müssen Schmerzen ohne Ende sein.« Er wandte sich ab, um zu telefonieren.

Potente Schmerzmittel, beispielsweise Opiate, dürfen leider nicht durch Rettungsassistenten, sondern nur durch Notärzte verabreicht werden, und so waren wir gezwungen, die Zwischenzeit bis zum Eintreffen der akademischen Kavallerie sinnvoll zu überbrücken. Zunächst nahm ich die Rötungen auf der Haut des Patienten näher in Augenschein. Eine normale Hautfarbe war eigentlich nirgendwo zu erkennen, die Haut im Gesicht und an den Unterarmen schien etwas weniger betroffen zu sein. Der Rest des Körpers hatte gleichmäßig die Farbe eines Stoppschilds, und stellenweise war bereits eine leichte Blasenbildung zu erkennen. Auf Brust und Bauch war dünn eine weißliche Creme aufgetragen worden, die ich zunächst für Brandsalbe hielt; jedoch irritierte mich der wahrnehmbare Geruch von Pfefferminz. »Was ist das?«, fragte ich forschend an den Patienten gewandt, und deutete auf die weißliche Masse. Die Antwort verursachte beim

Zuhören schon Schmerzen. »Zahnpasta! Mein Lebensgefährte, der Günther, hat mir die draufgeschmiert, um die Brandblasen auszutrocknen, ein altes Hausmittel, wie er meinte, geholfen hat es nichts, im Gegenteil!«, antwortete er angestrengt. Der Kerl in dem roten Hemd mit Minipli hieß also Günther. Fassungslos starrte ich ihn an: »Sie sind kein Lebensgefährte, Sie sind lebensgefährlich!«, brach es aus mir heraus.

Hausmittelchen an sich sind eine Supersache. Leider haben einige im Laufe der jahrhundertelangen Überlieferung gelitten und werden ohne Zusammenhang zum Ereignis eingesetzt. Zahnpasta können zum Beispiel pubertierende Jungs benutzten, die über Nacht einen Pickel austrocknen wollen – bei Verbrennungen ist sie völlig fehl am Platze. Oder ein anderes Beispiel; bei Vergiftungen hat Oma immer gesagt: »Milch trinken, das bindet die Giftstoffe!« Klasse Idee, viele Giftstoffe werden nach der Aufnahme von Milch nur noch schneller und noch besser vom Körper aufgenommen, da die Magen-Darm-Tätigkeit ordentlich angeregt wird. In Notfallsituationen kann ich nur Folgendes raten: Ruhe bewahren, Notruf veranlassen, auf den Rettungsdienst warten und von Tipps wie »Zwiebeln statt Kiwis kaufen, sie sind billiger und länger haltbar!« absehen. Sie sind selten hilfreich.

Doch zurück zum Einsatzgeschehen. Während ich erfolglos versuchte, den Blutdruck unseres Patienten zu messen – er tolerierte keine Blutdruckmanschette auf der geschundenen Haut –, nahm Hein sich Günther vor: »Hab ich das jetzt richtig verstanden? Sie Sonnenanbeter haben Ihrem Lebensgefährten Zahnpasta auf die Verbrennungen geschmiert? Wie kommt man denn auf so einen Quatsch?«

»Verbrennung, Verbrennung, das ist höchstens ein, ein, ein Sonnenbrand!«, relativierte Günther. »Außerdem habe ich das mal bei den Gesundheitstipps im Mittagsfernsehen gesehen – Zahnpasta auf Sonnenbrand würde helfen, ich hatte aber nur eine Tube.«

»Da haben Sie Zahnpasta wohl mit Magerquark verwechselt oder mit Buttermilch oder von mir aus auch mit Aloe Vera«, erwiderte Hein aufbrausend und gleichzeitig belehrend. »Gott sei Dank hatten Sie nur eine Tube! Aber erzählen Sie mir lieber mal, wie es so weit kommen konnte, so was bekommt man doch nicht nach zwanzig Minuten auf der Sonnenbank!«

Statt Günther antwortete unser Patient: »Über zwei Stunden. Ich bin eingeschlafen, und der Günther hat mich vergessen!«, brachte er leidend hervor. Alle Augen waren nun vorwurfsvoll und voller Erwartung auf Günther gerichtet.

»Ich hab vorm Fernseher die Zeit vergessen. Die Zeitschaltuhr ist doch kaputt, die Sonnenbank steht nebenan im Schlafzimmer. Wollen Sie sie sehen?«, antwortete er kleinlaut.

»Danke, eine Sonnenbank habe ich schon mal gesehen. Was dabei rauskommt, erlebe ich ja gerade«, erwiderte ich ablehnend.

»Und was machen wir jetzt?«, fragte Günther hilflos.

»Das kann ich Ihnen erklären«, meinte Hein trocken, bevor er den weiteren Ablauf schilderte. »Nachdem Sie Ihren Freund quasi medium gegrillt haben, warten wir nun auf unseren Notarzt. Tun können wir im Augenblick nicht viel. Wie Sie sehen, bricht Ihr Lebensgefährte ja schon vor Schmerzen zusammen, wenn wir nur versuchen, den Blutdruck zu messen. Sobald der Arzt da ist, bekommt er etwas gegen die Schmerzen, anschließend erfolgt intravenöse Flüssigkeitszufuhr, dann werden wir, so gut es geht, die Zahnpasta entfernen und ab gehts in die Klinik.«

»Ins Krankenhaus?«, fragte Günther fassungslos, wohl gerade erst begreifend, was er angerichtet hatte.

»Nicht nur ins Krankenhaus, in eine Klinik mit einer Abteilung für Verbrennungsopfer!«, verbesserte Hein belehrend.

Was nun folgte, war eine filmreife Szene. Unser Patient echauffierte sich unter Mobilisierung letzter Kräfte über Günther, und dieser versuchte ebenfalls, sich aufgeregt zu verteidigen. Der verbale Schlagabtausch des Pärchens kann aus Jugendschutzgründen nur teilweise wiedergegeben werden.

Patient: »Nur weil ich deinen dämlichen Schönheitswahn mitmachen muss! Dabei siehst du selber aus wie ein schlechtes Imitat von Roy Black!«

Günther: »Und du siehst aus wie der weißeste Mann am Strand! Gesunde Hautfarbe! Mehr verlange ich doch gar nicht. Wenn du nicht weiß wie ein Kalkeimer auf die Sonnenbank gegangen wärst, wäre gar nichts passiert.«

Patient: »Jetzt bin ich noch selber schuld oder was? Wer hat mich denn auf den Schrotthaufen geschickt und mich dann vergessen? Vergessen hast du mich, du Arsch...lehrling!«

Günther: »Ah, jetzt werden wir beleidigend, oder was? Ich sag es ja immer – Niveau ist keine Handcreme!«

Patient: »Vergessen hast du mich! Wegen irgendwelcher Realitysoaps auf RTL2, diese nachgestellten Schicksalsschnulzen sind dir doch wichtiger als ich. Und jetzt guck, wie ich aussehe. Aber das eine sag ich dir: Wenn das Narben gibt, dann zeige ich dich an!«

Günther: »Jetzt komm mal wieder runter, in ein paar Tagen ist das Rot verschwunden und dann bist du knackig braun.«

Patient: »Wenn das Narben gibt, dann zeig ich dich an! Wenn das Narben gibt, zeig ich dich an ...«

Gerade dachte ich darüber nach, ob die Macher einer Realitysoap auch das Drehbuch für diesen Einsatz geschrieben hatten, als der Bewegungsmeldergorilla erneut seine Arbeit aufnahm und unter lautem Getöse endlich unser Notarzt eintraf. Die Übergabe und Schilderung der Ereignisse war schnell erledigt und die Streitigkeiten hatten ärztlich verordnet ein Ende gefunden. Auch unser Notarzt sah sich aufgrund der Schmerzen außerstande, direkt am Patienten zu arbeiten. Intravenös Medikamente zu verabreichen schien zunächst unmöglich. Gott sei Dank wird Morphium und Co. aber auch über die Nasenschleimhaut aufgenommen, und so wurde unserem Herrn Uhlens das Zeug mittels Zerstäuber fein verteilt in die Nase gesprüht. Es dauerte ein paar Minuten, bis die Wirkung einsetzte. Währenddessen schaute unser Notarzt verträumt aus dem Fenster und kommentierte treffend die Gesamtsituation: »Ich war mal Konzertarzt bei so einem alternativen Musikfestival, die Gäste waren nur so blass geschminkte Typen, Fürsten der Finsternis und Vampire. Einer trug ein T-Shirt mit nem passenden Spruch: ›Sonne ist Krieg!‹« Unser Notarzt lächelte, unser Patient wurde medikamentös selig, Günther war froh, dass er nichts mehr sagen musste, und Hein und ich entfernten die Zahnpasta.

23. NOTFALL

Gut zu Vögeln

Das liebe Federvieh hält Hein und mich in Atem

Der Vogel wählt sich den Baum –
der Baum wählt nicht den Vogel
Aus China

Die Feuerwehr hat in ihrer Geschichte viele technische Veränderungen durchlebt: von Pferdegespannen, die noch um 1920 eine handbetriebene Spritze zogen, hin zu modernen Fahrzeugen mit leistungsstarken Pumpen heutiger Zeit. Auch die Aufgaben haben sich im Laufe der Jahre verändert. Waren früher Menschenrettung und Feuerlöschen die einzigen Einsatzbereiche, so hat sich bis heute das Spektrum von der Gefahrenabwehr bei Verkehrsunfällen, Chemieeinsätzen und Hochwasser bis hin zur Tierrettung massiv erweitert. Im Wesentlichen fallen Notfälle aber auch heute noch in nur zwei Kategorien: Brandeinsätze und Einsätze im Rahmen technischer Hilfe. Die Fahrzeuge indes sind so vielfältig, dass auch Profis gelegentlich den Überblick verlieren. Es gibt Löschfahrzeuge, Tanklöschfahrzeuge, Drehleitern, Rüstwagen, Schlauchwagen etc. Alle natürlich in verschiedenen Baureihen, Größen und Leistungsstärken.

Hein und ich besetzten an diesem Tag ein sogenanntes Kleineinsatzfahrzeug (KEF). Man könnte auch sagen: ein Mädchen für alles – was auf den ersten Blick kein Problem darstellt. Das Fahrzeug ist so konzipiert, dass wir alles können, aber nur ein bisschen, quasi ein bisschen löschen und ein bisschen technisch helfen. Der praktische Hintergrund ist einfach: Es werden wichtige Ressourcen geschont. Für einen Auffahrunfall, bei dem drei Liter Öl und Diesel auslaufen, braucht man nun wirklich nicht die halbe Feuerwehr zu alarmieren.

»Kleine« Tierrettungen sind eine klassische Aufgabe dieses Fahrzeugs. Häufig ist die berühmte Katze im Baum Grund für die Alarmierung, aber manchmal sind die Einsätze auch etwas außergewöhnlicher: eine selbstbewusste Entenfamilie, die einen Straßentunnel lahmlegt, entflohene Gifttiere oder ein im Morast versunkener Hund. Das Einsatzspektrum ist so grenzenlos wie die Artenvielfalt selbst.

Die Leitstelle hatte uns jüngst wegen eines verletzten Vogels alarmiert. Nachdem wir die Einsatzstelle erreicht hatten, war es unsere Absicht, zunächst unseren fliegenden Patienten zu identifizieren; die Stadt ist schließlich voller Vögel. Dieser Plan wurde jedoch von einer hektischen Dame zunichtegemacht, die uns bereits im Hauseingang erwartete. Noch bevor wir fragen konnten, was denn genau passiert sei, eilte sie voraus durchs Treppenhaus: »Schnell! Dritter Stock. Eben hab ich ihn noch flattern hören, er ist wohl abgestürzt. Fragen Sie mich bloß nicht, wie das geschehen konnte – ich hab selber keine Ahnung, wie der da hinkommt. Ich lass den kleinen Kerl regelmäßig in der Wohnung fliegen, aber so was, das hat er noch nie gemacht«, zeterte die etwa 70-jährige Dame, die noch rüstig jeweils zwei Stufen auf einmal nahm.

»Ich entnehme Ihren Worten, dass es um Ihren Vogel geht. Was ist es denn für ein Tier? Und wie heißt er? Und wie war noch mal Ihr werter Name?«, erkundigte ich mich, um etwas Struktur in das Gespräch zu bringen.

»Es handelt sich um einen Sittich, Hindenburg ist der Name und mein Name ist Pelzer«, antwortete die Dame, als wir die Wohnung betraten.

»Also Frau Hindenburg …«, begann Hein einen Satz.

»Der Vogel heißt Hindenburg!«, wurde er unterbrochen.

»Äh, Entschuldigung, Frau Pelzer. Wo soll Hindenburg denn genau abgestürzt sein?«, vollendete Hein seine Fragestellung. Die Antwort erfolgte stumm, aber eindeutig. Frau Pelzer deutete mit ihrem Zeigefinger am ausgestreckten Arm auf eine massive Eichenschrankwand.

Das gute Stück in rustikaler Bauweise bestand aus einer Vielzahl von Schrankfächern; acht durchgehend im unteren Bereich, darauf aufbauend zwei Regalböden, die in der Mitte durch Glastüren unterbrochen wurden, und oben wiederum acht durchgehende Schrankfächer. Die Tiefe betrug circa sechzig Zentimeter, Höhe und Breite entsprachen annähernd der Raumhöhe beziehungsweise Raumbreite. Kurz gesagt: ein Monstrum.

»Wie haben Sie das Biest denn hier hereinbekommen?«, fragte ich verdutzt.

»Na, im Käfig!«

»Nein, die Schrankwand, meine ich«, präzisierte ich meine Fragestellung.

»Vom Schreiner extra angefertigt und eingepasst«, war die knappe, aber einleuchtende Antwort.

Ich fragte weiter: »Und Ihr Hansi ist jetzt hinter der Schrankwand?«

»Hindenburg, der Name ist Hindenburg«, stellte Frau Pelzer fest. »Bevor ich Sie anrief, habe ich es deutlich flattern gehört – hinter der Schrankwand!«

»Im Augenblick höre ich zwar nichts, aber es nützt ja nichts, komm, wir versuchen, das Ding mal zu verschieben«, schlug Hein vor. Unsere Versuche brachten allerdings keinen Erfolg. Die Fronten waren viel zu glatt. Man hatte nicht mal eine vernünftige Möglichkeit zum Zupacken. Links und rechts der schweren Holzkonstruktion waren gerade zwei Zentimeter Spiel, niemals genug, um mit der Hand dahinterzugelangen. Oben, zur Decke hin, waren zwar etwa zehn Zentimeter Platz; ein Versuch, an dieser Stelle zu ziehen, hätte die Schankwand jedoch bestenfalls ein wenig kippen lassen, aber keinesfalls verschoben. »So wird das nichts!«, stellte ich fest. »Ist die Schrankwand voll?«, fragte ich an Frau Pelzer gewandt. Hein wartete keine Antwort ab, sondern öffnete nacheinander alle Türen. Uns bot sich ein buntes Potpourri an gesammelten Unnötigkeiten. Neben Porzellanfigürchen hinter den Glastüren befanden sich dort auch alle Ausgaben der Handarbeitszeitschrift *Burda* der Jahrgänge 1970 bis 1990 in chronologischer Reihenfolge. Küchenmaschinen, Backformen, diverse Tee- und Kaffeeservice sowie eine Brettspielsammlung füllten den übrigen Stauraum.

Hein und ich hatten die gleiche Idee. Wir schauten uns an, nickten uns stumm zu und begannen, das Fach mit den Backformen und Küchengeräten leerzuräumen. »Wo würden Sie Hindenburg denn vermuten? Eher links oder rechts?«, fragte ich die gute Frau Pelzer.

»Was weiß ich!? Keine Ahnung! Aber was machen Sie da?«, erkundigte sie sich berechtigterweise.

»Wir wollen an die Rückwand der Schrankwand. Vielleicht gelingt es uns, ein Holzelement ohne Schaden zu entfernen.«

»Können Sie vergessen«, meinte Frau Pelzer lapidar, als Hein auch schon resigniert zustimmte: »Recht hat sie, über mehrere Elemente durchgehende Holztafeln, wahrscheinlich verleimt und genagelt. Selbst wenn wir eine Holztafel rausdrücken können – die Gefahr, dass wir Hansi, äh, Hindenburg dahinter plattdrücken, ist nicht auszuschließen.«

Für einen Augenblick war guter Rat teuer, dann kam Hein ein konstruktiver Gedanke. Ohne sich mit mir abzustimmen, wandte er sich direkt an die rüstige Dame: »Frau Pelzer, die Rückwand sieht man ja sowieso nicht, wenn der Schrank voll und verschlossen ist. Wären Sie einverstanden, wenn wir ein oder zwei Löcher in die Rückwand bohren, um an Hindenburg heranzukommen?« Die Seniorin dachte einen Moment nach, bevor sie ihre Zustimmung gab: »Das ist nur Holz, machen Sie, Hauptsache Hindenburg kommt da gesund wieder raus.« Als Hein sich Richtung Fahrzeug aufmachte, schaute ich ihn fragend an. »Lochsäge!«, war seine geflüsterte Antwort, als er zufrieden lächelnd an mir vorbeiging.

Unter Frau Pelzers Anleitung räumte ich bis zu Heins Wiederkehr alle unteren Elemente der Schrankwand aus und packte den Inhalt ordentlich sortiert aufs Sofa. Als Hein mit dem bereits auf eine Bohrmaschine montierten kreisrunden Sägeblatt wieder das Wohnzimmer betrat, war in Frau Pelzers Augen dann doch der Hauch eines Zweifels zu erkennen.

»Keine Angst, sieht schlimmer aus, als es eigentlich ist«, sagte Hein, der ein Sägeblatt mit acht Zentimetern Durchmesser gewählt hatte.

»Pass bloß auf, dass der Vogel in einem Stück rauskommt!«, mahnte ich Hein leise.

»Als Napoleon seine besten Offiziersanwärter vorgestellt wurden, hat der nur gefragt, ob diese Männer auch Glück hätten«, war seine geschichtsphilosophische Antwort. Hein klopfte kräftig gegen die Holzwand, um Hindenburg gegebenenfalls zu vertreiben, bevor er die Lochsäge ansetzte.

Das innenliegende Holzfurnier riss, Sägespäne flogen, und spätestens nachdem eine fast bierdeckelgroße Holzplatte auf dem Teppich lag, war klar, dass Frau Pelzer vom Löcherbohren eine gänzlich andere Vorstellung hatte. Hein griff beherzt mit seiner rechten Hand in das gerade geschaffene Loch. Zwischen Wand und Holz waren circa sechs Zentimeter Platz. In diesem Zwischenraum tastete Hein vorsichtig nach Hindenburg. Leider blieb der Vogel verschollen. Er war weder zu hören noch zu sehen, geschweige denn zu fassen. Hein zog seinen staubigen und mit Spinnweben verzierten Arm wieder heraus, schien enttäuscht, aber voller Tatendrang.

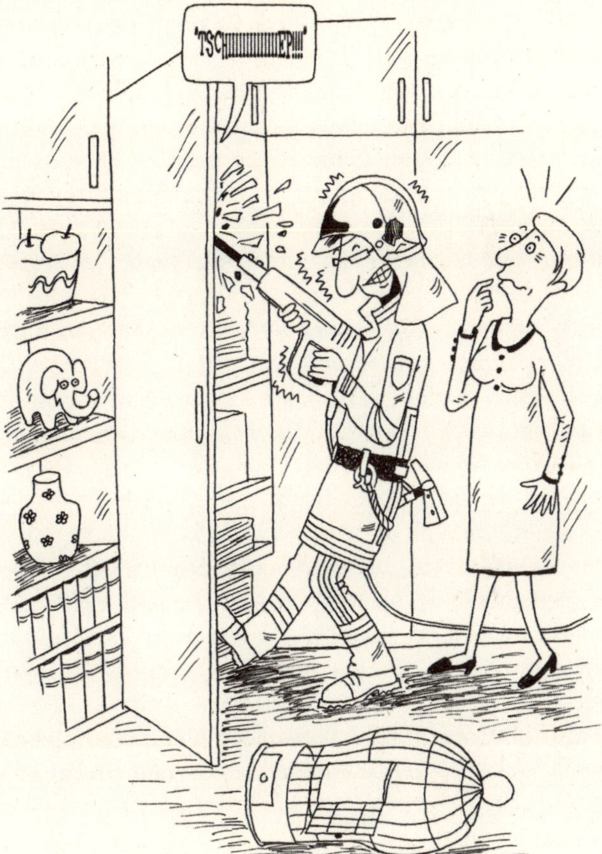

Das innenliegende Holzfurnier riss, Sägespäne flogen, und spätestens nachdem eine fast bierdeckelgroße Holzplatte auf dem Teppich lag, war klar, dass Frau Pelzer vom Löcherbohren eine gänzlich andere Vorstellung hatte.

»Nun bohren Sie schon ein zweites Loch, das wollten Sie doch eh gerade vorschlagen«, willigte Frau Pelzer ungefragt in weitere Zerstörungsvorgänge ein.

Gesagt, getan. Leider hatten wir aber auch im zweiten Anlauf keinen Erfolg. Unsere Vogelfreundin wechselte langsam die Gesichtsfarbe, als es mir gerade noch gelang, die Situation zu entschärfen: »Ob Sie wohl einen kleinen Taschenspiegel im Haus haben?«, fragte ich besonders freundlich.

»Moment!«, war die knappe, im Tonfall leicht genervte Antwort.

Hein frotzelte: »Alter Pfadfinder, was?« Aber das war mir egal. Ich wies Hein an, mit einer kleinen Taschenlampe, die er am Gürtel trug, in eines der Löcher hineinzuleuchten, während ich im zweiten Loch versuchte, Hindenburg mithilfe des Spiegels zu lokalisieren. Es gelang!

Im Spiegel war der kleine Piepmatz gut zu erkennen. Er saß am Boden, schaute neugierig, woher das Licht kam, aber bewegte sich keinen Millimeter. Auch auf Scheuchen mit der Hand oder wildes Winken mit der Lampe reagierte der Kleine nur mit Zusammenkauern. Da, wo er jetzt saß, war er für uns nicht zu erreichen. »Frau Pelzer, ich kann Hindenburg sehen …«, sagte ich.

»Aber Sie kommen nicht dran, nicht wahr?«, unterbrach mich Frau Pelzer gleichzeitig feststellend und fragend. »Von mir aus – noch ein Loch!«, sprach sie gönnerhaft und mit einem leichten Unterton des Bedauerns, uns überhaupt gerufen zu haben.

An dieser Stelle möchte ich etwas abkürzen. Hindenburg war nämlich raffinierter, als wir zunächst angenommen hatten. Was eine Befreiungsaktion sein sollte, wurde vom Vogel als Jagd fehlinterpretiert. Er veränderte nun mehrmals seine Position, sodass insgesamt fünf Bohrungen erforderlich waren, um seiner habhaft zu werden. Die Stimmung zwischen Frau Pelzer und uns entspannte sich zusehends, als sie ihren Liebling staubig und zerzaust, aber ansonsten wohlauf in den Händen hielt.

Alles war wieder gut, wir räumten auf, beseitigten den gröbsten Dreck und waren schon im Begriff zu gehen, als Hein sich unnötigerweise entschuldigend an Frau Pelzer wandte: »Zumindest kann jetzt die Luft hinter der Schrankwand besser zirkulieren, und Hansi ist ja auch wieder da«, formulierte er unbeholfen. Die Tür knallte unsanft ins Schloss.

Den späten Nachmittag verbrachten wir damit, einen Müllcontainer auf dem Schulhof eines Gymnasiums zu löschen und einen kleineren Wasserschaden in einem Supermarkt zu beheben. Hein lenkte unser Fahrzeug bereits wieder Richtung Feuerwache, als uns die Leitstelle über Funk ansprach: »Einen hab ich noch für euch. In den Auen, Hausnummer 14, bei Flöters. Da ist wohl eine Taube im Kamin gefangen, schaut euch das mal an!«, erklärte der Disponent den Einsatzauftrag.

»Verstanden!«, bestätigte Hein, bevor er mich voller Selbstmitleid ansah und seufzte: »Nicht schon wieder Federvieh.«

Ich antwortete belustigt: »Sieh es mal so: Taube und Kamin, da fehlt eigentlich nur Pfeffer, Salz, Thymian und vielleicht ein wenig Knoblauch.«

»Hör bloß auf, sonst bekomme ich auch noch Hunger«, entgegnete Hein, der gerade in den Spiegel schaute, um im nächsten Moment links abzubiegen.

Unser Ziel würden wir in 15 Minuten erreichen, eine ruhige Wohngegend am Stadtrand, in der hauptsächlich gut situierte junge Familien wohnten. Die Abenddämmerung setzte bereits ein, als Hein die genannte Straße erreichte und wir Ausschau nach der Hausnummer hielten. »Acht, wird ein sternenklarer Himmel, zehn, soll wieder schweinekalt werden, zwölf, heute Nacht, vierzehn, wir sind da!«, monologisierte Hein, während er die Hausnummern zählte.

Im Haus erwartete uns eine kleine Familie, die gerade aus einem Malaysia-Urlaub zurückgekehrt war. Die Reisekoffer standen noch verschlossen in der Diele. Die Eltern samt kleiner

Tochter machten, von einer neunstündigen Rückreise gezeichnet, einen abgekämpften Eindruck, aber die achtjährige Tochter hatte trotz müder Augen noch genug Energie, um uns mit einen freundlichen »Selamat malam!« zu begrüßen, worauf Hein mit einer leichten Verbeugung antwortete.

»Wir waren auf den Zwillingstürmen, und Mama hat einen Tauchkurs gemacht, Papa und ich waren nur schnorcheln, und du siehst aus wie ein Kugelfisch!«, brabbelte die Kleine weiter und deutete mit ausgestrecktem Arm auf Hein. »Schluss jetzt, Kira! Wenn Sie mir folgen wollen, das Drama findet im Wohnzimmer statt«, unterbrach der Herr des Hauses seine Tochter und bat uns, ihm zu folgen.

Im Wohnzimmer angekommen, stieg uns sofort ein unangenehmer penetranter Geruch in die Nase: säuerlich, gleichzeitig muffig, aber im Ganzen schwer zu beschreiben. Der Raum als solcher war sehr geschmackvoll eingerichtet, ein dunkler Holzboden, honigfarbene schlichte Möbel und indirekte Beleuchtung sorgten für ein wohnliches Ambiente. An einer Wand gab es einen offenen Kamin; mehrere Holzscheite waren darin zur Zierde aufgetürmt und schmiedeeiserne Ranken begrenzten die eigentliche Feuerstelle.

»Ist nur noch Dekoration«, erklärte Herr Flöters auf den Kamin deutend, »sollte eigentlich von einer Firma nach oben verschlossen werden, während wir in Malaysia waren. Das ist aber offensichtlich nicht passiert.« Recht hatte er. Der Kaminrost und die Holzscheite waren von oben bis unten mit einer weißgräulichen Substanz überzogen, wobei es sich augenscheinlich um Vogelscheiße handelte. Während wir noch dastanden und die nasalen und optischen Eindrücke verdauten, war plötzlich das Geräusch schlagender Flügel zu vernehmen.

»Da hören Sie es selbst! Wir haben einen Untermieter. Zuerst hab ich gedacht, Holz raus, sauber machen und gut ist, aber der Scheißer sitzt noch da drin. Keine Ahnung, wie ich da rankommen soll, um, sagen wir mal, das Tier zu entfernen«, beschrieb Herr Flöters sein Dilemma.

»Bekomme ich ein Haustier?«, fragte die kleine Kira keck, die uns auf Schritt und Tritt folgte. Wieder war das hektische Schlagen von Flügeln zu hören, diesmal gepaart mit einem dumpf hörbaren Grruuu, Grruuu. »Bekomme ich ein Täubchen?«, fragte Kira bohrend.

»Abwarten, geh erst mal Mama beim Auspacken helfen«, antwortete der Vater und verschob damit eine unangenehme Diskussion nach hinten. Die Kleine lief in Richtung Mama, während Hein mit den Worten »So, dann wollen wir mal!« in die Hocke ging. Er nahm seine kleine Taschenlampe aus dem Gürtelholster und legte sich auf den Rücken. Gerade war er im Begriff, ins Innere des Kamins zu robben, um einen Blick zu riskieren, als ein leises Platschen gefolgt von einem Grruuu, Grruuu sein Vorhaben bremste. »Sie haben wohl nicht zufällig einen Taschenspiegel im Haus?«, fragte ich Herrn Flöters in etwas sarkastischem Tonfall.

Nachdem ein Kosmetikspiegel von Frau Flöters zweckentfremdet worden war, klärte sich die Situation. Eine Taube war wohl, aus welchem Grund auch immer, in den Kamin gestürzt. Im Rauchabzug saß sie nun auf einem groben Eisengitter, welches dort horizontal eingearbeitet war. Von Zeit zu Zeit unternahm sie Flug- beziehungsweise Fluchtversuche und schlug mit den Flügeln. Dieses Unterfangen war jedoch aufgrund der stark eingeschränkten Platzverhältnisse zum Scheitern verurteilt. Bis in die Feuerstelle durchzurutschen war ebenfalls unmöglich, dazu war die Maschenweite des Gitters für eine Taube zu fein. Die Lage des Tieres konnte durchaus als verzweifelt beschrieben werden, zumal auch wir den Vogel mit bloßen Händen nicht erreichen konnten.

Erneut war es Hein, der eine zündende Idee hatte. »Haben Sie weiter oben eine Revisionsöffnung im Kamin?«, fragte er den Hausherrn.

»Oben im Speicher ist eine Reinigungsklappe, meinen Sie so was?«, antwortete Herr Flöters mit fragendem Gesichtsausdruck.

»Genau!«, meinte Hein und erklärte sein weiteres Vorhaben. »Wir haben Schornsteinfegerwerkzeug dabei. Eigentlich nutzen wir es, um Kaminbrände zu bekämpfen, aber heute wird es einer Taube das Leben retten. Wir haben mit Vogelrettung so unsere Erfahrungen gemacht …«, führte er mit Stolz in der Stimme aus. Herr Flöters und ich schauten Hein fragend an, sodass er sich genötigt sah, seinen Plan näher zu erläutern: »Wir kehren Ihren Kamin! Aber falsch herum! Das Werkzeug besteht aus einem langen flexiblen Stahlgeflecht, einem sogenannten Stoßbesen, den man in den Kamin vorschieben kann. Am oberen Ende befindet sich ein flacher kreisrunder Stahlbesen, auch »Sonne« genannt. Wenn wir diese Konstruktion jetzt mit der Sonne voraus von unten durch den Kamin schieben, dann sitzt die Taube auf der Sonne, und wir können sie bis zur Reinigungsklappe im Speicher hochschieben.

»Ich kriege ein Täubchen! Ich kriege ein Täubchen!«, jubelte die kleine Kira, die mittlerweile wieder herangeschlichen war und alles mit angehört hatte.

Heins Plan schien einleuchtend, und so machten wir uns ans Werk, ihn zügig in die Tat umzusetzen. Auch Herr Flöters half tatkräftig mit, und sogar Kira durfte bleiben, um dem Schauspiel beizuwohnen. Hein unternahm den ersten Versuch. Bereits, als er die Sonne in den Kamin einführte, war ein nervöses Grruuu, Grruuu, Grruuu zu hören. Hein ließ sich nicht beirren und schob den Stoßbesen weiter vor. Er war nun am Eisengitter angelangt und kitzelte der Taube quasi die Füße. Langsam fädelte er den Besen durch eine Masche des Gitters und schob ihn behutsam weiter vor. Ein Grruuu, Grruuuu, Grruuuuu und heftiges Flügelschlagen begleiteten Heins Tun. »Geh du hoch zur Revisionsklappe und nimm den Flattermann entgegen«, wies Hein mich zuversichtlich an. Kira folgte mir wie ein Schatten. Auf dem Speicher angekommen, öffnete ich die Klappe und Kira und ich harrten gespannt der Dinge, die da kommen sollten. Unten hatte Hein mittlerweile Probleme, den Stoßbesen weiter vorzuschieben; der Rauchabzug verlief nicht vollkommen gerade und so stockte der Vorschub. Hein drehte den Besen ein wenig, während er weiter Druck nach oben ausübte, und mit einem Mal ging es, begleitet von einem besonders lauten Grruuu, Grruuuu, wieder weiter wie geschmiert.

Als die Sonne den Speicher erreichte, war die Enttäuschung groß. Irgendwo zwischen Gitter und Revisionsöffnung musste sich das Drahtgeflecht an der Taube vorbeigedrückt haben. Jedenfalls saß auf dem Besen keine Taube, und Kira machte ein dementsprechend langes Gesicht.

»Du hast die Taube unterwegs verloren!«, rief ich nach unten. Hein vergewisserte sich selbst und benutzte erneut Taschenlampe und Spiegel, um nach der Taube zu sehen. »Unser geflügelter Postbote sitzt wieder auf dem Gitter. Nächster Versuch!« Jetzt allerdings einfach den Besen zurückzuziehen und wieder vorzuschieben war unmöglich, Hein hätte dann unweigerlich die Taube zwischen Besen und Gitter zerquetscht. Für den zweiten Versuch waren also gewisse Vorbereitungen notwendig. Die Konstruktion musste an Ort und Stelle demontiert und im Wohnzimmer wieder zusammengesetzt werden. Währenddessen war ab und zu ein aufgeregtes Grruuuu, Grruuu zu hören, was Kira mit einem »Keine Angst, gleich bist du gerettet!« kommentierte.

Als Kira und ich wieder auf dem Weg in den Speicher waren, stellte Herr Flöters Hein eine interessante Frage: »Gibt es eigentlich einen Plan B, wenn das hier schiefgeht?« Hein überlegte kurz, bevor er antwortete: »Sogar zwei. Plan B1 wäre, die Mauer aufzustemmen, Plan B2 wäre, den Stoßbesen mitsamt der Sonne zurückzuziehen. Das gäbe natürlich, ich sage mal, Verletzte.«

Herr Flöters nickte zustimmend, als Hein den zweiten Versuch startete.

Um Sie nicht lange auf die Folter zu spannen: Der zweite Versuch verlief exakt wie der erste. Kira war bereits wütend nach unten gelaufen, um mit Hein zu schimpfen, als auch ich wenige Augenblicke später im Wohnzimmer eintraf und folgenden, für Außenstehende unverständlichen Dialog mit anhörte: »B2!«, sagte Herr Flöters wie beim »Schiffe versenken« und schaute dabei Hein tief in die Augen.

»Wann geht Ihre Tochter denn für gewöhnlich ins Bett?«, erkundigte sich Hein mit einem konspirativen Unterton. Hein hatte seinen Satz noch nicht ganz beendet, als Kira zu schreien und weinen begann: »Nein, Papa! Ich weiß, was ihr vorhabt, ihr wollt mich loswerden und dann Feuer im Kamin machen! Das dürft ihr nicht, ich will doch ein Haustier! Papa!«, schluchzte und kreischte sie gleichzeitig.

Papa und Hein waren in jedem Fall durchschaut. Ganz schön clever, die Kleine, dachte ich mir, als die Hausherrin auf den Plan trat. »Warum weint Kira? Was ist hier los? Will mir irgendjemand etwas sagen?«, fragte sie auf eine Art und Weise, wie es nur Mütter können. Nach kurzer Diskussion stand fest: Es würde einen dritten Versuch geben, zur Not auch einen vierten und fünften. Alles wurde erneut vorbereitet, und, um es kurz zu machen, der dritte Versuch gelang. Kira wurde ein entkräftetes, dreckiges, stinkendes Täubchen übergeben, aber das spielte alles keine Rolle. Kira war glücklich. Papa bekam von Mama noch eine Standpauke dafür, dass er es überhaupt in Erwägung gezogen hatte, seine Tochter derart zu enttäuschen. Als wir uns verabschiedeten, flüsterte er Hein kopfschüttelnd zu: »B2 wäre gut gewesen. Die Ratten der Lüfte ... und ich fahre jetzt eine davon zum Tierarzt!«

Es war gegen 18:30 Uhr, als wir die Flöters verließen und uns bei der Leitstelle einsatzbereit meldeten. »Sehr gut, wir hätten da noch nen kleinen Folgeeinsatz für euch. Fahrt mal zum Goetheweiher, dort erwartet euch eine ältere Dame, die eine verletzte Ente gefunden hat«, tönte es aus dem Lautsprecher des Funkgeräts.

»Wir sind unterwegs!«, bestätigte ich seufzend den Einsatzauftrag.

»Langsam kriege ich wirklich Hunger!«, erinnerte mich Hein unterschwellig daran, dass er im Zustand leichter Unterzuckerung nur schwer zu ertragen war. Am Weiher angekommen, bot sich uns ein der Jahreszeit entsprechend trostloses Bild. Der kleine künstliche See war seit Tagen vollständig zugefroren, die umstehenden blattlosen Kastanien ergänzten die trübe Stimmung und eine spärliche Parkbeleuchtung lud höchstens melancholische Exhibitionisten zum winterlichen Abendspaziergang ein.

Wir schauten uns nach besagter älterer Dame um und mussten feststellen, dass außer melancholischen Exhibitionisten auch herrenlose Seniorinnen vom winterlichen Weiher angezogen wurden. Am Uferbereich standen gleich drei ältere Damen, die sich, so gut sie konnten, bemerkbar machten. »Hier drüben!«, riefen sie, und Hein hob den Arm, um anzuzeigen, dass wir die rüstige Truppe bemerkt hatten.

»Guten Abend, wo ist denn die verletzte Ente?«, fragte Hein und kam sofort auf den Punkt, um jedes verbale Geplänkel im Keim zu ersticken.

»Verletzt ist relativ, das arme Ding ist festgefroren«, stellte eine der Damen fest und deutete mit einer Gehhilfe auf die Eisfläche des Weihers.

»Enten frieren nicht fest!«, entgegnete Hein leicht genervt und blickte auf eine Stockente, die von den Produkten eines halben Bäckereifachgeschäfts umgeben war.

Eine der Damen hielt trotzig dagegen: »Tun sie doch! Schauen Sie selbst, wir haben das arme Tier füttern wollen, aber sie hat sich keinen Zentimeter auf das Brot zubewegt, das wir ihr hingeworfen haben.«

Bevor Hein antwortete, holte er tief Luft: »Vielleicht hätten Sie nicht mit ganzen Brötchen werfen sollen! Vielleicht sind Sie heute nicht die Ersten, die das arme Tier gefüttert haben, und vielleicht ist der Vogel einfach nur satt, ganz im Gegensatz zu mir. Enten frieren nicht fest! Zumindest nicht, solange sie halbwegs gesund sind. Zwar sind die Viecher barfuß unterwegs, aber sie brauchen auch keine Schuhe, dafür hat Mutter Natur gesorgt. In den Füßen von Enten gibt es ein sogenanntes Wundernetz, quasi ein biologischer Wärmetauscher. Das Geheimnis liegt in den Blutgefäßen, die liegen so nah beieinander, dass warmes Blut aus den Arterien kaltes Blut in den Venen erwärmt. Die Füße sind daher sehr gut durchblutet, ohne viel Wärme an das Eis abzugeben. Deshalb frieren Enten nicht fest, sondern können stundenlang auf dem Eis watscheln und herumstehen, ohne sich kalte Füße zu holen!«

Die drei Damen vom Weiher und ich schauten Hein verdutzt bis fassungslos an.

»Da brauchst du gar nicht so zu glotzen«, wies Hein mich zurecht, »ich mach den Quatsch doch nicht erst seit gestern! Wenn man zehnmal im Winter zu nicht festgefrorenen Enten ausrückt, dann liest man sich halt mal ein wenig Fachwissen an.« Er war aber noch längst nicht fertig: »Na schön, liebes Publikum, ich werde auch noch den praktischen Beweis liefern!« Hein lief zurück zum Fahrzeug. Zwei Minuten später war er wieder da und hatte eine dreißig Meter lange Feuerwehrsicherheitsleine mitgebracht, die lose in einem Beutel verstaut war. Hein trat ans Ufer, zielte und schleuderte den Beutel gekonnt über das Eis, während er das obere Ende der Leine festhielt. Der Beutel schlitterte über die spiegelglatte Fläche und touchierte sanft die Ente. Das Tier schnatterte erbost, ging zwei Meter weiter, um dann wieder in sich zu ruhen. »Enten frieren nicht einfach so fest!«, triumphierte Hein, als er die Leine wieder einholte. Die Damen hatten nun wohl keine Lust mehr, mit Hein über Enten zu diskutieren, und verabschiedeten sich mit segensreichen Worten.

»So! Vor dem nächsten Einsatz brauch ich was zu essen!«, bestimmte Hein in einem Tonfall, der keinen Widerspruch duldete.

»Kein Problem. Wir hatten heute noch keine Pause. Ich sage der Leitstelle, dass wir eine kurze Auszeit nehmen, und dann gehen wir eine Kleinigkeit essen. Currywurst? Pizza? Döner?« Heins Antwort hatte einen durchaus logischen Ansatz: »Ente beim Chinamann! Je mehr wir von den Biestern essen, desto weniger davon können Einsätze verursachen!«

DANK

Bedanken möchte ich mich bei Judith Borchert für das richtige Gespür. Christoph Eiden für die tatkräftige Unterstützung. Marion für die Idee und dass sie an meiner Seite war. Frank Bulling für konstruktive Kritik aus der Ferne. Mathias Kirmse für konstruktive Kritik aus der Nähe. Marianne und Conny vom Café Curioso für Kontakte und die Nutzung des Cafés als Labor. Meinen drei lieben Schwestern für Motivation und Begeisterung. Meinen Eltern für ihre Geduld seit über 35 Jahren. Meinen Dienstherrn und Vorgesetzten für Gelassenheit und Vertrauen. Schwarzkopf & Schwarzkopf für den Mut. Den Lesern dafür, dass sie mit Lob, Tadel und konstruktiver Kritik meine schriftstellerische Weiterentwicklung gefördert haben.

DER AUTOR

Jörg Nießen wurde 1975 im Rheinland geboren. Zum Rettungsdienst kam er als Zivildienstleistender. Danach wurde er Berufsfeuerwehrmann in einer nordrhein-westfälischen Großstadt und lernte dadurch jede Facette des Lebens und Sterbens persönlich kennen.

Jörg Nießen

SCHAUEN SIE SICH MAL DIESE SAUEREI AN

23 wahre Geschichten vom Lebenretten

Erweiterte Neuausgabe – mit Zeichnungen von Jana Moskito

ISBN 978-3-86265-813-8

VERLAG

Schwarzkopf & Schwarzkopf Verlag GmbH

Kastanienallee 32, 10435 Berlin

Telefon: 030 – 44 33 63 00

Fax: 030 – 44 33 63 044

INTERNET | E-MAIL

www.schwarzkopf-schwarzkopf.de

www.facebook.com/schwarzkopfverlag

info@schwarzkopf-schwarzkopf.de